今、知りたい

成功する CAD/CAM

―保険診療から自費診療まで―

adhesive

technique

末瀬一彦
須崎　明
前川清和
宮﨑　隆
堀田康弘
片岡　有
山﨑　治
長谷川彰人
六人部慶彦
坂上大吾
関錦二郎
枝川智之

preparation

永末書店

執筆者一覧

末瀬一彦	大阪歯科大学 歯科審美学室 教授 日本デジタル歯科学会 会長
須崎　明	ぱんだ歯科 院長
前川清和	セイワ リファレンス 株式会社 代表取締役
宮﨑　隆	昭和大学歯学部歯科保存学講座 歯科理工学部門 教授 日本デジタル歯科学会 事務局長
堀田康弘	昭和大学歯学部歯科保存学講座 歯科理工学部門 准教授
片岡　有	昭和大学歯学部歯科保存学講座 歯科理工学部門 助教
山﨑　治	原宿デンタルオフィス 副院長
長谷川彰人	東海歯科医療専門学校 学科長 EARTH DENTAL LABORATORY 室長
六人部慶彦	むとべデンタルクリニック 院長
坂上大吾	有限会社 ディタ 代表取締役
関錦二郎	有限会社 関錦二郎商店 代表取締役
枝川智之	有限会社 パシャデンタルラボラトリー 代表

（掲載順）

序文

　近年、高齢社会に伴う疾病構造の変化や患者の多様なニーズに対応するために、機器、新技術の革新や新素材の開発が進み、国民に安全・安心な歯科医療を提供できるようになり、歯科治療に大きな変革がもたらされている。

　補綴治療は患者個々の症状に応じたオーダーメイド治療で、特に補綴装置の製作にあたっては歯科医師や歯科技工士の繊細な技能をハンドメイドで具現化することによって行われてきた。日本の製作技術は、その器用さから元来「匠の技」的な製品を生み、世界を凌ぐ高度なものである。さらに歯科技工士教育や制度は世界に類をみないほど充実し、世界でも数少ない国家資格制度を有している。

　しかしこのような経験則が重要視される「アナログ的」な技術では、製作者の知識や技能によって製作物の完成度が大きく異なるだけでなく、品質管理のうえからも常に安定的な供給ができないという問題がある。

　補綴装置の製作法は使用材料によって異なり、一般的には金属はワックス形態から鋳造、有機材料であるレジンは築盛から重合、そして無機材料であるセラミックスは築盛から焼成という過程で完成されるが、その中間プロセスにおいても複雑、煩雑な作業が強いられる。すなわち、人の手による経験則が大きく影響するところである。しかし、補綴装置のような医療装置においては、特に常に安定した均質性、安全性、効率性が確保されなければならない。

　最近では一般工業界において、すでに多くの実績があるコンピュータを用いた加工技術が導入されているが、生産性の向上、価格の低減化、合理的な作業システム化などが進み、いわゆる労働集約からの脱却が実践されてきた。

　工業界においては、コンピュータ支援によってデザインされた画一的なモデルを多数個製作するためにコンピュータ制御の加工法が進んできたが、歯科医療における補綴装置の製作は、患者の口腔内に対して一対一の対応であり、コンピュータ支援による製作には問題があった。

　しかし、1970年代にはフランスのDuret、スイスのMormann、スウェーデンのAndersson、アメリカのRekowらの先人の功績によって、歯科医療界にもコンピュータ支援による設計、製作システムが導入された。

　CAD/CAMシステムは、コンピュータ支援による設計、コンピュータ支援による製作で、補綴装置の生産性の向上、作業環境の改善、材料の均質性、情報の伝達・蓄積、構造設計に対する安全性などが確保でき、従来から行われてきた人の手でしかできなかった補綴装置の製作工程を大きく変革するものとなる。

　最初に補綴装置の製作に応用されたのは、チタンの加工であった。チタンは生体親和性の高い材料であったが、従来から金属加工の概念であった鋳造加工では問題点も多く、広く臨床応用するには至らなかった。CAD/CAMシステムの出現によってチタンの切削加工が可能となり、現在ではインプラントのアバットメントや上部構造のフレーム材として安定的に用いられている。

　さらに、生体材料としても実績の高い、セラミックスのなかでもきわめて強度の高いジルコニアは溶融温度も高く、硬く、補綴装置として用いるには加工技術さえ見当たらなかったが、切削加工→焼結という新しい概念によって、現在では多くの補綴装置の製作に用いられることが可能となった。

　このようにCAD/CAMシステムでは、これまで補綴装置の製作に使用されてきた材料のほとんどがディスクやブロック化され、あるいは粉体化されて使用可能になってきた。CAD/CAMシステムの導入によって、補綴装置の製作工程は大きな変革期を迎えている。

　一方で、CAD/CAMシステムは人工物の設計・製作の効率化を図るために開発されたコンピュータシステムで、現在では先進国の歯科医療においては多用されている。

　しかし、コンピュータはあくまで人の設計作業を助けることを意図したものであり、コンピュータが自動的に設計を行うものではない。補綴装置の設計作業はきわめて創造的な知的作業であり、コンピュータですべてを自動化することは困難である。補綴装置のような一対一で対応する装置の製作には、個々の患者特有の設計が要求される。

　さらに、コンピュータ支援によるCAM、すなわち切削や付加造形による製作工程はきわめて精度の高いものが開発されてきたが、最終的な補綴装置の完成は十分ではなく、患者固有の色調再現や精度の高い適合性などは人の手によらなければならない工程がある。

　したがって、高品質高精度な補綴装置の提供にあたってはアナログ的な要素が必要であり、従来から培われてきた日本の高度な歯科技工技術はこれからもさらに必要であり、活かされなければならない。

2016年3月

大阪歯科大学 歯科審美学室／日本デジタル歯科学会

末瀬一彦

目次

第 I 部　保険診療の「CAD/CAM 冠」の今

第 II 部　自費診療の「CAD/CAM」の今

① 基礎知識

末瀬一彦
大阪歯科大学歯科審美学室／日本デジタル歯科学会

CAD/CAMシステムの基本的構成

　歯科用CAD/CAMシステムは4つの要素から構成されている（図1）。すなわち、対象物を読み込みデータ化する「スキャナー」、目的の装置をデザインする「CADソフト」、設計された装置を具現化するための加工機を制御する「CAMソフト」、実際に加工をつかさどる「加工機」である。

スキャナー（図2）

　印象面や作業用模型、あるいは口腔内の歯の三次元計測によってコンピュータ内に歯や歯列の三次元モデルを作成するが、この三次元計測をする手法がスキャニングであり、その装置はスキャナーと呼ばれる。

　タッチプローブを直接計測対象物に接触させて計測する接触式スキャナーは、高精度に計測することができる反面、計測時間がかかり、対象物を傷つけたり、軟らかい表面は計測できない。最近ではほとんど使用されない。

　一方、レーザーやLEDなどの光を計測対象物に投影し、反射光を受光部で捉えることによって三次元計測を行う装置が非接触式スキャナーで、3つの方式がある[1]（図3）。

①スポット光投影法

　点状のレーザー光を対象物に照射し、その反射してき

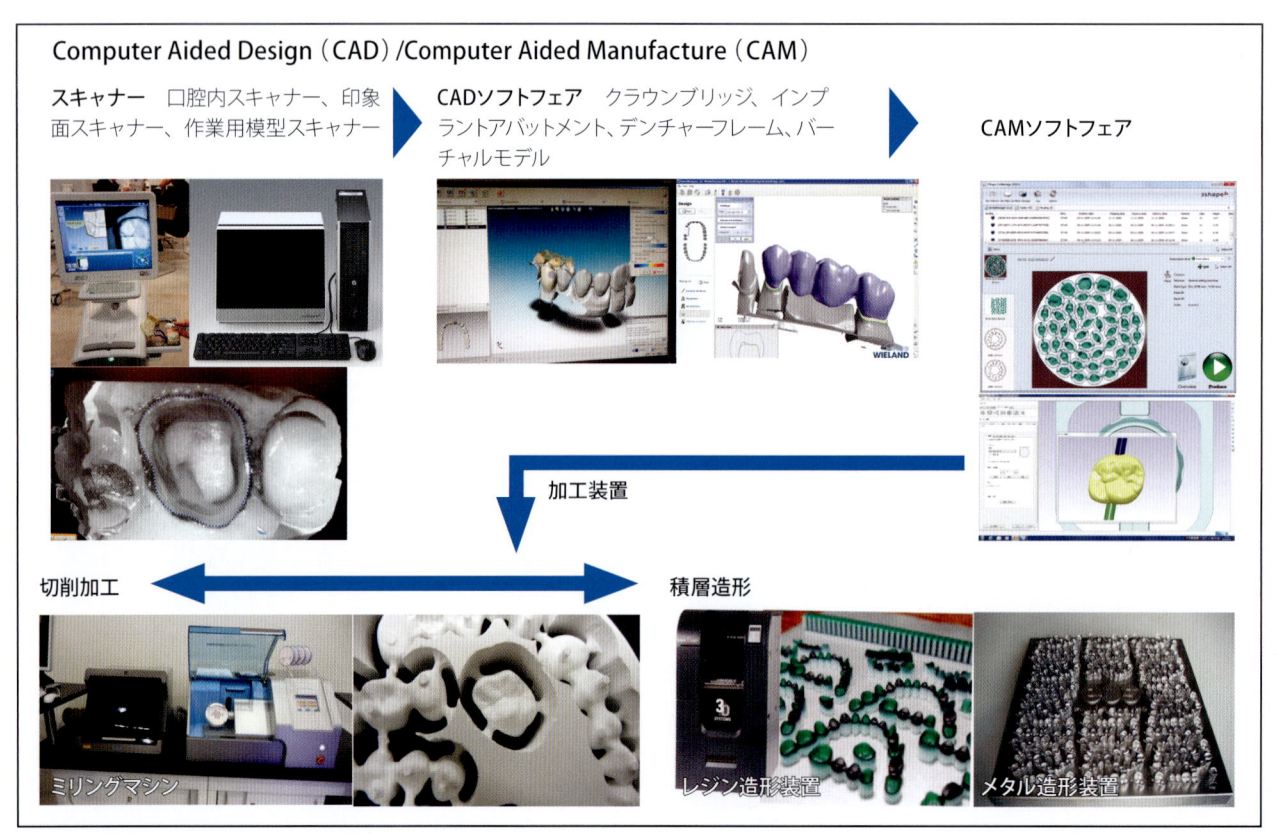

図1　歯科用CAD/CAMシステムの4要素。

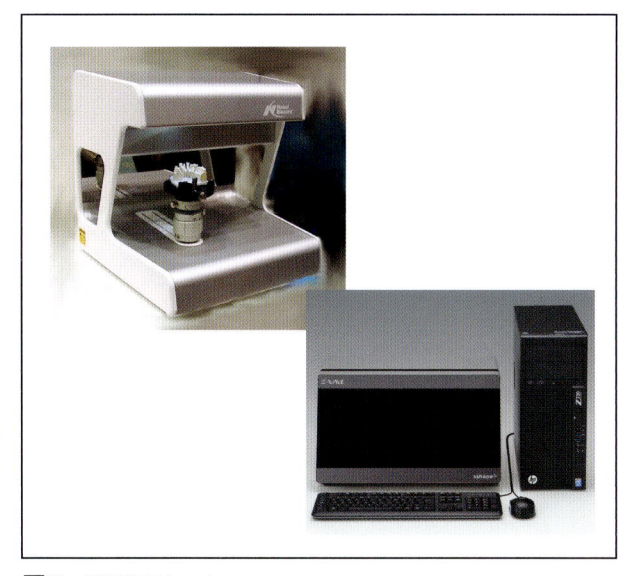

図2　模型用スキャナー。

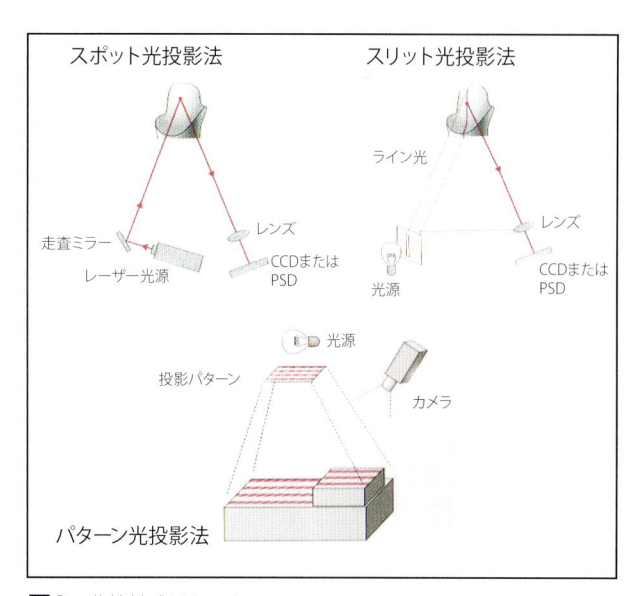

図3　非接触式スキャナー。

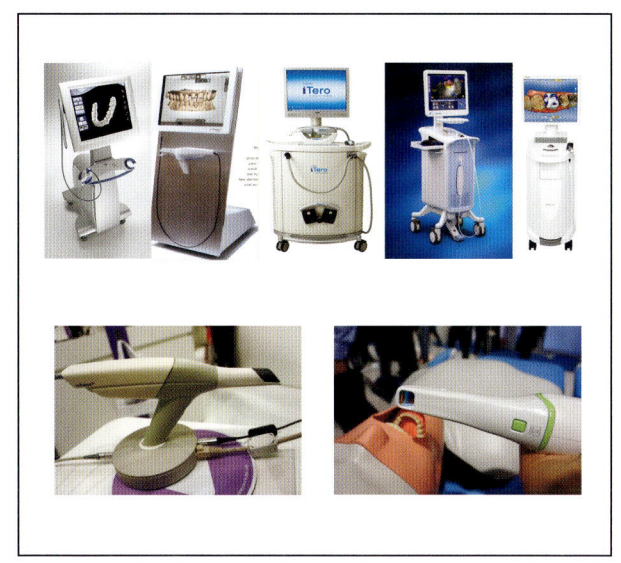

図4　口腔内スキャナー。

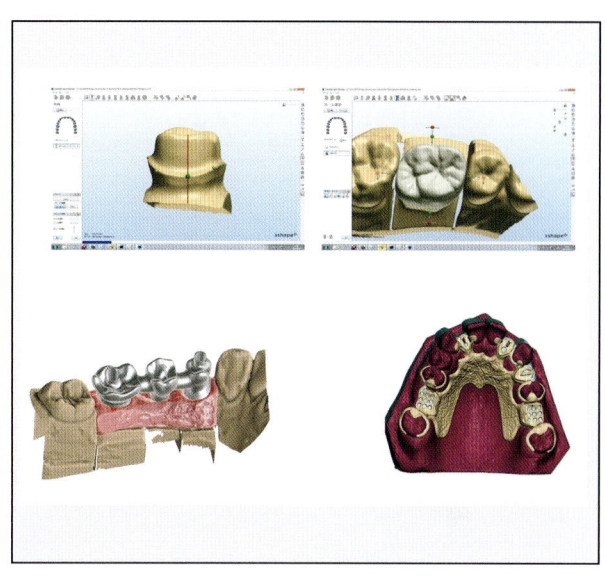

図5　CADソフト。

た光をPSDセンサーなどで捉え、三角測量法の原理で計測対象物までの距離を算出する。

②スリット光投影法

ライン上に広げたレーザー光を計測対象物に照射して、CCDカメラを用いて二次元平面で受光する。一度にライン上の断層データを取得し、三次元的な面データにするために計測対象物も駆動させる。スポット光に比べて一度に多くデータを取得でき、計測時間も短い。模型スキャナーにはよく用いられる。

③パターン光投影法

計測対象物に線状の縞模様の規則的なパターン光を照射し、それをカメラで捉えて三次元形状を測定する。面状に計測結果が得られ、高さ的な座標を同時に測定でき

るため、1ショットで多くのデータを取得することができる。コンピュータの進化に伴い、演算処理も早くなり、カメラの高精度化、高速化によってパターン光を用いた計測方式の精度も高くなった。口腔内スキャナー（図4）に用いられることが多い。

CADソフト（図5）

対象物を設計し、最終的にその対象物の形状モデルをコンピュータ内に構築するシステムをCADと言う。CADとは、コンピュータ支援設計で、コンピュータはあくまで人の設計作業を助けることを企図したもので、コンピュータが自動的に設計を行うものではない。したがって、患者個々に対応しなければならない歯科用CADにおいては、歯科技工士または歯科医師が創造的な知的作業を行い、コンピュータはそれを助ける役割をする。

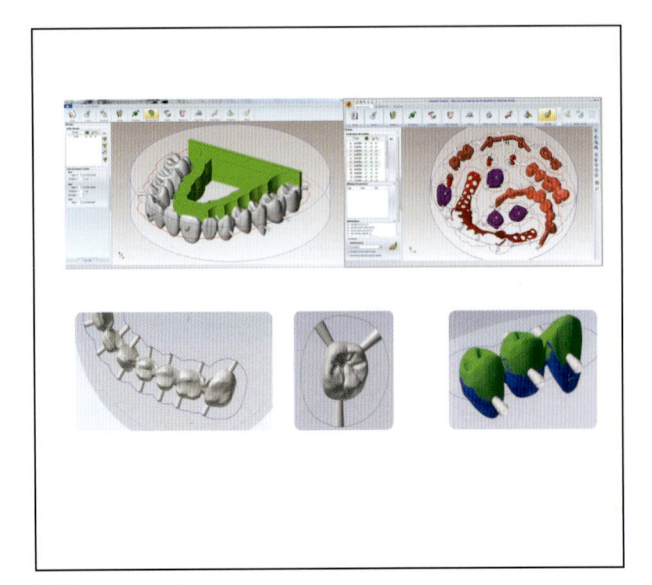

図6　CAMソフト。

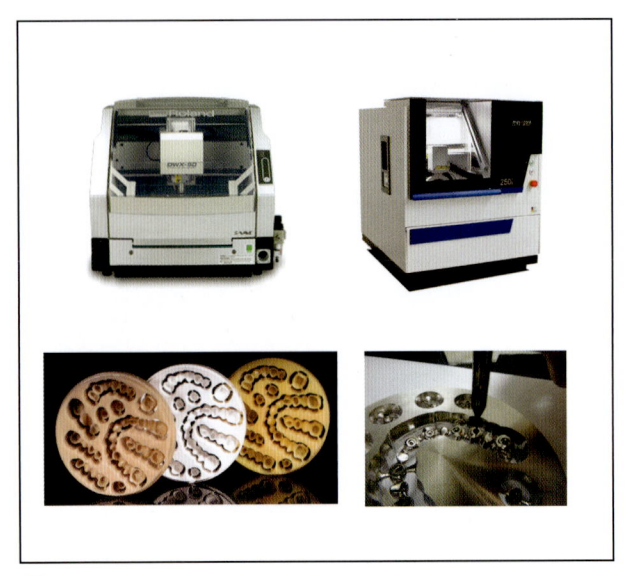

図7　切削加工装置。

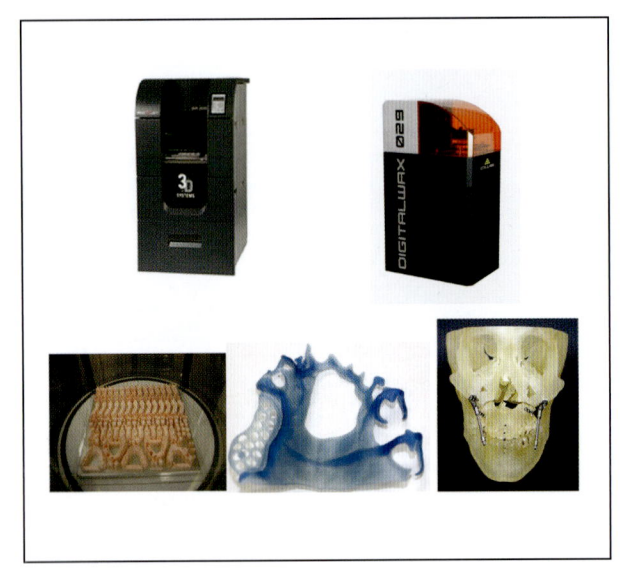

図8　付加造形加工装置。

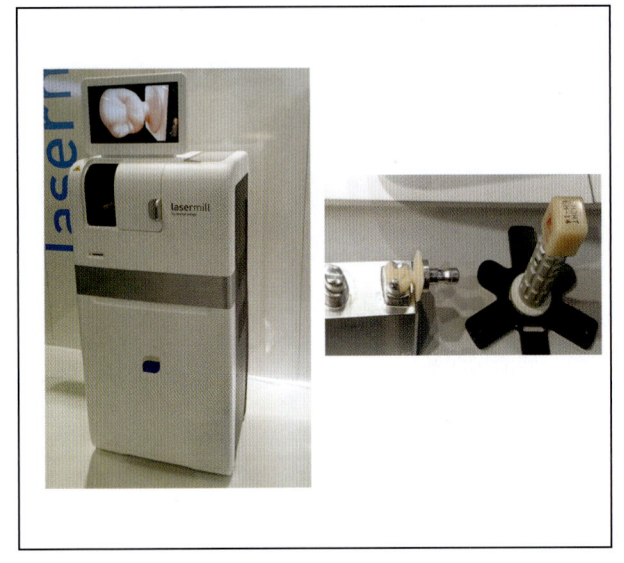

図9　レーザーを用いて昇華させる加工装置。

　CADの開発は、CAMとは別に、1959年Sutherlandによって、二次元の図形をコンピュータとの対話形式で作成するシステム「スケッチパッド」が開発された。その後、ソリッドモデルと呼ばれる三次元形状の表現法が提案され、一方では、複雑で滑らかな曲線を表現できる自由曲線モデルが開発された。歯科用CAD/CAMシステムでは人体のある部位にフィットさせるものを三次元的に設計・製作することができる。

CAM ソフト（図6）

　CAMはコンピュータを用いて製造を支援するものであるが、CADで作成した三次元モデルを基に加工装置を動かすためのNCデータを作成する。すなわち、使用する素材、大きさ、形状の決定、使用する工具の決定、加工条件（回転数や回線速度）、工具の運動経路の決定な

どをプログラミングする。CADソフトに比べるとほとんど自動的に決定される。

加工装置

　加工装置としては、切削加工装置（Milling Machine）と付加造形加工装置（Additive Manufacturing）がある。切削加工装置は、ボールエンドミルを用いて、ミリングによって成形加工を行うもので、除去加工になる。切削効率を高めるために、x、y、zの3軸加工、4軸加工、5軸加工など各軸周りの回転を含む高い自由度が求められる。切削加工は、1個ずつのシリアル加工で、短時間に高精度の装置を成形することが可能であるが、工具の損耗が生じる（図7）。

　付加造形加工は、RP（Rapid Prototyping）技術の発展に伴って、歯科にも応用されるようになってきた積層

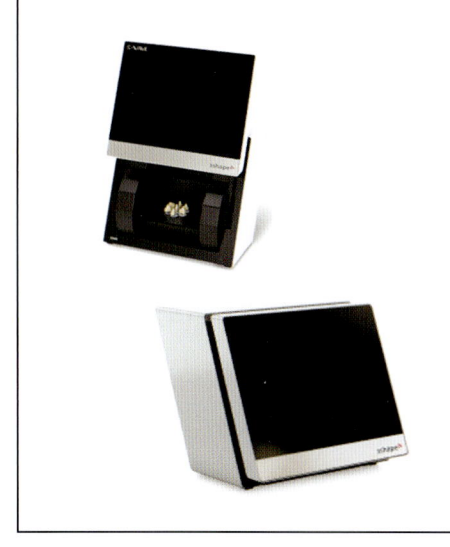

スキャナーの種類	D800/D810	D900	D2000
カメラ数	2カメラ	4カメラ	4カメラ
解像度	5.0メガピクセル	5.0メガピクセル	5.0メガピクセル
検出光の種類	赤色レーザー光	青色LED	青色LED
精度	7μm	7μm	5μm
マルチダイスキャニング	D810	新マルチプレート採用	オールインワンスキャニング
テクスチャースキャニング	モノクロ	カラー	カラー

図10 スキャナーの特性。

造形方式である（**図8**）。RP法などによってレジンやワックスなどを積層造形し、その後に従来の鋳造によって装置を完成するものや、直接、歯列模型や頭蓋骨などを三次元構築して製作する。一方、レーザーを用いてチタンやコバルトクロム合金の粉末金属を焼結するSLM（Selected Laser Melting）などがある。

さらに最近、セラミックスやコンポジットレジンなどの材料に対してレーザーを用いて昇華させる装置も開発され、残渣物が残らない利点がある（**図9**）。

市販の歯科用 CAD/CAM システムの特徴

歯科用CAD/CAMシステム開発当初は、スキャナー、CADソフト、CAMソフト、加工装置が一体型（完結型）のクローズドシステムが中心であったが、最近は、それぞれの構成要素を術者が選択し、組み合わせて使用するオープンシステムに変わってきた。これによって、使用する材料やインプラントシステムの選択範囲が広がった。

設置形態

センター方式、インハウス方式およびチェアサイド方式がある。

①センター方式（アウトソーシング）

歯科技工所あるいは歯科診療所から作業用模型を企業あるいは大規模歯科技工所などが所有するCAD/CAMセンターに発注することによって、修復物が製作されるシステムである。場合によっては、スキャナーのみ所有する小規模歯科技工所からの受注もあり、補綴装置の一部のみを製作することもある。

②インハウス方式

スキャナーからミリングマシン、焼成炉まで所有し、歯科技工所あるいは歯科診療所内で完成品まで製作するシステムである。

③チェアサイド方式

口腔内スキャナーで採得したデータからCADソフトで設計し、そのままCAMソフトを通して加工装置に送信し、補綴装置を加工するシステムで、きわめて小型の装置などは1日で修復治療が完結できることもある。

スキャナーの開発

模型スキャナーの開発も迅速で、バージョンアップによってフルカラー化、スキャンタイムの短縮、精度の向上などが図られている（**図10**）。

口腔内スキャナーの普及も著しく、海外では20数社から市販されている。現在、日本で薬事承認（デンタルデジタルスキャナー　クラスⅡ分類）が下りているのは3社の製品のみであるが、今後逐次、承認が下りることが予想される。口腔内スキャナーも1ショットあたりの撮影時間がきわめて短く、ビデオ方式も採り入れられている。また、光の反射を防止するためにパウダーを使用するタイプと、鮮明なカラー表示を目的にしたスキャナーに2分される。

最近では低価格を図るために、CADソフトを付帯しない、口腔内スキャナーのみも販売されている。

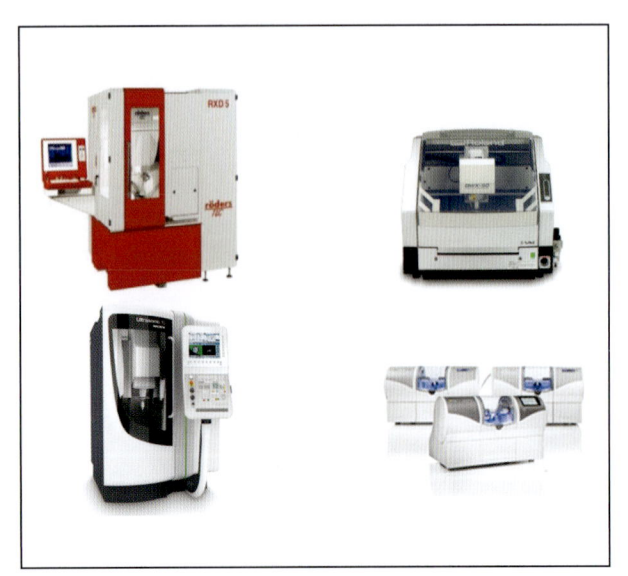

図11　加工装置（左：大型ミリングマシーン、右：卓上型ミリングマシーン）

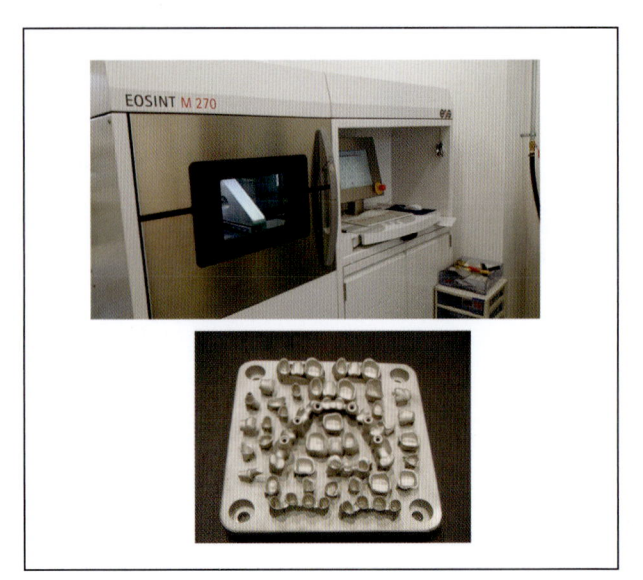

図12　金属粉末・レーザー焼結法による修復物の製作。

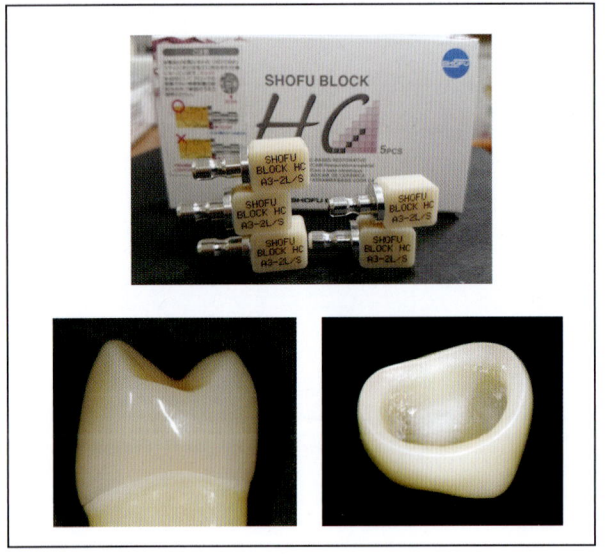

図13　ハイブリッドレジンブロックが医療保険に導入。

加工装置

　加工装置には材料に応じて湿式と乾式があり、最近では両者一体型も販売されている。切削可能な材料は、メタル（チタン、コバルトクロム合金）、セラミックス、ジルコニア、ハイブリッド型コンポジットレジン、PMMAレジン、ワックスなどがあり、従来から補綴装置で使用されてきた材料のほとんどがディスクやブロック化されている。

　コーピングあるいはクラウンの切削時間は、加工軸数によっても異なるが、1歯あたり15〜30分程度である。

　またミリングバーのサイズは、直径0.6〜3.6mmで、材料に応じたサイズを使用する。

　加工装置の大きさは、ミリングセンターの設置されるような大型機種から、歯科技工所や歯科診療所に設置される小型の加工装置に2分される（**図11**）。

　一方、最近では歯列模型や顎模型、レジンパターンなどを製作する付加造形装置（3Dプリンター）の開発が進み、さらに金属粉末を積層しながらレーザー焼結をするSLMなども応用されている（**図12**）。

ハイブリッドレジンブロックの各社の特徴

　平成26年4月に医療保険に導入されたCAD/CAM冠であるが、当初はジーシー社のグラディアブロックに限定されていた。その後、各社新商品や改良型が開発され、現在では6社の商品がラインアップされ、今なお、新素材も開発されている。CAD/CAM冠用レジンブロックは、

図14　各社ハイブリッドレジンブロックの特徴

製品名	組成特徴	フィラー含有率（wt%）	曲げ強度（MPa）	弾性係数（GPa）	ビッカース硬さ（Hv）
セラスマート（ジーシー）	MIフィラー（超微粒子フィラーを高密度にBis-MEPP,UDMA,DMAモノマー中に均一分散）を加圧・加熱重合	71	240	7.5	74
松風HC（松風）	UDMAとTEGDMAモノマーにシリカ系粉末、微粒子シリカ系粉末およびジルコンを高密度に充填し、加圧、加熱重合	61	191	9.5	66
ENAMIC（VITA）	多孔質ガラスを86wt%含み、その空隙にUDMAとTEGDMAモノマーを含浸、共重合し、高分子含有量を14wt%とした複合体	86	150~160	30	250
KZR-CAD HRブロック2	1～6μmのセラミックス・クラスター・フィラーの粒子密度をマトリックスと同じ密度に均質化、フッ素徐放性	66.5	235±5	10.5±0.5	85±5
カタナアベンシア（クラレノリタケデンタル）	20nmのアルミナフィラーと40nmのシリカフィラーが高密度に圧縮し、レジンモノマーを均一に含浸、重合	62	231	8	60.4±1.9
エステライトブロック（トクヤマデンタル）	スープラナノ球状フィラーと粉砕された微細フィラー75%を高密度で充填	75	245		96

製造工程においてフィラー含有量を増加させ高圧下、高密度で重合率のきわめて高い状態で製品化され、高強度で審美性の高いCAD/CAM冠の製作が可能である（**図13**）。

　従来のコンポジットレジンに比較して強度は向上し、曲げ強度200MPa、破壊靱性値2.0MPa・m$^{1/2}$程度ある。とりわけフィラーの微細化が進み、ナノテクノロジーを導入することによって超微細なシリカフィラーとジルコニアフィラーを凝集させたナノクラスターを分散させている。そのため、研磨性に優れ、滑沢な表面性状が得られるためにステインやプラークの沈着を防ぐことができる。

　しかし、セラミックス系材料とは明らかに異なりビッカース硬さは100前後で、咬合による摩滅が生じることも予想され、経年的な変色も懸念される。

　したがって、医療保険においてはCAD/CAM冠の耐用期間も明らかにされるべきであろう。現在市販されているCAD/CAM冠用レジンブロックの特性を**図14**に示す[2]。将来的には、大臼歯部への拡大も期待されるが、曲げ強度および硬さにおいてもう少し高い物性が要求さ

れる。現状においては大臼歯のすべてに適用されるのではなく、第二大臼歯が存在し、咬合支持が確保できている第一大臼歯部への適用が望ましいと考える。

　また、平成28年1月末の中央社会保険医療協議会において、「CAD/CAM冠の適応を小臼歯だけでなく大臼歯へ拡大するが、大臼歯については、歯科用金属を原因とする金属アレルギーを有する患者に限り算定できる。ただし、医科の保険医療機関または医科歯科併設の医療機関の医師との連携のうえで、診療情報提供（診療情報提供料の様式に準じるもの）に基づく場合に限る」という答申案が出されている。このようにCAD/CAM冠の普及は、金属修復物の問題点を改善すべき方向に向かっている。

　最近の調査では、CAD/CAM冠の装着後の脱離が話題になっているが、CAD/CAM冠を成功させるためには、適切な支台歯形態、適合の良好なクラウンの製作、クラウン内面の前処理と確実な接着操作が基本である。メタル修復からの脱却を目指して導入されたCAD/CAM冠であり、小臼歯部への適用が成功すれば、さらに適用拡大されるであろう。

引用文献
1）末瀬一彦，宮﨑　隆 編. CAD/CAMデンタルテクノロジー. 東京：医歯薬出版，22-26，2012.
2）伴　清治. ジルコニアはこの2年で何が変わったのか？，補綴臨床 2015；48（3）:325-326.

② CAD/CAM 冠導入の歯科医院における メリット・デメリット

須崎　明
ぱんだ歯科

はじめに

平成26年4月よりCAD/CAM冠が保険導入された。**図1**に、厚生労働省厚生局より発表されている平成27年8月時点での各都道府県別のCAD/CAM冠施設基準の届出歯科医院の割合を示す。全国平均は48.5％と約半数の歯科医院が届出をしている。なかでも徳島県の76.8%が最も高く、比較的南の都道府県が高い傾向にあるようである。

図2に、平成26年11月から平成27年8月までのCAD/CAM冠施設基準の届出歯科医院の増加率を示す。**図1**とは逆に北の都道府県が高い増加率を示す。

これらのデータから、南の都道府県はCAD/CAM冠が保険導入されてから早期に届出をしているのに対し、北の都道府県は様子を見ながら届出しているというのが現状であろう。

しかしながら全国的にCAD/CAM冠が普及しつつあるのが理解できる。

CAD/CAM 冠のメリット

保険診療においては従来から小臼歯の補綴の中心は12%金銀パラジウム合金を用いた全部金属冠（FMC）が主流となっている。FMCはその予後の長期安定性が明らかにされているものの、金属色であることは患者の審美性に対するニーズが高まっている現在ではデメリットとなる。その解決策として硬質レジンジャケット冠での補綴も可能となるが、強度不足から適応外としている医院も少なくない。この強度不足を補う意味でCAD/CAM冠が注目されている。

すなわちCAD/CAM冠は、シリカ微粉末とそれを除いた無機質フィラーの2種類のフィラーの合計が60%以上であり、さらに重合開始剤として過酸化物を用いた加熱重合により工場で完全重合されたレジンブロックから製作するため、チェアサイドやラボサイドで重合するハイブリットレジンより強度が高い。

また**図3**に示すように、歯科用金属の価格が高騰している現在では、CAD/CAM冠に用いるブロックは価格が安定しており、医療費の安定につながるというメリットもある[1]。

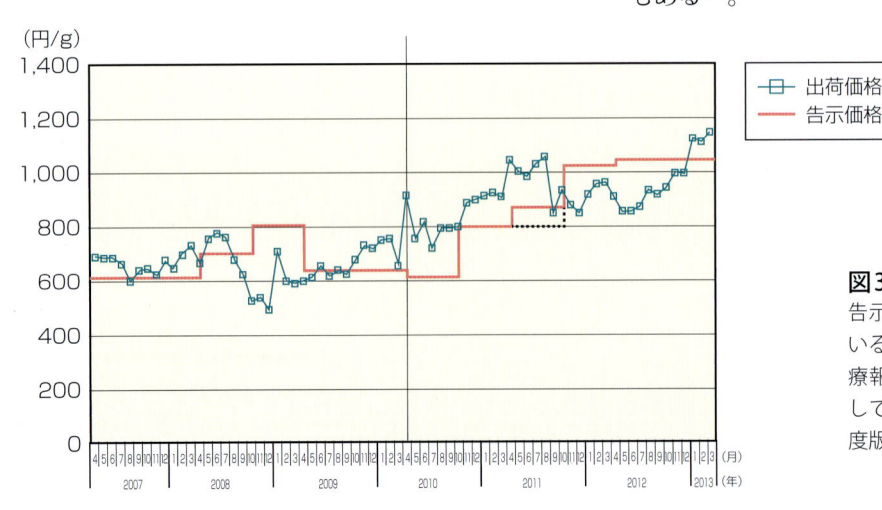

図3　金銀パラジウム合金の出荷価格と告示価格。保険診療で使用が認められている材料の価格は、通常は2年に1回の診療報酬改定の際に見直され、告示価格として公表される（『歯科医療白書 2013年度版』を一部改編）。

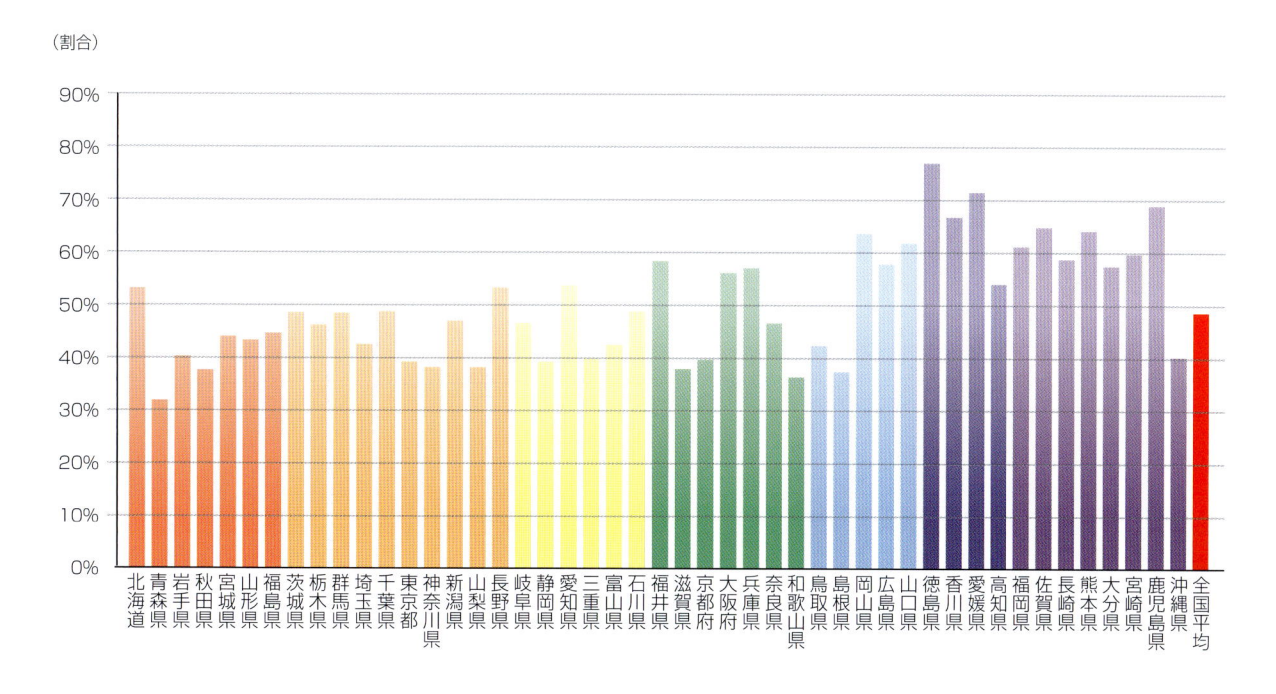

図1 平成27年8月時点でのCAD/CAM冠施設基準の届出歯科医院の割合（厚生労働省厚生局データ）（株）エーティーディー・ジャパン　佐々木 孝氏のご好意による。

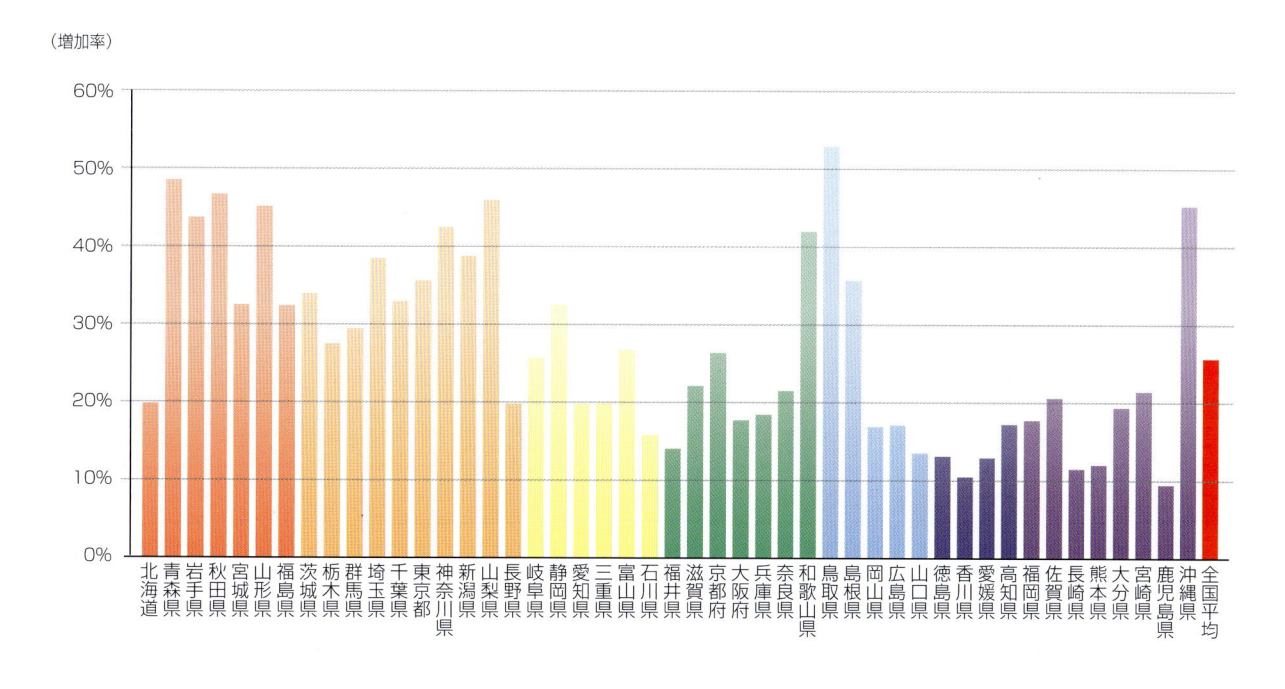

図2　平成26年11月から平成27年8月までのCAD/CAM冠施設基準の届出歯科医院の増加率（厚生労働省厚生局データ）（株）エーティーディー・ジャパン　佐々木 孝氏のご好意による。

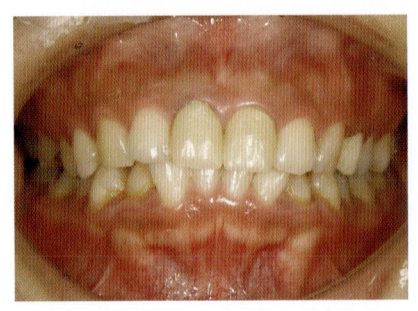

図4　上顎中切歯の審美障害を主訴として来院した患者の口腔内。

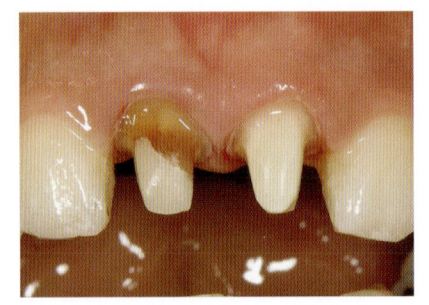

図5　支台歯形成後の同部位。従来から推奨されているオールセラミック修復に適した形成を行った。

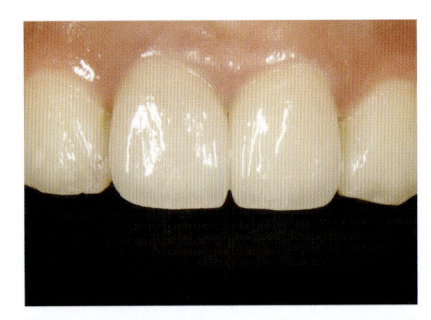

図6　修復物装着後の口腔内。陶材の築盛スペースが十分に確保されているため、色調は口腔内に調和している。

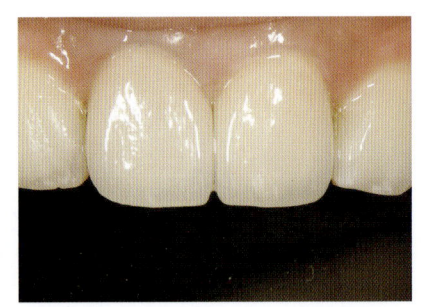

図7　術後2年後の同部位。経過は良好である。

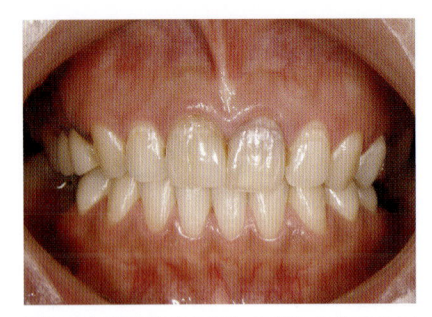

図8　審美障害を主訴に来院した患者の口腔内写真。

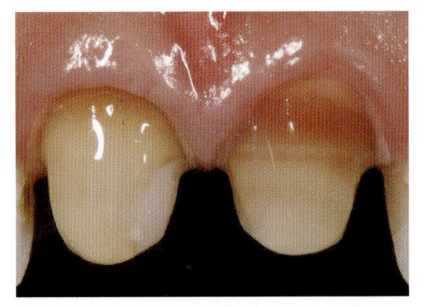

図9　上顎中切歯は失活歯であり、残存歯質の量も少ないためホワイトニング後、最小限の支台歯形成にとどめた。

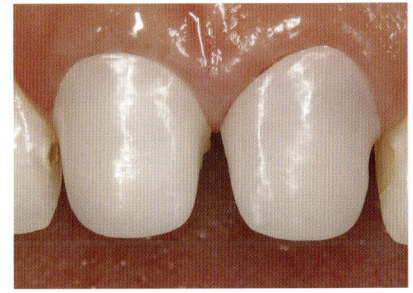

図10　強度が高く、色調調整が可能なジルコニアフレームをCAD/CAMにて製作した。

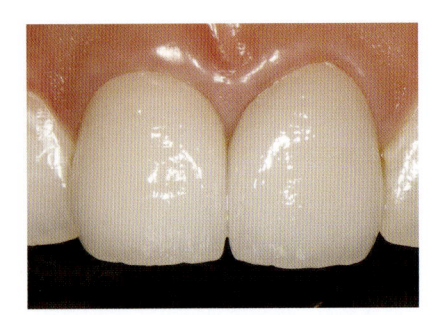

図11　修復物装着後の同部位。難症例ではあるが色調は口腔内に調和している。

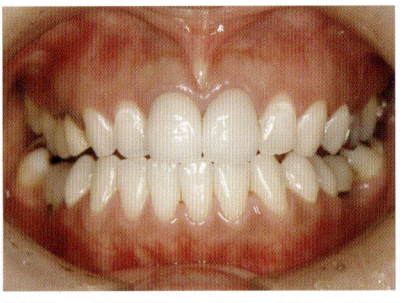

図12　3年経過後の同部位。経過は良好である。

審美と MI の調和

　筆者は臨床のテーマとして「審美とMI（Minimal Intervention）の調和」を掲げている。審美治療において、歯質の切削を多くするほど審美性を獲得しやすい。具体的に2つの症例を比較して説明する。

　なお、本項で紹介する筆者のすべての症例は、東海歯科医療専門学校の長谷川彰人氏によって修復物が製作されたことを申し添える。

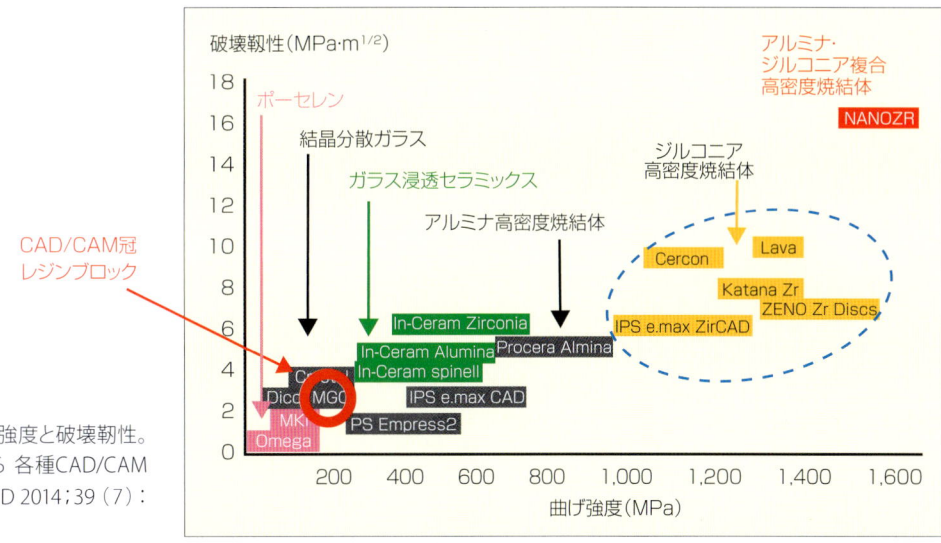

図13 歯科用セラミックスの曲げ強度と破壊靱性。（宮崎　隆. 歯科理工学の立場から　各種CAD/CAM修復材料の特徴.DENTAL DIAMOND 2014；39（7）：27. 一部改編引用）

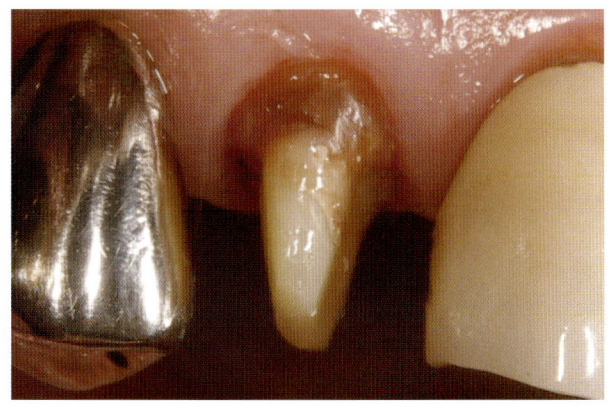

図14a 歯質の一部をレジンにて修復した後、CAD/CAM冠修復のために支台歯形成を行った口腔内。支台歯は生活歯である。

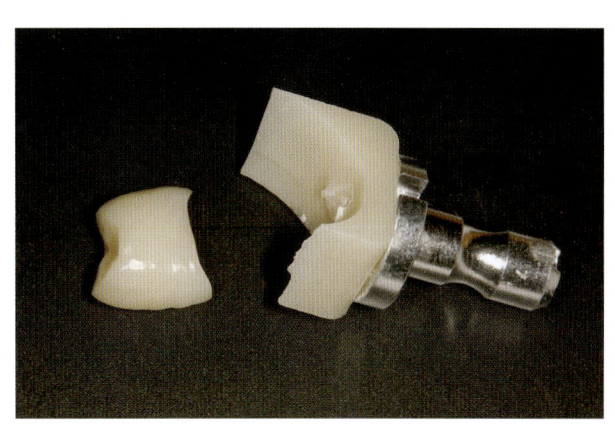

図14b 印象採得後、松風ブロックHC（松風）にてCAD/CAM冠を製作した。

1つ目の症例として図4に、上顎中切歯の審美障害を主訴として来院した24歳女性の口腔内を示す。図5に支台歯形成後の同部位を示す。従来から推奨されているオールセラミック修復に適した支台歯形成を行った。印象採得後、ガラス浸透アルミニウムセラミックス（MgOAl₂O₄/Glass）のフレームをCAD/CAMにて製作し、その上に陶材を築盛した。図6に修復物装着後の口腔内を示す。陶材の築盛スペースが十分に確保されているため、色調は口腔内に調和している。図7に示すように、術後2年経過した同部位の状態は良好である。

2つ目の症例として図8に、審美障害を主訴に来院した26歳女性の口腔内を示す。上顎中切歯は変色が強いためオールセラミック修復を行うことにした。上顎中切歯は失活歯であり、残存歯質の量も少ないためホワイトニング後、最小限の支台歯形成にとどめた（図9）。本症例は陶材の築盛スペースが少ないうえ、支台歯の変色が非対称であるため難症例と思われる。このような理由から、強度が高く、色調調整が可能なジルコニアフレームをCAD/CAMにて製作した（図10）。図11に修復物

装着後の同部位を示す。難症例であるが色調は口腔内に調和している。図12に3年経過後の同部位を示す。経過は良好である。

1つ目の症例と比較してMIを意識した2つ目の症例は、修復スペースが少なく、色調を口腔内に調和させるのは困難と思われる。しかしながら歯科材料や技術の進歩によりMIコンセプトのもと、良好な審美性を得られることができつつある。

CAD/CAM 冠のデメリット

図13に、歯科用セラミックスの曲げ強度と破壊靱性を示す[2]。CAD/CAM冠に用いるレジンブロックはレジンジャケット冠より強度をもつものの、図中に示すようにジルコニアをはじめ他のCAD/CAM用ブロックと比較すると強度は低くなる。

したがってCAD/CAM冠にはクラウンの強度を保つために厚みが必要となる。言い換えればCAD/CAM冠の破

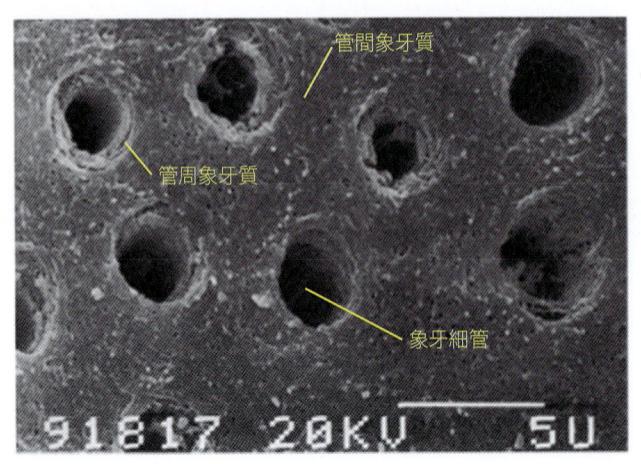
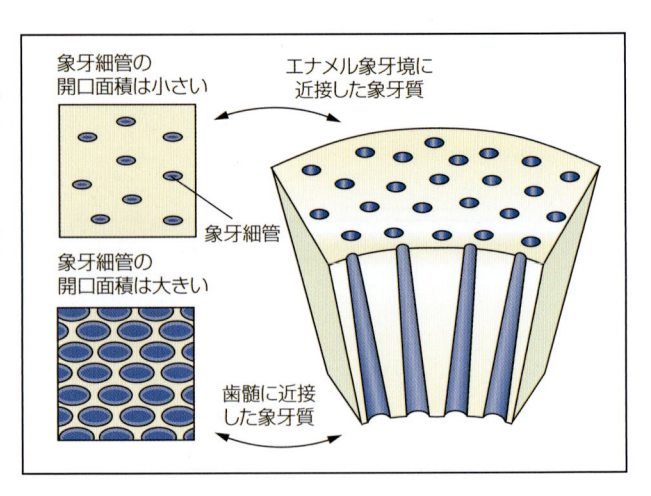

図15　形成量の違いによる象牙質面の断面図。

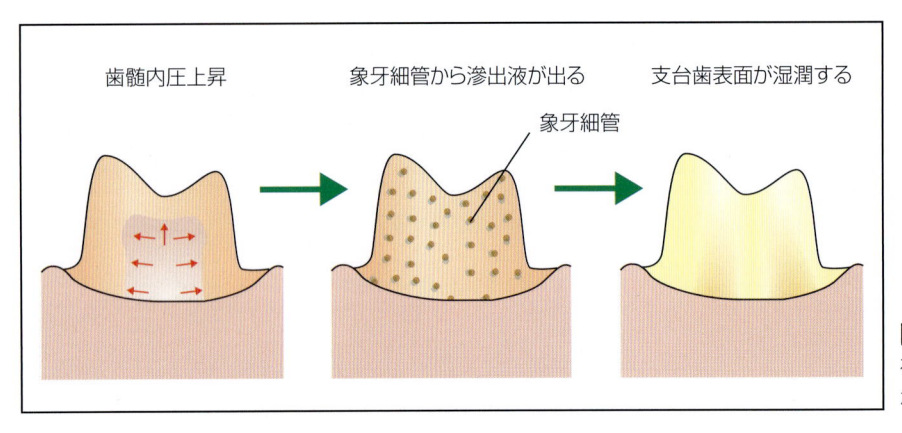

図16　支台歯に知覚過敏症状が認められる場合、歯髄内圧が上昇し、象牙細管から滲出液が出てくる。

折を防ぐために、FMCの場合と比較して、支台歯形成の際、歯質の切削量が多くなる。

　歯質の切削が多くなる場合、長期的に見ると装着時に接着前提のCAD/CAM冠では、支台歯の状態がクラウンの維持に大きく影響する。

生活歯と歯冠修復物の維持

　図14aに、歯質の一部をレジンにて修復した後、CAD/CAM冠修復のために支台歯形成を行った口腔内を示す。支台歯は生活歯である。印象採得後、松風ブロックHC（松風）にてCAD/CAM冠を製作した（**図14b**）。

　本患者は修復物装着前に支台歯にエアーブローしても知覚過敏症状を示さなかった。しかしながら、生活歯でCAD/CAM冠のための支台歯形成を行った場合、知覚過敏症状が認められる場合もある。

　図15に、形成量の違いによる象牙質面の断面図を示す[3]。この図からも理解できるように、支台歯の形成量が多いほど、支台歯象牙質表面の象牙細管の開口している面積は大きくなり、知覚過敏症状が発症しやすくな

るだけでなく、被接着面となる管周象牙質や管間象牙質の面積が小さくなる。

　また支台歯に知覚過敏症状が認められる場合、**図16**に示すように歯髄内圧が上昇し、象牙細管から滲出液が出てくる。したがって支台歯表面をエアーで乾燥させても、すぐに支台歯表面は湿潤状態になる。このような支台歯の状態は接着に不利となり、適切な接着操作を行わないとCAD/CAM冠の脱落につながる（詳細は後述）。

　本症例では、支台歯に知覚過敏症状は認められなかった。そこで接着材料として前処理の必要ないセルフアドヒーシブセメントを用いた。口腔内に装着、圧接後（**図17**）、1秒間光照射し、余剰セメントを半硬化させた（**図18**）。CAD/CAM冠の内面のセメントはまだ硬化していないので、クラウンの浮き上がりに注意しながら余剰セメントを除去した（**図19**）。余剰セメント除去後、咬合面および頬舌側方向から20秒間ずつ光照射した（**図20**）。光照射後の同部位を**図21**に示す。冷水痛などの自覚症状は認められなかった。10日間経過後も予後は良好である（**図22**）。

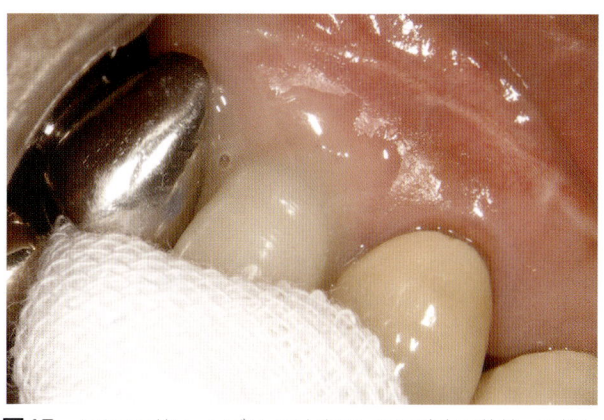

図17 セルフアドヒーシブセメントを用いて口腔内に装着、圧接した。

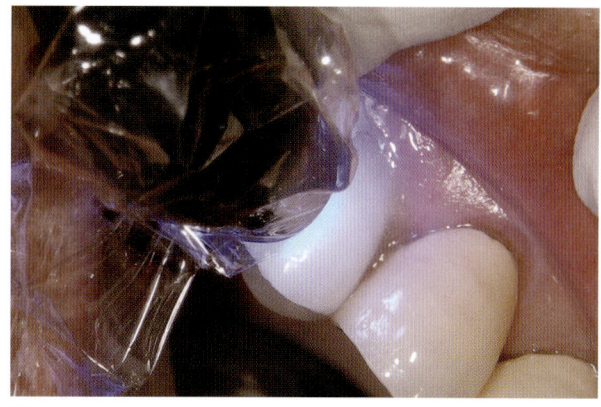

図18 口腔内に装着後、1秒間光照射し、余剰セメントを半硬化させた。

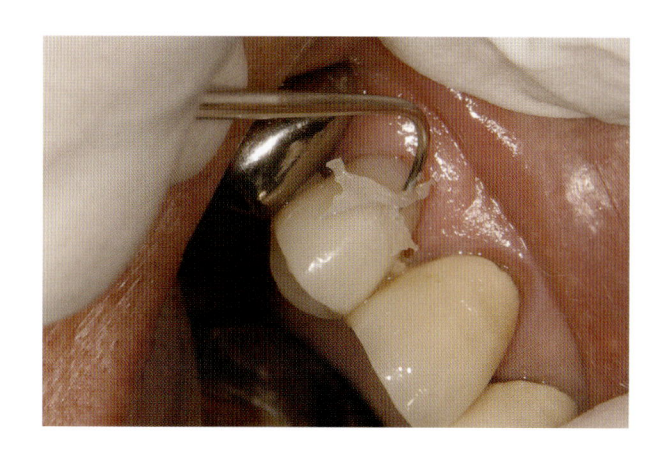

図19 CAD/CAM冠の内面のセメントはまだ硬化していないので、クラウンの浮き上がりに注意しながら余剰セメントを除去した。

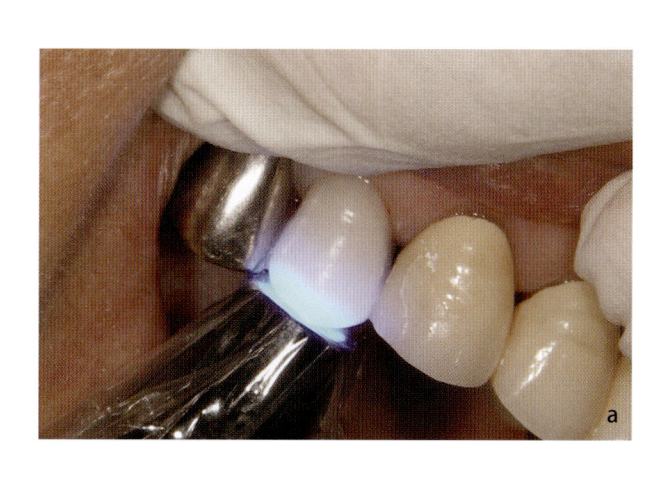

a

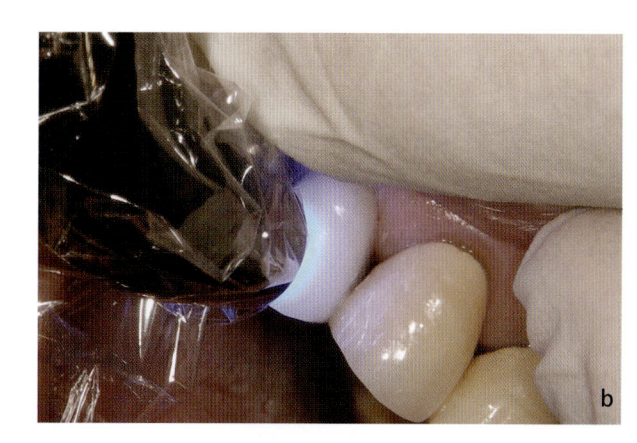

b

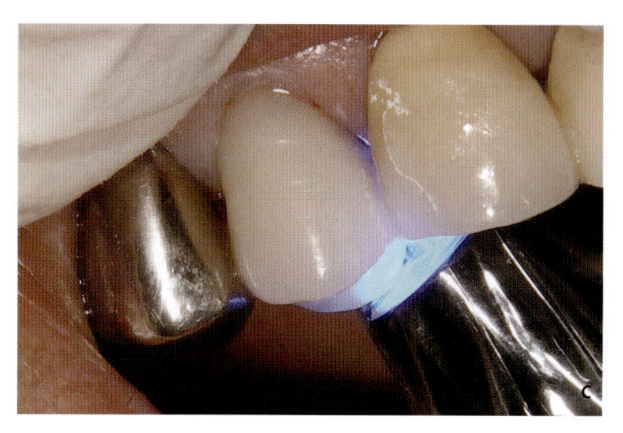

c

図20a ～ c 余剰セメント除去後、咬合面および頬舌側方向から20秒間ずつ光照射した。

第Ⅰ部 保険診療の「CAD/CAM冠」の今

第Ⅱ部 自費診療の「CAD/CAM」の今

第Ⅲ部 CAD/CAMシステムによる臨床応用・術式（S-WAVEを中心に）

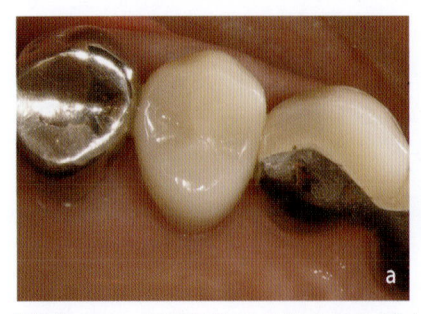 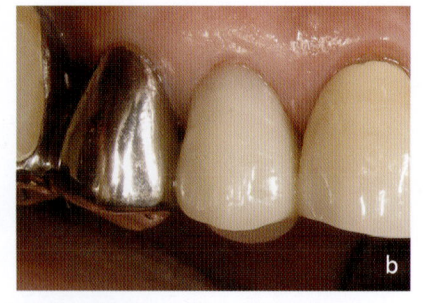 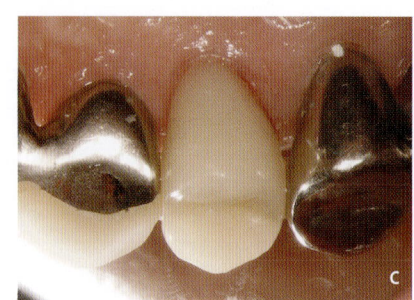

図21a 〜 c　光照射後の同部位を示す。冷水痛などの自覚症状は認められなかった。

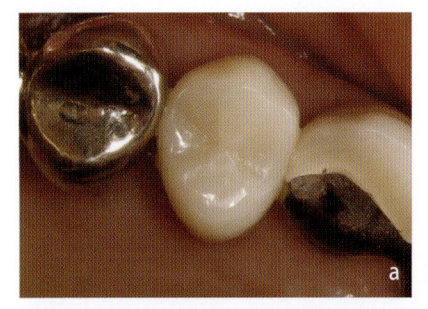 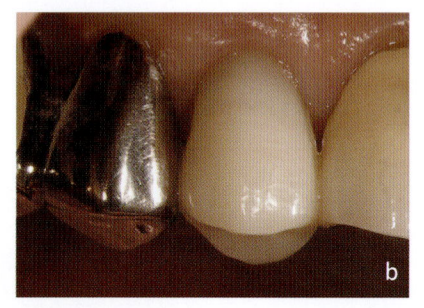 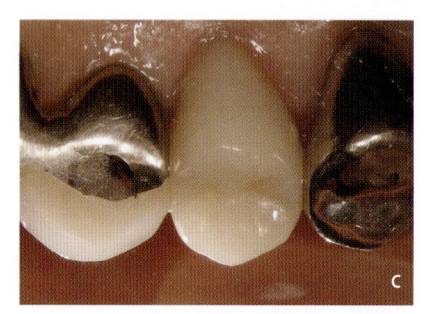

図22a 〜 c　10日間経過後も予後は良好である。

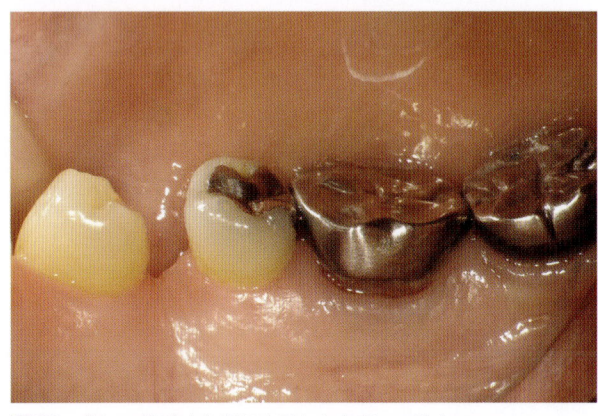

図23　著しい拍動痛を訴え来院した患者の口腔内。

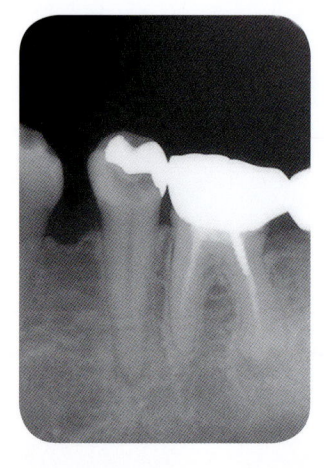

図24　エックス線診査の結果、メタルインレー下のう蝕は歯髄まで達していた。

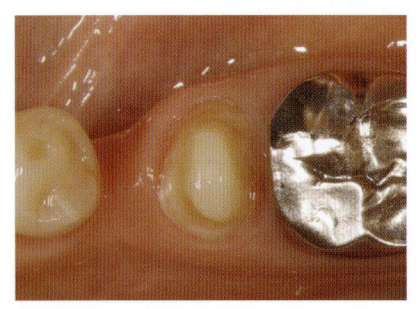 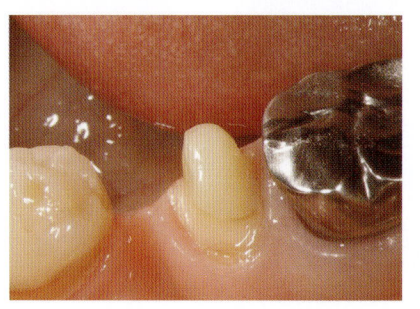 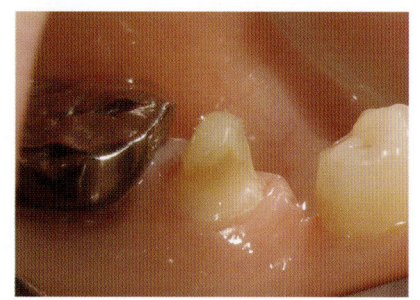

図25a 〜 c　根管治療後、レジンにて支台築造を行い、CAD/CAM冠の支台歯形成を行った。

失活歯と歯冠修復物の維持

図23に著しい拍動痛を訴え来院した患者の口腔内を示す。エックス線診査の結果、メタルインレー下のう蝕は歯髄まで達していた（図24）。根管治療後、レジンにて支台築造を行い、CAD/CAM冠の支台歯形成を行った（図25）。

ここで重要となるのが歯冠修復物の維持のためのフェルール効果（帯環効果）が得られる残存歯質（厚み1.0mm以上、フィニッシュラインからの高さ1.5〜2.0mm以上）を残すことである[3]（図26）。残存歯質が不十分の場合はポストコアにより歯根部（ポスト）と歯冠部（コア）を一体化する配慮が必要となる。しかしながら、フェルー

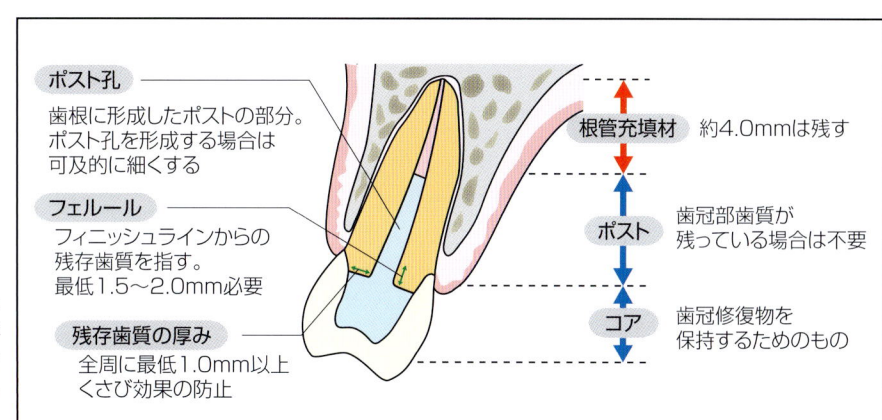

図26　歯冠修復物の維持のためのフェルール効果（帯環効果）が得られる残存歯質（厚み1.0mm以上、フィニッシュラインからの高さ1.5〜2.0mm以上）を残すことが重要となる。

ポスト孔
歯根に形成したポストの部分。ポスト孔を形成する場合は可及的に細くする

フェルール
フィニッシュラインからの残存歯質を指す。最低1.5〜2.0mm必要

残存歯質の厚み
全周に最低1.0mm以上
くさび効果の防止

根管充填材　約4.0mmは残す

ポスト　歯冠部歯質が残っている場合は不要

コア　歯冠修復物を保持するためのもの

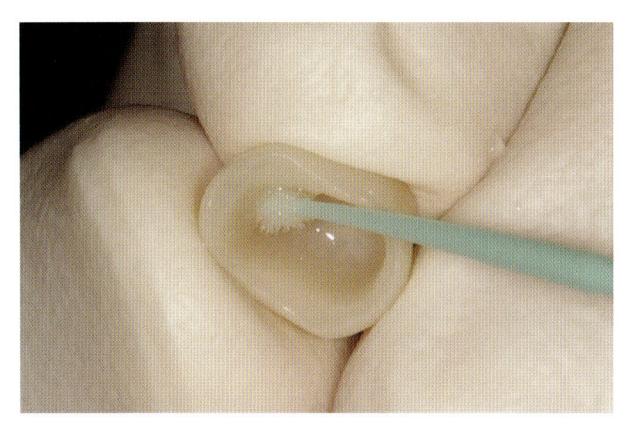

図27　クラウンの内面にポーセレンプライマーを塗布した。

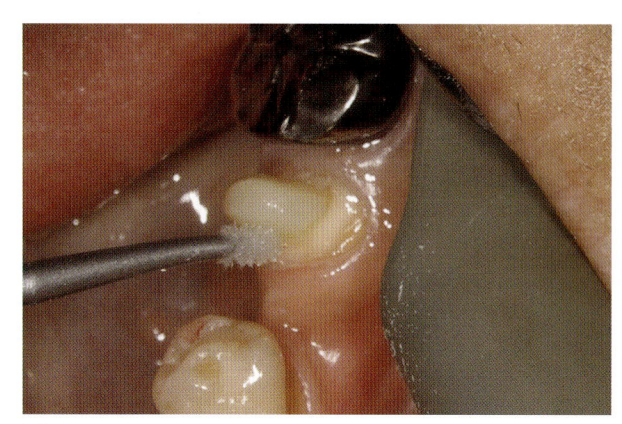

図28　支台歯に対して通法に従い前処理を施した。

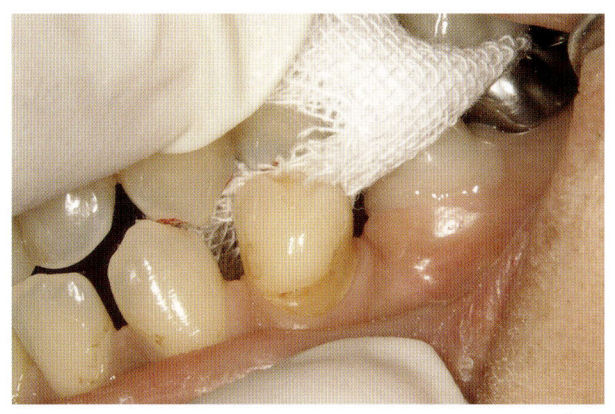

図29　レジンセメントにてクラウンを装着した。

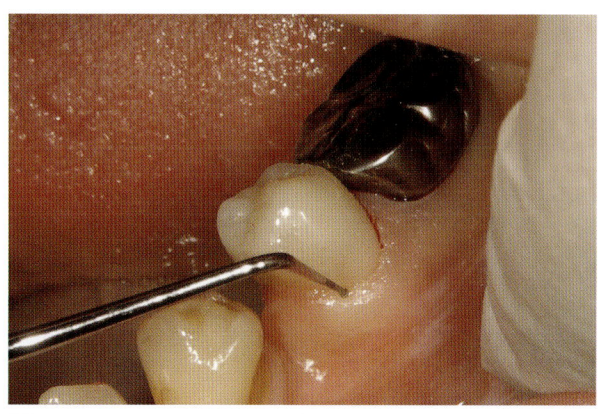

図30　余剰セメントを除去した。

ル効果が得られる残存歯質が少なくなるほど、歯冠修復物の維持には不利な状況となる。したがってCAD/CAM冠の場合、修復物の厚みを確保するために歯質の切削が多くなることは最大のデメリットと言える。

　本症例はフェルール効果が得られる残存歯質が支台歯の4壁に十分に残存していないと判断し、高い接着力をもつ前処理の必要なレジンセメントを用いてCAD/CAM冠を装着することとした（詳細は後述）。まず製作したCAD/CAM冠の内面をリン酸にて清掃、水洗し、ポー

セレンプライマーを塗布した（**図27**）。支台歯に対して通法に従い前処理を施し（**図28**）、レジンセメントにてクラウンを装着した（**図29**）。余剰セメント除去後（**図30**）、咬合面および頬舌側方向から光照射した（**図31**）。光照射後の同部位を**図32**に示す。デュアルキュアタイプのレジンセメントでもチェアサイドでできるだけ重合させることが重要となる。1カ月経過後も予後は良好である（**図33**）。

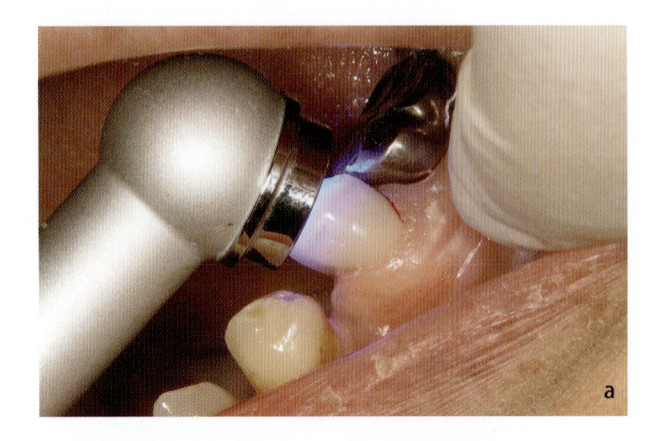

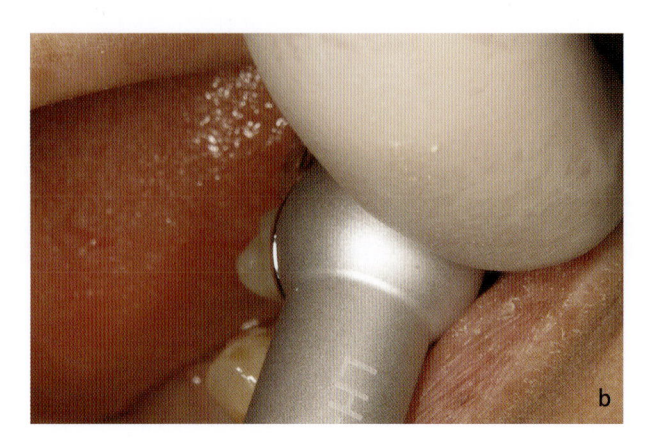

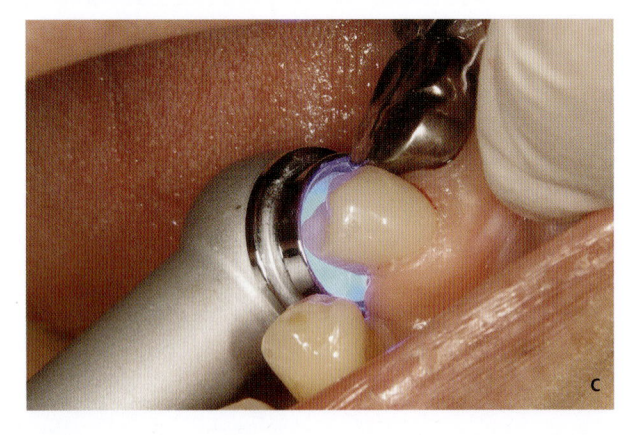

図31a 〜 c　咬合面および頬舌側方向から光照射した。

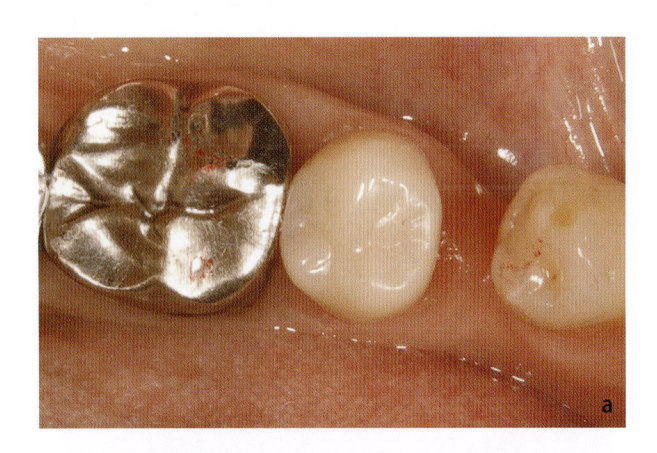

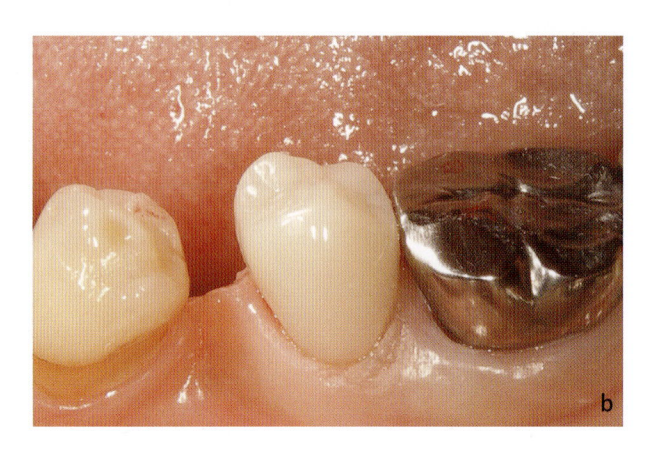

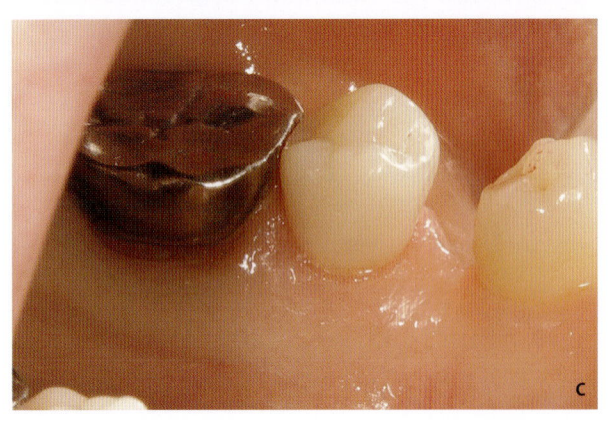

図32a 〜 c　光照射後の同部位。デュアルキュアタイプのレジンセメントでもチェアサイドでできるだけ重合させることが重要である。

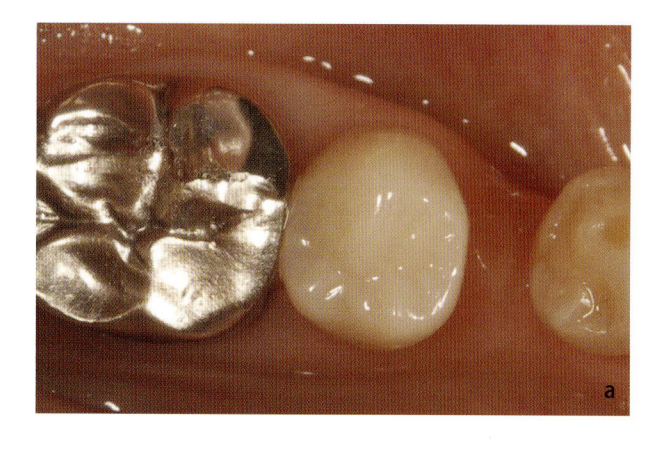

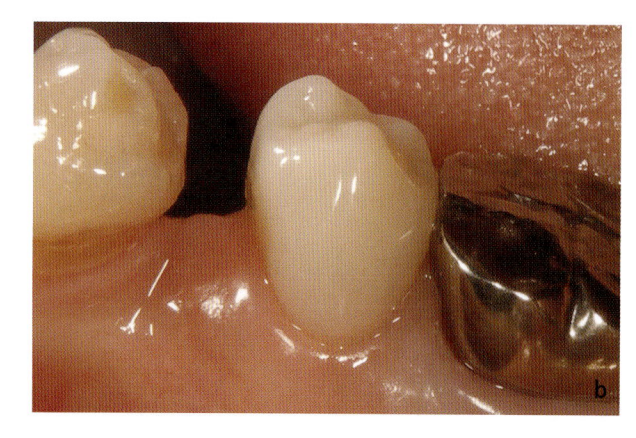

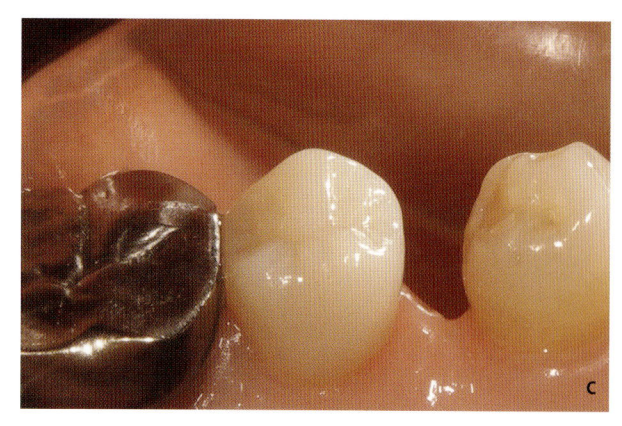

図33a〜c 1カ月経過後の同部位。経過は良好である。

保険と自費の CAD/CAM の位置づけ

前述した背景から、歯冠修復の際、筆者は歯科技工士の長谷川彰人氏、そして患者本人と相談しながら、支台歯が生活歯であったり、クリアランス不足で歯質切削量を最小限にとどめる必要がある場合は自費のフルカントゥアー ジルコニアクラウン（Monolithic Zirconia Crown：すべてジルコニアで作製したCAD/CAMクラウン）、支台歯の歯質切削量を少なくしつつ審美性が要求される場合は、自費のPFZクラウン（Porcelain Fused to Zirconia Crown：ジルコニアで作製されたフレームにポーセレンを築盛したCAD/CAMクラウン）を選択している。そして患者本人が保険診療を希望し、歯質切削量が歯冠修復物の予後に対して許容される場合にCAD/CAM冠を選択している。

参考文献

1）社会保険協会. 歯科医療白書　2013年度版. 東京：79. 2014.

2）宮崎　隆. 歯科理工学の立場から　各種CAD/CAM修復材料の特徴. Dental Diamond. 2014；39（7）：27.

3）須崎　明. 最新歯科用マテリアル120%活用法　もっと使えて、もっと活かせる！東京：クインテッセンス出版, 38-39, 68. 2014.,

③ CAD/CAM 設備導入の歯科技工所における メリット・デメリット

前川清和
セイワ リファレンス

はじめに

　2014年4月より、先進医療の健康保険診療への導入ということでCAD/CAM冠が保険収載され、歯科技工にも新たな時代が訪れた。今までの歯科技工分野でのCAD/CAMは、ジルコニアやチタン、コバルトクロム合金などの、CAD/CAMでしか加工できないものや、加工が比較的困難なものに限られていて、なおかつ自費診療の歯科技工に限定されていた。保険診療の歯科技工をメインとしている歯科技工士の多くは、そのような自費診療の歯科技工の依頼がくればCAD/CAMセンターにフレームを外注し、歯科技工所ではそのフレームにレイヤリングなどの加工を行って技工物を納品していた。

　しかしCAD/CAM冠の保険収載により、補綴装置製作をメインとしている歯科技工所では、鋳造機のようにCAD/CAMはなくてならないものになろうとしている（図1、2）。

CAD/CAM 設備導入のハードルの高さ

　現在、5～10人ほどの中規模歯科技工所では、CADもしくはCAD/CAMなどの設備が整いつつあるが、歯科技工業界の7割がワンマンラボ経営である歯科技工所では、これらの設備に投資することがままならない現実がある。しかし、それらの歯科技工士所が、今日の保険診療の歯科技工を支えていると言っても過言ではない。

　では、ワンマンラボ経営であるオーナーでもCAD/CAM導入は可能だろうか？　現実的なところについて私見を述べてみたい。

　CAD/CAMシステムを販売しているメーカーによって多少の違いはあるが、一部を紹介する。CADシステムにはさまざまなスキャナーが販売されているが、筆者が採用しているシステムは3Shape社製スキャナーである。機器購入代金約400万円に加え、ライセンス使用料が月に約2万1,000円、インプラントのアバットメントもデ

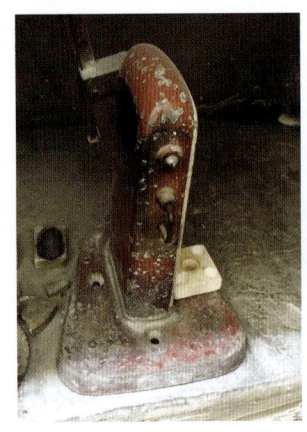

図1　遠心鋳造機。

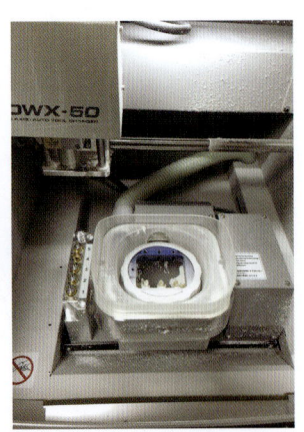

図2　DWX-50加工機。

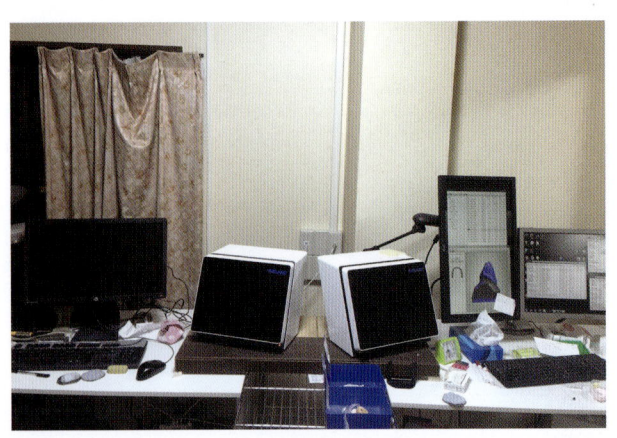

図3　3Shape社スキャナー。歯科技工所においてのデジタル化は、小規模な歯科技工所にとって現時点では設備導入のハードルが高くなっている。

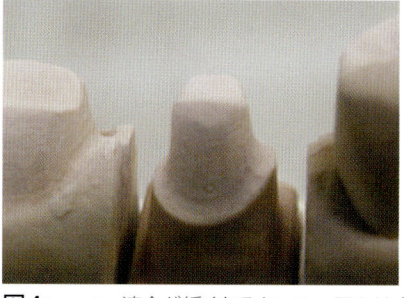
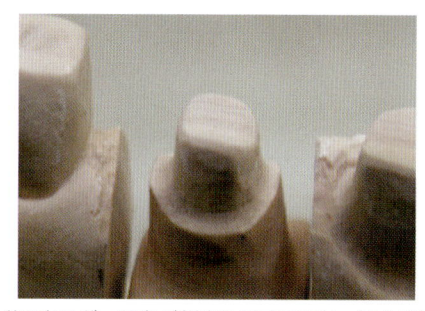
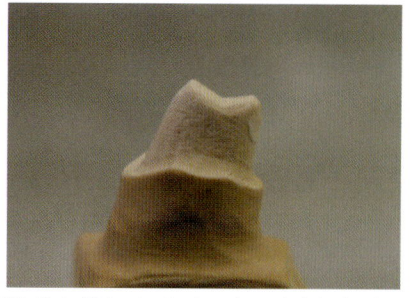

図4a〜c 適合が緩くなるケース。厚みは十分であるが、隅角が鋭利な形成であり、適合が緩めに仕上がる。セメントスペースを少なめにし、なおかつ隅角部をなだらかに調整する。

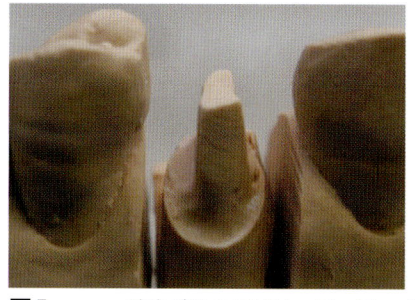
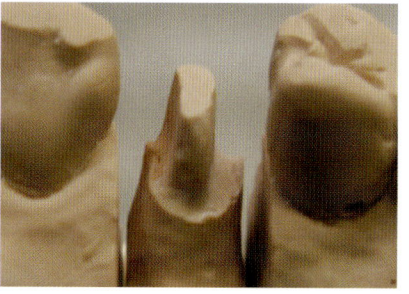
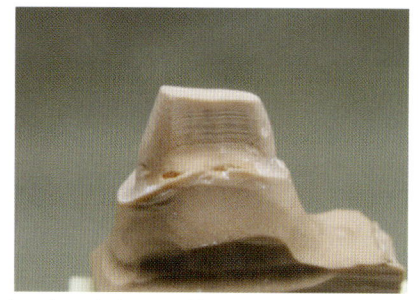

図5a〜c 適合がきつくなるケース。テーパーがきつく、クラウン内面で当たりが出る。セメントスペースを多めに調整する。

ザインできるソフト（アバットメントデザイナー）代も加えると、月に約26,500円の固定費が発生している。

CAM機（切削加工機）においては、ローランド社製DWX-D50の場合、機器購入代金とソフト代金で約400万円以上が必要であり、かつ保守点検料として1年契約25万円、3年契約67万5,000円、5年契約100万円が発生することになる（図3）。

歯科医院との連携

支台歯形成の重要性と設計時の注意点

CAD/CAM冠は、口腔内への接着術式のいかんによって、長期に安定する場合と、破折（脱離）してしまう現象が発生するか大きく分かれることがある。歯科医師と歯科技工士は互いに情報を共有しながら、歯科技工士は支台歯形成の留意点やクリアランスの量を歯科医師に伝え、歯科医師は各接着剤の手順をしっかりと行うことが、脱離や破折を防ぐ重要な要素となることは言うまでもない。

さらに、もう一点重要なことは、歯科技工所で製作されるCAD/CAM冠が、ときとして緩めに仕上がってしまうことである（図4）。これは、支台歯を逆にすると落ちてしまう現象を発生させるが、このような場合、原因の一つとして支台歯のテーパー角度が挙げられる。CAD/CAM冠の支台歯形成では、支台歯の形成量（ルーム）とマージン部のフィニッシュライン設計がとても重

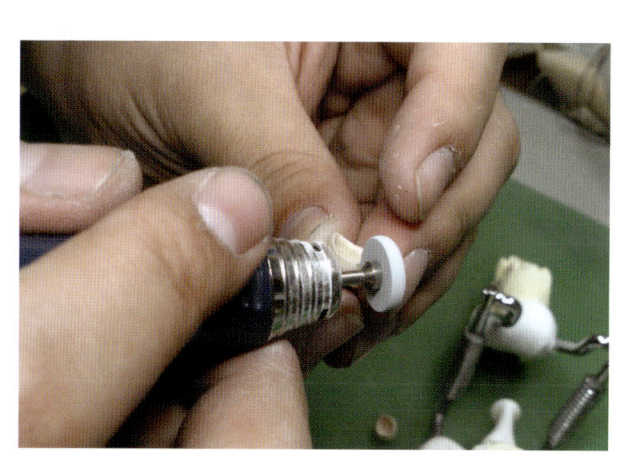

図6 CAD/CAM冠の調整。

要となる。

支台歯にテーパーがつきすぎていると、CADのオペレーターがいくら注意して設計を行ってもCAD/CAM冠の適合が緩く仕上がる傾向を示してしまうところがある（図5）。そのような場合は、CAD/CAM冠の内側の適合設計を初めからかなりきつめに設定する必要があり、そして仕上がってきたCAD/CAM冠の内側を歯科技工士が少しずつ削合しながら調整して、支台歯に適合させていくようにしなければならない（図6）。

いずれにせよ、歯科医師と歯科技工士の連携なくしては、CAD/CAM冠の適合精度を上げることは困難である。

CAD/CAM冠を成功させること、CAD/CAM冠の長期存在率（破折や脱離の防止や）を上げるための一番重要な要素は、確実なる接着であり、歯科医師と連携を行うことで、その効果はかなり上がると提言したい。

歯科技工所からの接着に対する注意点

前述では、支台歯形成についての重要性とCAD設計における注意点を示したが、歯科技工所におけるCAD/CAM冠接着時の注意点を述べみたい。基本的には歯科医院での術式となるが、接着の活性度を上げるためにも提言したい。

歯科医師と歯科技工士がコラボレージョンする術式として、ワークフロー的に説明をする。

CAD/CAM 冠接着時のワークフロー ─────

①サンドブラスト処理

ラボサイトで、CAD/CAM冠の内面にサンドブラスト処理（0.1 ～ 0.2MPa、10秒噴射）を必ず行ってから納品する（図5）。

可能であれば、チェアサイドでも内冠の適合確認・調節を行った後、サンドブラスト処理を行うことをお勧めする（図10参照）。

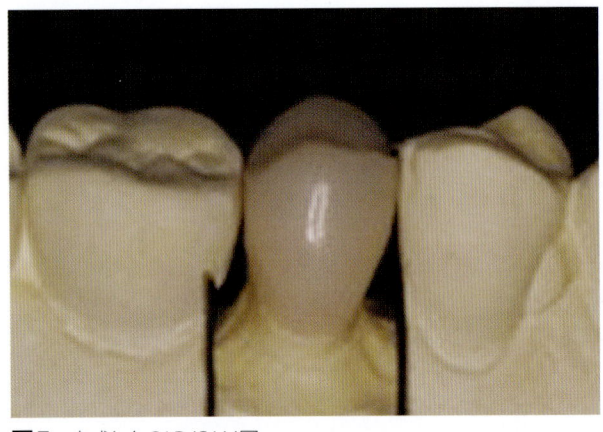

図7　完成したCAD/CAM冠。

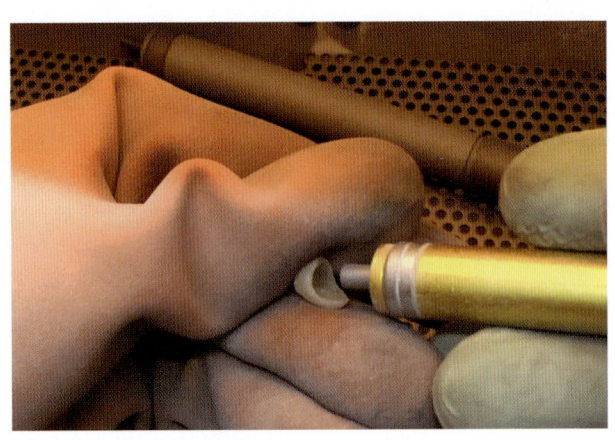

図8　サンドブラスト処理を行う。

②プライマーの塗布（支台歯側）

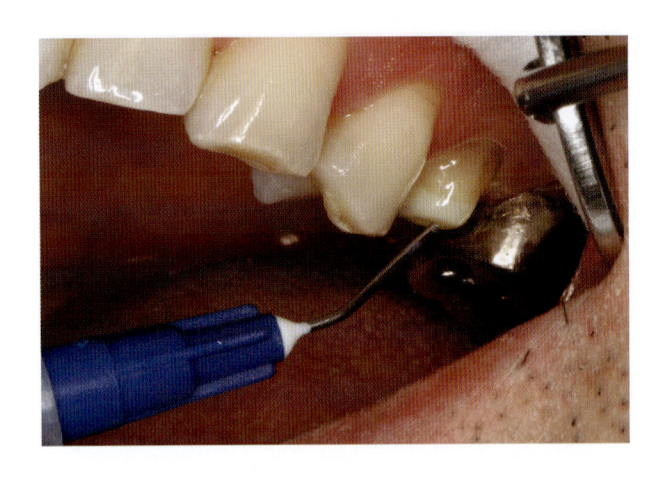

図9　プライマーの塗布（支台歯側）。

③CAD/CAM冠の内面のプライマー塗布

　口腔内試適後のCAD/CAM冠内側には、余分な水分や唾液が残らないように注意する。次にCAD/CAM冠内面にプライマー処理を行う。事前にチェアサイドにても

サンドブラスト処理をすることをお勧めする（図10）。その後、プライマーを塗布する（図11）。

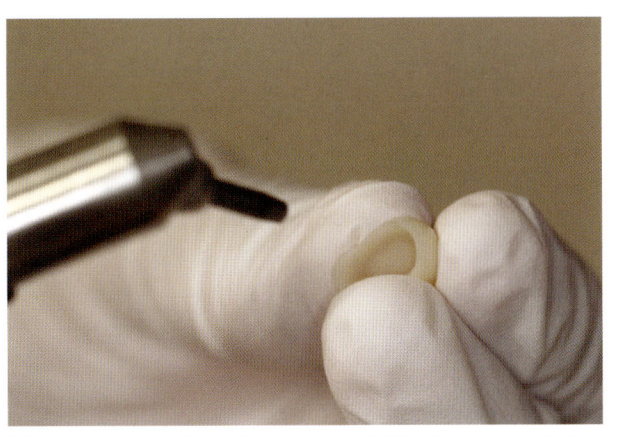

図10　チェアサイドでもサンドブラスト処理をすることをお勧めする。

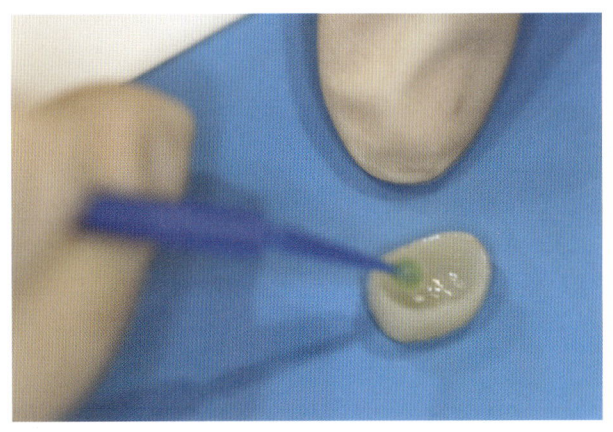

図11　内面にプライマーを塗布。

④口腔内装着後の咬合調整

　接着後、最終の咬合調整を行い早期接触などの確認を行う。

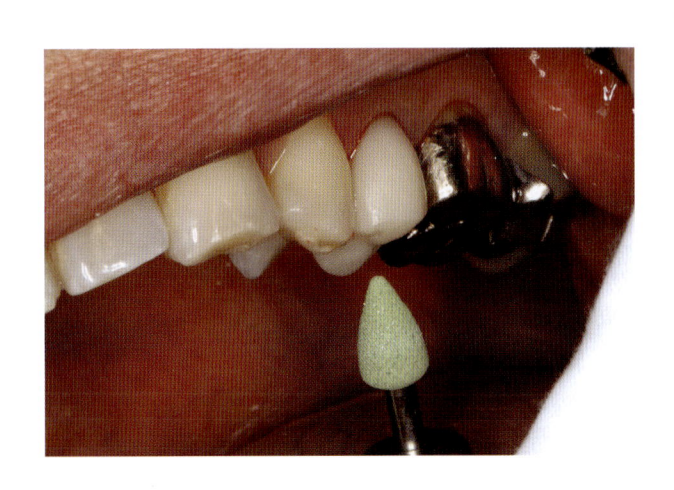

図12　口腔内装着後の咬合調整。

臨床成績

　当社では、上記のような歯科医院との連携強化により、1万症例以上のCAD/CAM冠を製作し、**表1**のような臨床成績を得ている。この数字は通常の鋳造冠に比べるとやや多いが、臨床的には問題ないと判断している。

保険点数と今後

　CAD/CAM冠は、2015年の保険診療導入時点では小臼歯の単冠にのみ保険収載が認められた。しかし、その他の部位や連冠などには保険適用が認められていないが、今後、適用が拡大されることになれば一気に需要も拡大することは容易に想像できる。
　図13は、試験的にすべての部位に松風ブロックHC（松風）を用いて単冠を製作したものである。

表1　当社でのCAD/CAM冠の臨床成績。

不具合項目	不具合率
口腔内装着後の脱離・破折	0.3%
試適時の破切（咬合調整時）	0.4%
トリミング不良など	0.4%
合計	1.1%

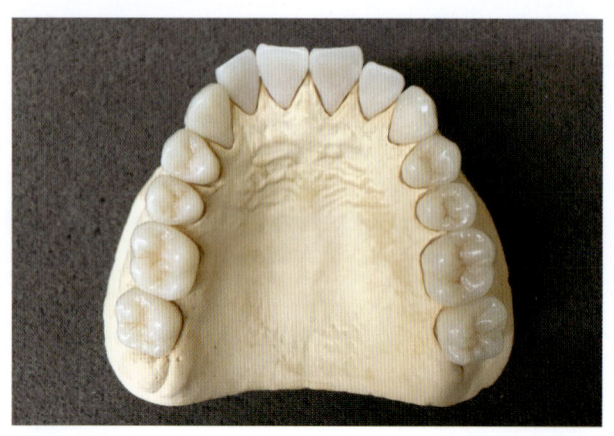

図13 試験的にすべての部位に松風ブロックHCを用いて単冠を製作した。

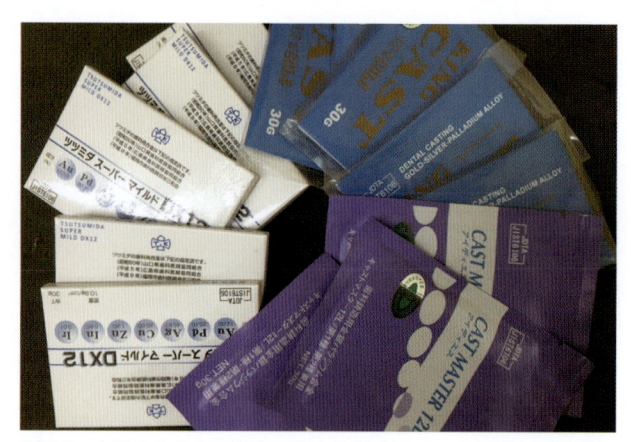

図14 高騰する金12%含有の合金を健康保険で国民に提供し続ける財源が、国として窮迫している現状がある。

表2 CAD/CAM保険点数（他の補綴治療との比較）。（平成28年3月現在）

	金属冠+（小臼歯・失活歯）	硬質レジン+ジャケット冠	CAD/CAM冠
失活歯・歯冠形成	166点	166点	166点
CAD/CAM形成加算	—	—	470点
印象採得	62点	62点	62点
咬合採得	16点	16点	16点
手技料	454点	750点	1,200点
材料	272点	219点	484点
装着料	45点	45点	45点
CAD/CAM冠装着加算料	—	—	45点
装着材料	17点	17点	17点
クラウンブリッジ維持管理料	100点	100点	100点
合計	1,132点	1,375点	2,605点

　2016年の段階では、全部金属冠（FMC）とCAD/CAM冠の保険点数の差は約2.5倍あり、硬質レジンジャケットクラウン（HJC）とCAD/CAM冠は約1.8倍である。これが次回の2016年に行われる歯科診療報酬改定では、どのように改定されるかが現時点では不明である。

　しかし、今のCAD/CAM冠材料は特別に良い材料（自費診療材料と比較して）と言えるわけではなく、あくまでも厚生労働省が定めた基準でメーカーが製作されたものを臨床に供している状況である。

　12%金銀パラパラジウム合金の代替材料として登場した感は強いが、これから先はもっと物性の良い材料に変化していくことは間違いないと確信している（**図14、表2**）。

CAD/CAM冠材料の進化

　現在、CAD/CAM冠用材料は、ボディー色を主体とした単一色（モノレイヤー）の材料が臨床に供されている。しかし、保険適応範囲が小臼歯部補綴に限定されている

とはいえ、単一色ではやはり審美的に見劣りしてしまうことは否めないところがある。患者の満足度を上げるためにも、もう少し同材料で審美的材料が登場するのを求めるところも潜在している。

　今回、CAD/CAM冠製作において、2層成型されたブロック材が松風社より「松風ブロックHC/2レイヤー」として登場した（**図15**）。

　本材料の登場は、患者への満足度を高めるとともに、CAD/CAM冠製作用の保険材料としての全体的な位置づけを確固たるものにしていくと考えられる。

　実際のところ臨床に供するなかで、変色歯や金属支台などの症例への適応を除けば、既製材料とはいえ、かなり補綴装置を審美的に製作して患者へ供給することができると筆者は感じている。現在では、1社からのみ2層成型品が供給されている状況であるが、将来的には多くの材料メーカーから多層成型仕様のブロック材が登場するものと思っている。

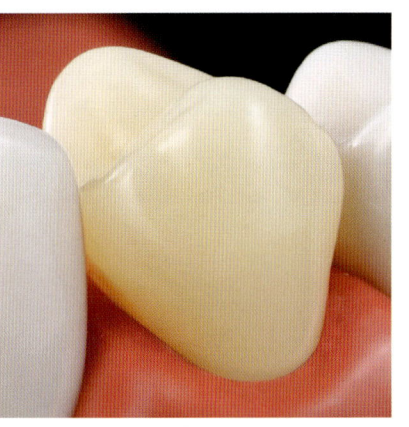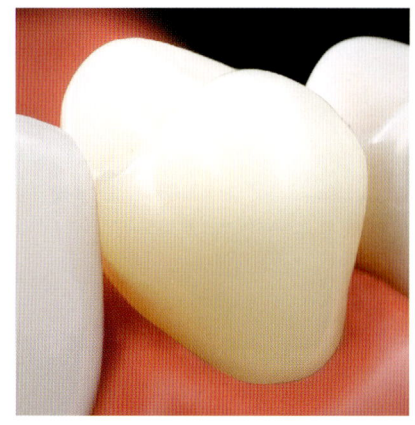

図15a、b 松風ブロックHC/ツーレイヤーの登場。今まで単一色であったCAD/CAM冠材料（**a**）も、市場のニーズの高まりとともに、より審美性を高めた材料（**b**）が上市されてきた。

おわりに

「高価格であるCAD/CAMシステムを歯科技工所にいつ導入するのか？」を検討するためには、経営者としては未来へのビジョンを常にもたなければならない。日々、細やかな単価計算を行って利益が獲得できれば、個々で導入できるシステムであると思われる。

CAD/CAM冠が保険収載されてから早2年が経過しようとしているが、現在、ほとんどの歯科技工所ではCAD/CAMの設備がなくてもCAD/CAMにかかわる技工物製作のみを外注（業務委託）という形でセンターラボへ発注を行うシステムが始まってきている。そして、歯科医院から委託される通常の仕事は、他のFMCなどと同様に、取引技工所で製作する方式が当たり前になってきている。

CAD/CAM設備がある技工所では、納期の短縮や技工料金をダンピングなどして仕事を集めているという噂を最近よく耳にする。そのなかで、今から高価格な当該機械を購入し、慣れないパソコンの前でバーチャル画像を前にしてデジタルワックスアップをするのか？　またできるのか？　また、技工料金をダンピングしてまでも仕事をかき集めているのも歯科技工士である。

そのことにより、少人数の技工所がCAD/CAM設備を今後導入しても、CAD/CAM冠の仕事で新規の顧客を獲得することはなかなか厳しい状況になってきているのではないか。

CAD/CAM設備がないと、これからの技工所経営ができないと思っている技工所経営者も数多くいるだろう。確かに現状では歯科技工業務にCAD/CAMシステムなくしては、一歯科技工所で最初から最後まで一貫して対応することができていないのが現状ではないだろうか。保険診療の歯科技工におけるCAD/CAMの大きな役割は、アナログ歯科技工であるワックスアップや鋳造といった技工作業工程の一部を機械が補完する目的で応用されるものなのである。

歯科技工とは、機械化されすべてにそれが対応するといったものではなく、「匠の技」の技術と、それに精通する深い知識が共存しなければ絶対にコラボレーションできないものであると言える。すなわち、将来的には、デジタル歯科技工とアナログ歯科技工の両者の知識と経験をもち合わせた歯科技工士が登場することで、これからの歯科技工分野（デジタルデンティストリー分野）を支えて成長していくことになるであろう近未来がすぐそこにきている。

最後に、症例の提供を快く承諾いただいた大阪市中央区のみこデンタルクリニック院長、横田光子先生に心から感謝を申し上げます。

④歯科医師が押さえておくポイント

須崎　明
ぱんだ歯科

FMC の形成で CAD/CAM 冠の製作は可能か

現在、保険診療のなかで最も多くの歯科医師が取り組んでいる小臼歯の歯冠修復物は全部金属冠（FMC）である。それではFMC製作のための支台歯形態でCAD/CAM冠の製作は可能なのであろうか？　図1に、FMC製作のために形成した支台歯模型を示す。図2に、本模型より製作したCAD/CAM冠の断面図を示す（試料作成は東海歯科医療専門学校 長谷川彰人氏による）。対合歯とのクリアランスの関係からCAD/CAM冠の厚みが薄くなるだけでなく、支台歯とクラウンの間にスペースが認められた。

図3に、CAD/CAM冠の製作ために形成した支台歯模型を示す。図4に、本模型より製作したCAD/CAM冠の断面図を示す。CAD/CAM冠の厚みはFMCに比較して厚くなり、支台歯とクラウンの間にスペースは認められず、適合状態は良好である。

これらの結果から、支台歯形態をスキャニング後、コンピュータの支援によりクラウンをデザインし（CAD : Computer-Aided Design）、ブロックをコンピュータ支援のもとミリングバーにて加工、製作する（CAM : Computer-Aided Manufacturing）CAD/CAM冠では、良好なクラウンの適合を得るためには従来のFMCの支台歯形態と異なる支台歯形成が必要であることが理解できる。

このような流れのなかで、現在では多くのメーカーから効率的にCAD/CAM冠に適した支台歯形成が可能になるプレパレーションキットが発売されている（図5）。松風ダイヤモンドポイントFG CAD/CAMプレパレーションキットはCAD/CAM用支台歯を確実に形成できる11形態がラインナップされている（図6）。

そこで図2と図4を比較しながら、CAD/CAM冠の支台歯形成について考えてみたい。

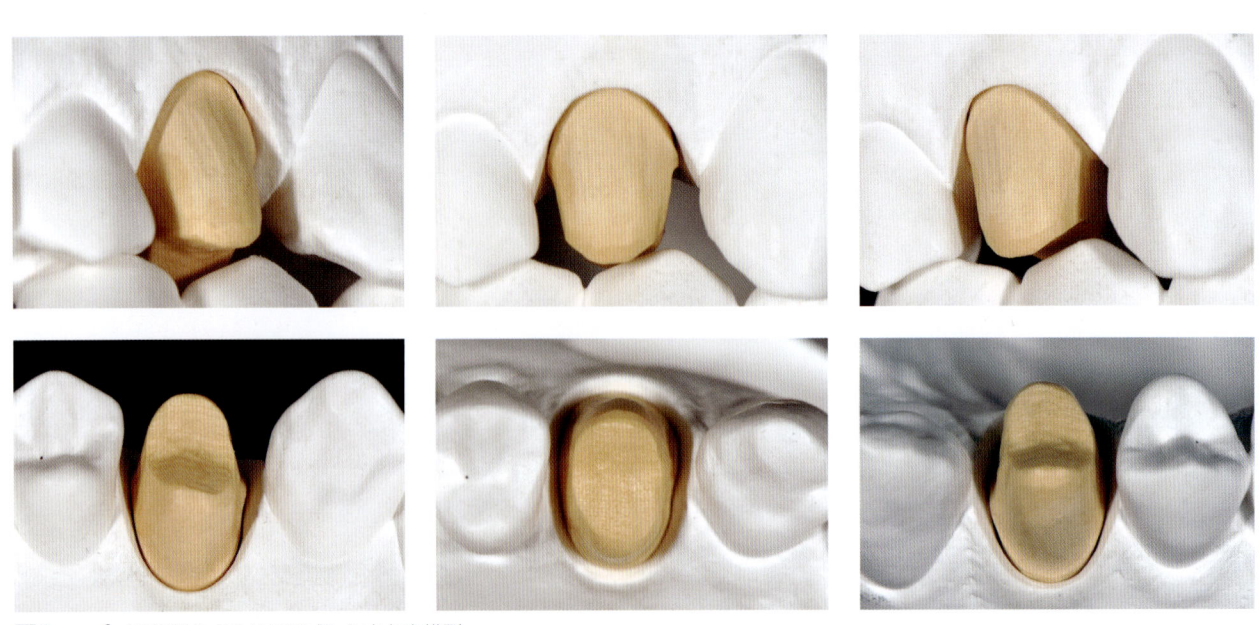

図1a～f　FMC製作のために形成した支台歯模型。

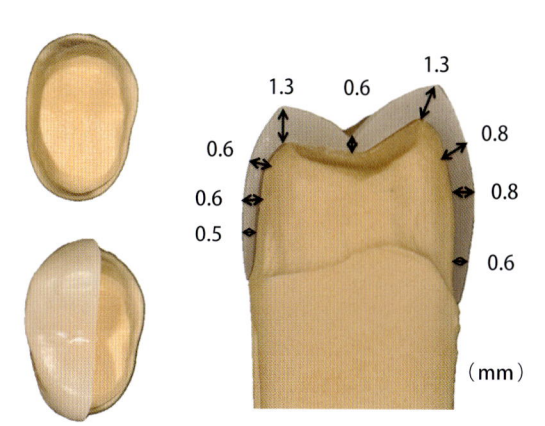

図2　図1の模型より製作したCAD/CAM冠の断面図。（試料作成は東海歯科医療専門学校 長谷川彰人氏による）

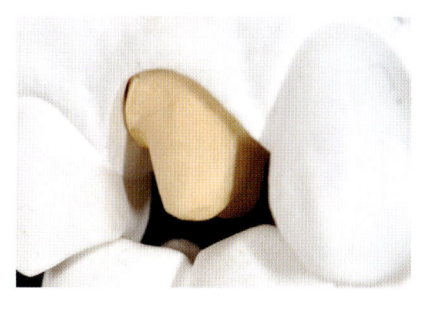
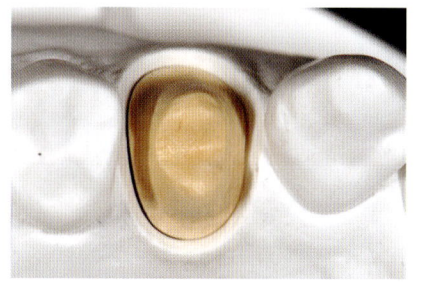
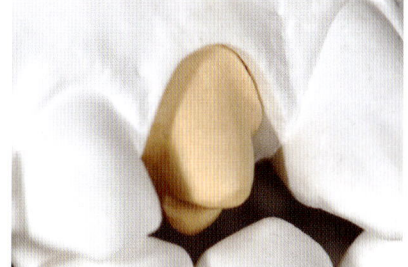

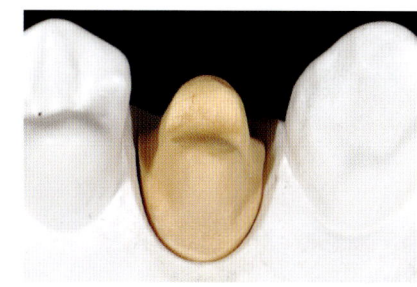
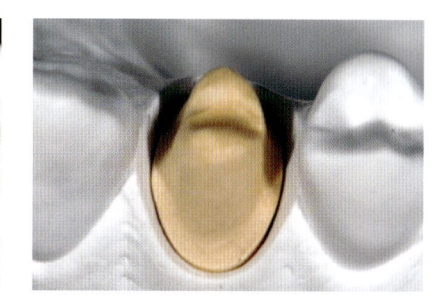

図3a〜e　CAD/CAM冠の製作のために形成した支台歯模型。

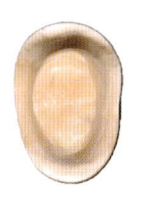
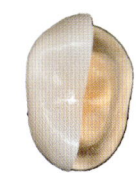
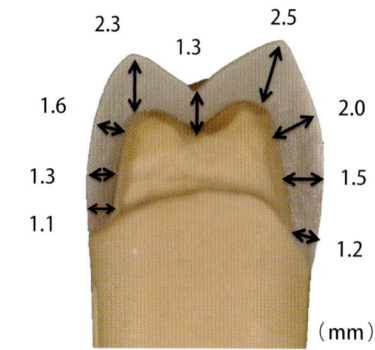

図4　図3の模型より製作したCAD/CAM冠の断面図。適合状態は良好である。

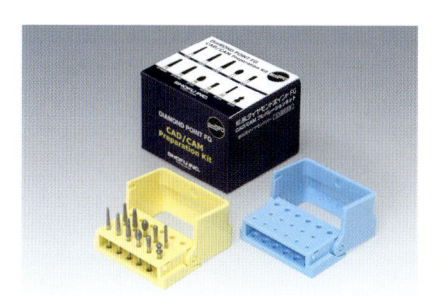

図5　筆者が使用している松風ダイヤモンドポイントFG CAD/CAMプレパレーションキット。（松風）

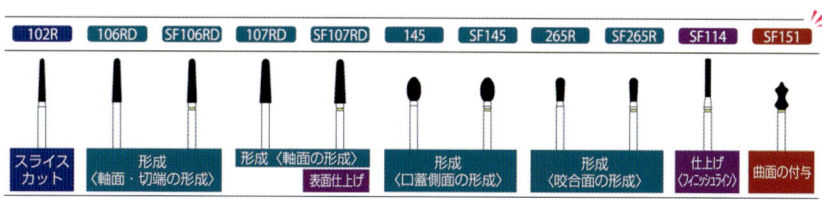

図6　本キットには、CAD/CAM用支台歯を確実に形成できる11形態がラインナップされている。（松風社資料より転載）

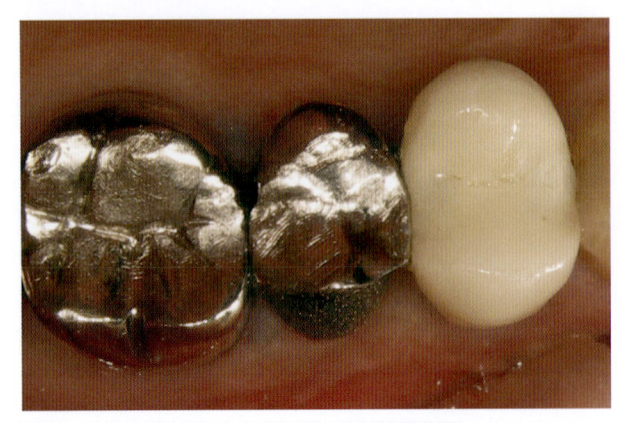

図7　前装部が破折した小臼歯部の歯冠補綴装置。

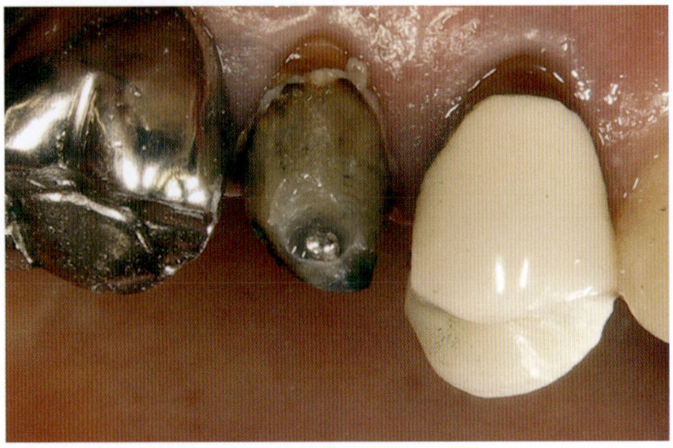

図8　エックス線診査の結果、本症例ではこのままCAD/CAM冠支台歯形成を行うこととした。

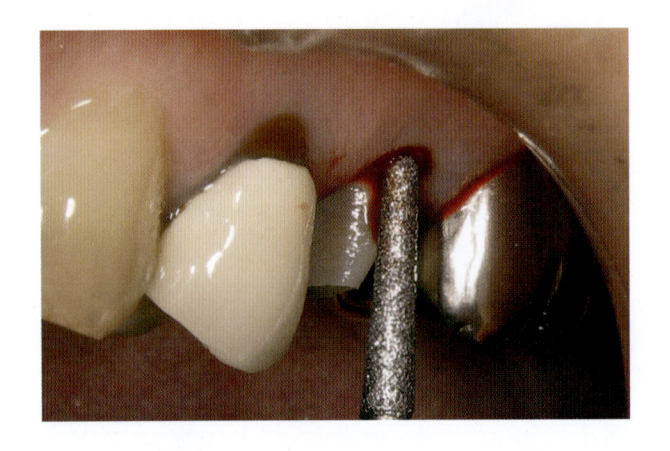

図9　106RDに付与されているテーパー角を基本に、平行性に注意しながら軸面形成を行った。

支台歯削除量について

前項でも述べたようにCAD/CAM冠は、金属と比較して強度が低くなる。したがってFMCの支台歯形成と比較して歯質削除量は多くなる。ハイブリットレジンブロックの物性により各メーカーごとに推奨削除量は若干異なるが、一般的には

歯頚部0.8〜1mm

軸面部1.5mm以上

咬合面部1.2〜2.0mm

が基準となる。

また同じCAD/CAMブロックでも、ジルコニアと比較してハイブリットレジンブロックは強度に劣るため（曲げ強度は200MPa前後、ビッカース硬さは100MPa前後）、クラウンの厚みが薄いとミリングバーでの切削時にクラウン自体が一時的にひずむ可能性がある。この現象が結果的にクラウンと支台歯の間のスペースの要因の一つとなる可能性がある。

したがってCAD/CAM冠は厚みの確保が必須条件となるため、支台歯削除量が多くなる。

テーパー角について

FMC支台歯のテーパー角（convergence angle）を、クラウンの維持とその製作背景から6°を基準にしている臨床家は多い[1]。テーパー角が小さい（軸面が平行）ほど、クラウンの維持力は高くなるものの、CADのスキャニングは困難となる。これも**図2**の支台歯とクラウンのスペースの因子の一つとなりうる。

したがって支台歯の幅径や長径によってもばらつきはあるものの、CAD/CAM冠のテーパー角を10〜15°としている臨床家が多いようである[2]。

図7に、前装部が破折した小臼歯部の歯冠補綴装置を示す。補綴装置除去後の同部位を**図8**に示す。エックス線診査の結果、本症例ではこのままCAD/CAM冠支台歯形成を行うこととした。**図9**に示すように106RD（形成量に応じて107RD）に付与されているテーパー角（106RD：5.0°、107RD：6.5°）を基本に、平行性に注意しながら軸面形成を行った。

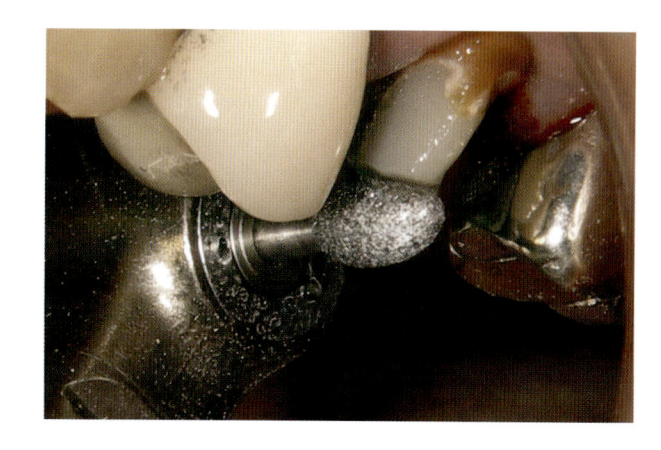

図10　咬合面は145や265Rを用いて滑らかな2面形成を心がける。

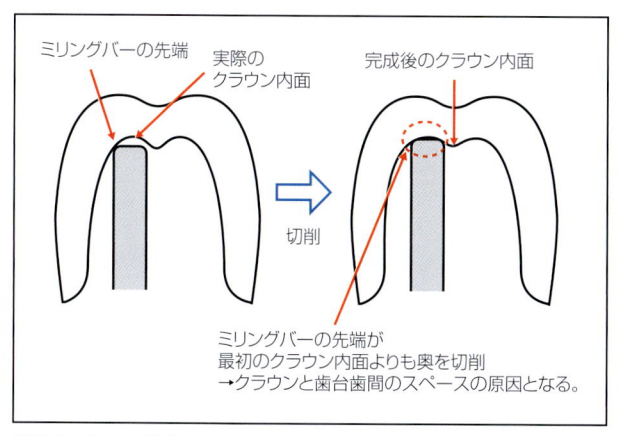

図11　ミリングバーの直径（0.8〜1mm）以下の鋭角の部分は削り出すことはできないため、結果的に鋭角部分の切削量が増加し、支台歯とクラウンのスペースにつながる。

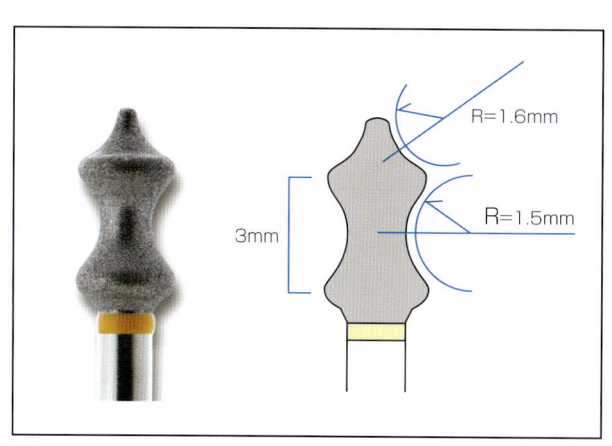

図12　SF151のバーの先端部には1.6mmのR、中央部に1.5mmのR形状が付与されている。

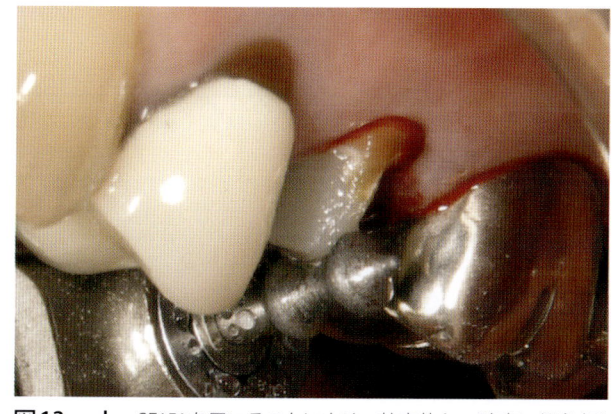
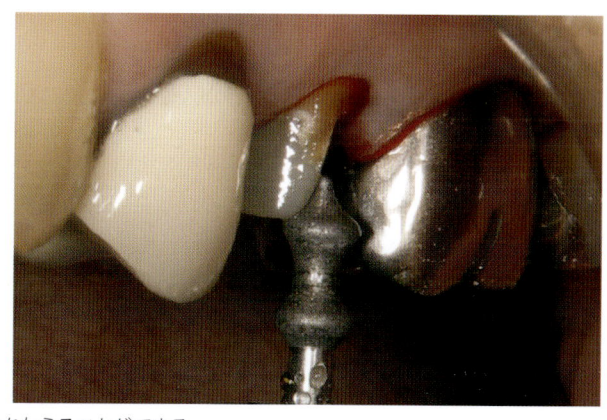

図13a、b　SF151を用いることにより、効率的かつ確実に偶角部に丸みを与えることができる。

支台歯咬合面形態

咬合面は145や265Rを用いて、2面形成（逆屋根形式）によりCAD/CAM冠の厚みを一定にする（図10）。2面形成の際、咬頭展開角が小さすぎるとスキャニングが困難になるので滑らかな2面形成を心がける。また隅角部は、十分な丸み（R=0.8mm以上）をもたせる必要があ

る。図11に示すように、ミリングバーの直径（0.8〜1mm）以下の鋭角の部分は削り出すことはできないため、結果的に鋭角部分の切削量が増加し、図2に示すように支台歯とクラウンのスペースにつながる。図12に示すSF151バーの先端部に1.6mmのR、中央部に1.5mmのR形状が付与されている。

本特徴を活かせば図13のように、効率的かつ確実に偶角部に丸みを与えることができる。

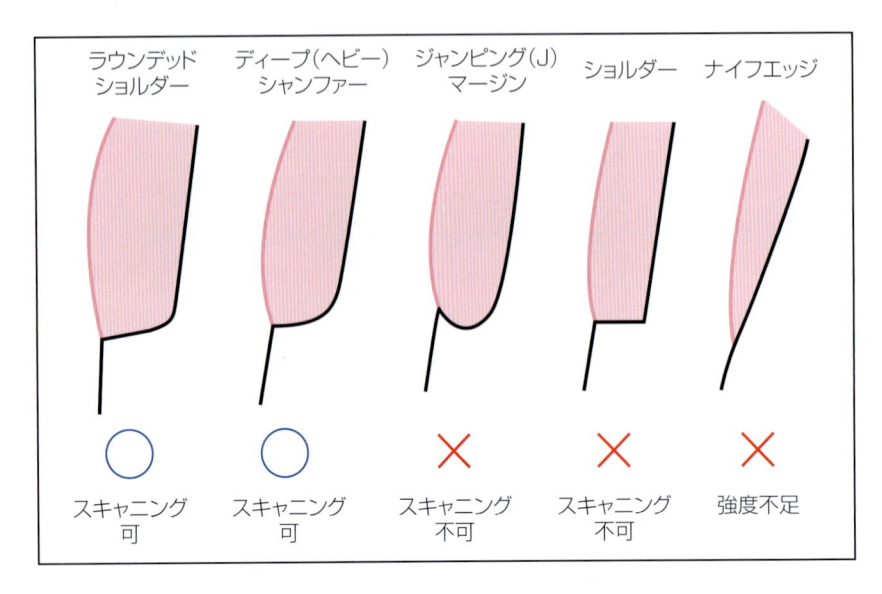

図14　支台歯辺縁形態。CAD/CAM冠のマージン形成はラウンデッドショルダーかディープ（ヘビー）シャンファーとしてマージン部の厚みが1mm以上になるようにする。

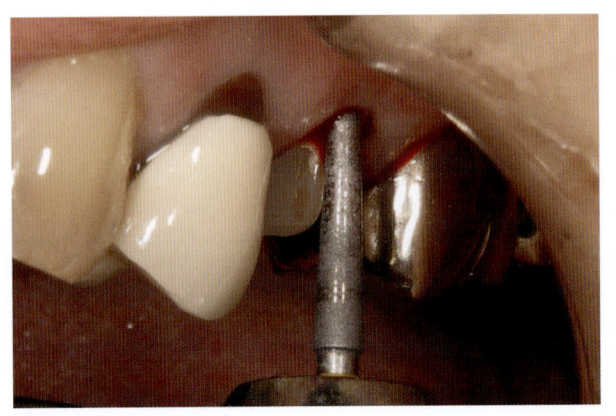

図15　SF106RDやSF107RDを用いて、支台歯辺縁形態はもちろんのこと形成面全体を仕上げる。

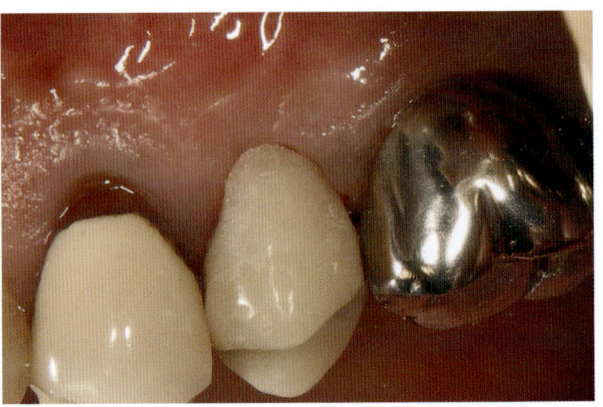

図16　CAD/CAM冠臨床の流れのなかで、筆者はプロビジョナルクラウンの装着を重要と捉え、実践している。

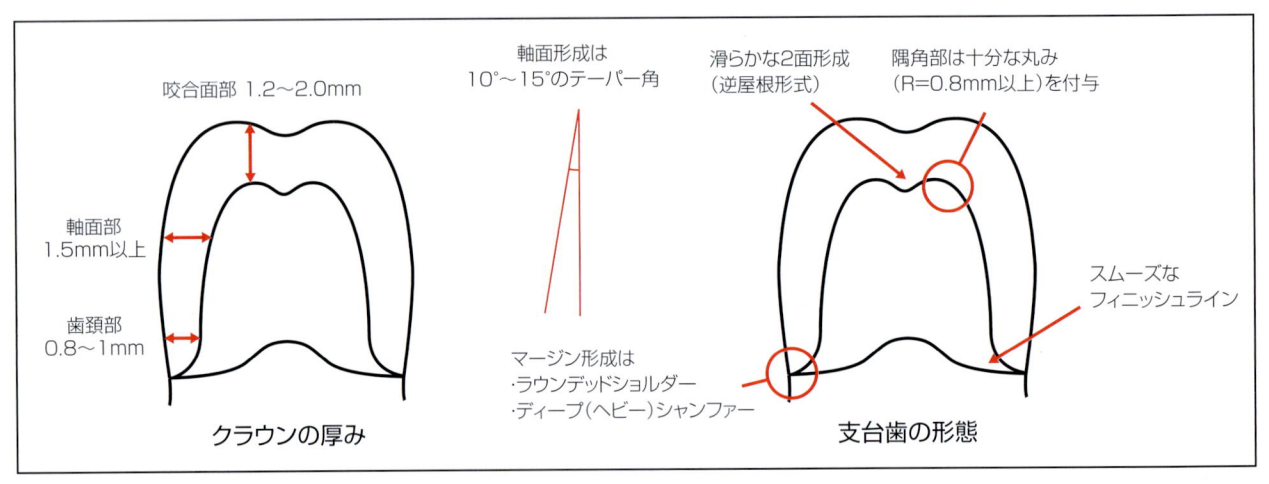

図17　CAD/CAM冠支台歯形成の具備すべき条件。

支台歯辺縁形態

　支台歯辺縁形態はラウンデッドショルダーかディープ（ヘビー）シャンファーとして、マージン部の厚みが0.8〜1mm以上になるようにする。図14に示すように、ジャンピング（J）マージンやショルダーはスキャニングが困難となるためCAD/CAM冠支台歯形態には適さない。ジャンピングマージンが認められる場合はSF114にて仕上げる。またナイフエッジは応力が集中し破折の可能性が高まるため同様に適さない（詳細は長谷川彰人氏の項で解説）。図15に示すように、SF106RDやSF107RDを用いて、支台歯辺縁形態はもちろんのこと形成面全体を仕上げる。

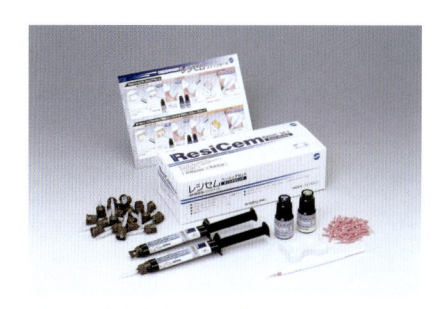

図18　レジセム。（松風）

表1　CAD/CAM冠装着時に用いる接着性材料。
　　［前処理を必要としないセルフアドヒーシブセメント］

製品名	取扱いメーカー
ジーセム セラスマート	ジーシー
SAルーティングプラス	クラレ ノリタケ デンタル
リライエックスユニセム2	3M

表2　CAD/CAM冠装着時に用いる接着性材料。
　　［前処理時に光照射を必要としないセルフエッチングタイプの
　　レジンセメント］

製品名	取扱いメーカー
レジセム	松風
パナビアV5	クラレ ノリタケ デンタル
エステセム	トクヤマ デンタル
スーパーボンド（筆積み混和SE）	サンメディカル

表3　CAD/CAM冠装着時に用いる接着性材料
　　［前処理時に光照射を必要とするボンディングタイプのレジン
　　セメント］

製品名	取扱いメーカー
リライエックス アルティメット	3M
バリオリンク エステティック	Ivoclar Vivadent
デュオリンク（ALL-BOND UNIVERSAL）	BISCO

　筆者は支台歯形成当日の印象採得を避け、プロビジョナルクラウンを装着し次回の印象に備えている（**図16**）。小臼歯のプロビジョナルクラウンは保険では認められていないため、収入減となる。しかしながら、これにより歯肉の状態が安定するため、印象採得時（寒天アルジネートの連合印象やシリコーン印象）では効率的かつ確実に行うことができるため[3]、再印象や再製作の確率が激減する。このような一連のCAD/CAM冠臨床の流れのなかで、筆者はプロビジョナルクラウンの装着を重要と捉え、実践している。

　図17に、CAD/CAM冠支台歯形成の具備すべき条件をまとめる。このような適切な支台歯形成がCAD/CAM冠の適合性を向上させ、最終的にはクラウンの破折や脱落の防止につながる。

確実な接着操作

　すでに述べたように、CAD/CAM冠支台歯のテーパー角はFMCよりも大きい。さらに、咬合時にCAD/CAM冠自体が一時的にたわむ可能性がある。このような理由から、CAD/CAM冠は接着材料を用いて装着し、支台歯と一体化することが絶対条件となる。

　現在、装着時に用いる接着性材料としては、前処理を必要としないセルフアドヒーシブセメント（**表1**）と、前処理を必要とするレジンセメントがある。さらにレジンセメントでは、前処理時に光照射を必要としないセルフエッチングタイプ（**表2**、**図18**）と、前処理時に光照射を必要とするボンディングタイプ（**表3**）がある。セ

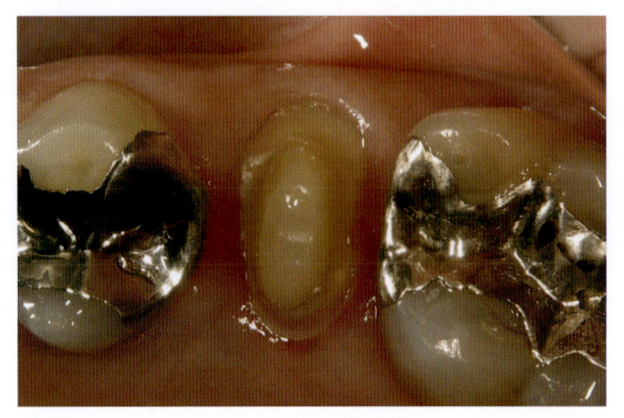
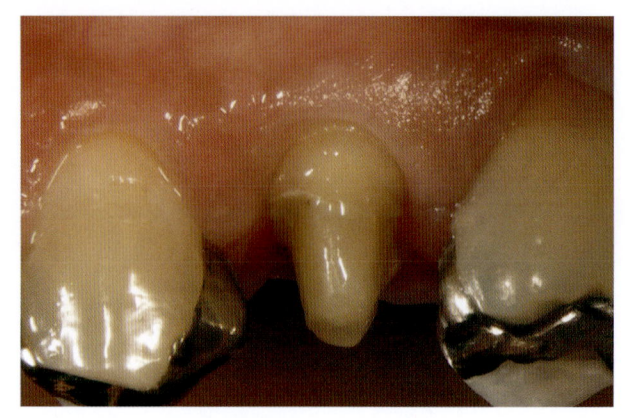

図19a、b　歯質の一部をレジンにて修復した後、CAD/CAM冠修復のために支台歯形成を行った口腔内。

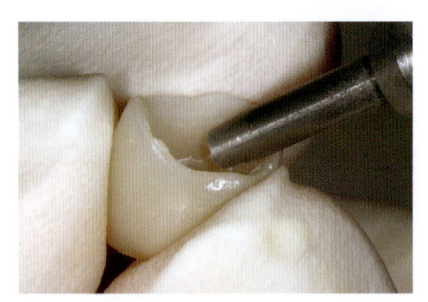

図20　試適および咬合調整後、クラウン内面は唾液で汚染されているため、アルミナサンドブラスト処理を行った。

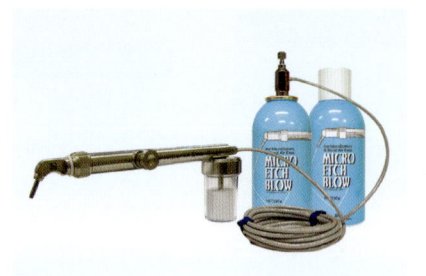

図21a　チェアサイドにて手軽にサンドブラストが可能なマイクロエッチャー IIA。（ダンビル マテリアルズ）

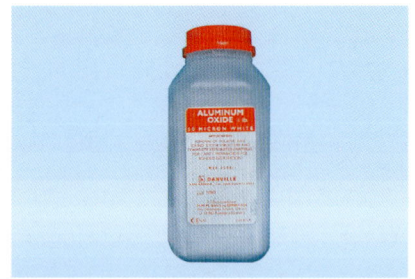

図21b　粒径50μmの酸化アルミナ。（ダンビル マテリアルズ）

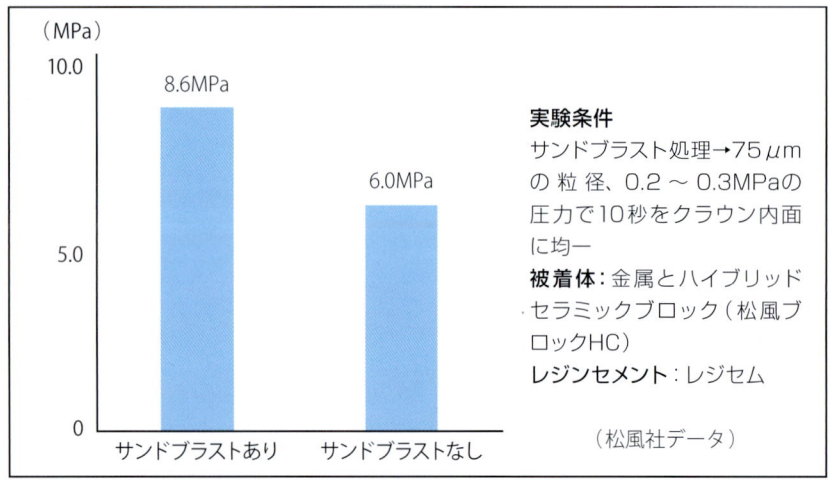

図22　サンドブラスト処理によるレジンセメントの引張り試験。

ルフアドヒーシブセメントはレジンセメントと比較して接着力は若干劣るものの、ステップが簡略化されているのでテクニカルエラーが起きにくく、コストパフォーマンスが高い。

　したがって筆者は、CAD/CAM冠の納品時に担当歯科技工士から「製作時に内面調整をどれくらい行ったか」や「クラウンと支台歯の間のスペースの大きさ」などの情報を得て、CAD/CAM冠の適合が良好でセメントスペースが最小限であると判断した場合は、できるだけセルフアドヒーシブセメントを使用している。

最も接着力を発揮する装着

　日常臨床ですべての症例で、先に述べたような理想的な支台歯形成を行うことは不可能と思われる。CAD/CAM冠と支台歯の間のスペースが大きくなった場合や、支台歯のテーパー角が大きくなった場合、支台歯の幅経や長径が十分でない場合、クラウンへの咬合負担が大きい場合などは接着力の高いレジンセメントを用いている。

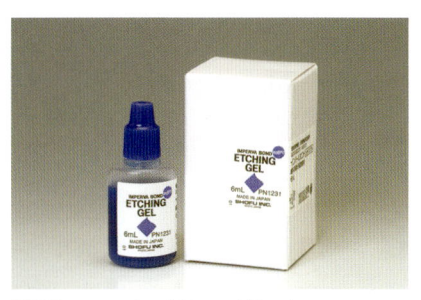

図23　エッチングゲル。（松風）

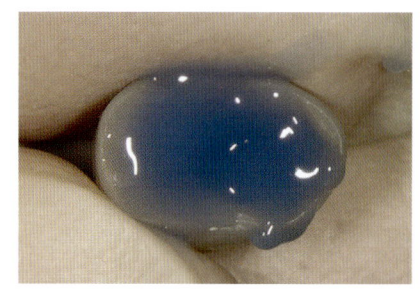

図24　リン酸系ゲルをクラウン内面に塗布し清掃する。

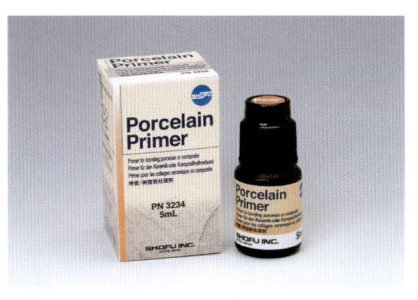

図25　松風ポーセレンプライマー。（松風）

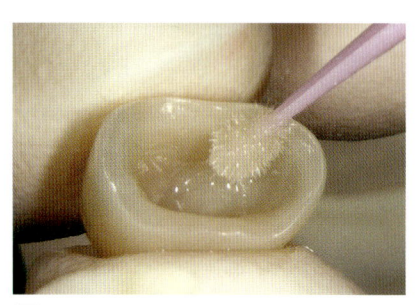

図26　ポーセレンプライマーを塗布し10秒間自然乾燥した。

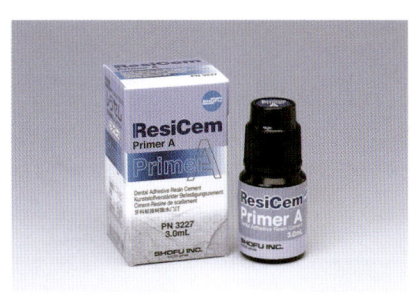

図27a　レジセムプライマー A。（松風）

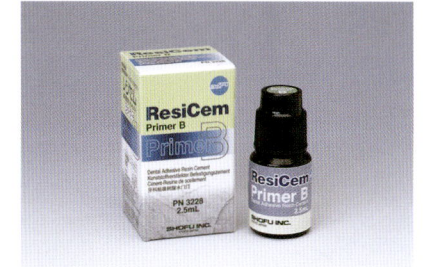

図27b　レジセムプライマー B。（松風）

　しかしながらすべての症例で、後述する「最も接着力を発揮する装着」を実践することは、保険診療というバックグラウンドから考えると不可能と思われる。

　そこで筆者は、個々の症例でどれくらいの接着力が必要かを判断し、「最も接着力を発揮する装着」の各ステップを必要に応じて選択しながら、CAD/CAM冠を装着している。

　図19に歯質の一部をレジンにて修復した後、CAD/CAM冠修復のために支台歯形成を行った口腔内を示す。印象採得後、松風ブロックHC（松風）にてCAD/CAM冠を製作した。

修復物の内面処理

　試適および咬合調整後、クラウン内面は唾液で汚染されているため、アルミナサンドブラスト処理を行った（**図20**）。筆者は、クラウン内面にチェアサイドにて手軽に

サンドブラストが可能なマイクロエッチャー IIAを用いて粒径50μmの酸化アルミナによるサンドブラスト処理をしている（**図21**）。**図22**に示すように、クラウン内面にサンドブラスト処理することにより接着力は向上する。

　さらに清掃の目的でリン酸系ゲル（**図23**）をクラウン内面に塗布し（**図24**）、水洗・乾燥する。その後、ポーセレンプライマー（**図25**）を塗布し（**図26**）、10秒間自然乾燥した。

　サンドブラスト処理は症例によって選択可能なステップと思われるが、リン酸系ゲルでのクラウン内面の清掃とポーセレンプライマーの塗布は必ず行うことを推奨する。

支台歯の前処理

　天然歯の場合はレジセムプライマー A（**図27a**）とプライマー B（**図27b**）を等量混和し、歯面に塗布する（20秒間放置）。続いて弱圧で十分にエア乾燥する。

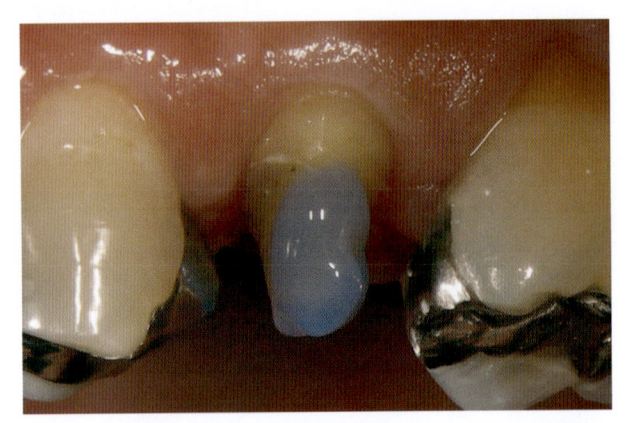

図28　支台歯の一部がレジンであるため、その部分のみ選択的にリン酸ゲルを塗布し、水洗・乾燥して清掃した。

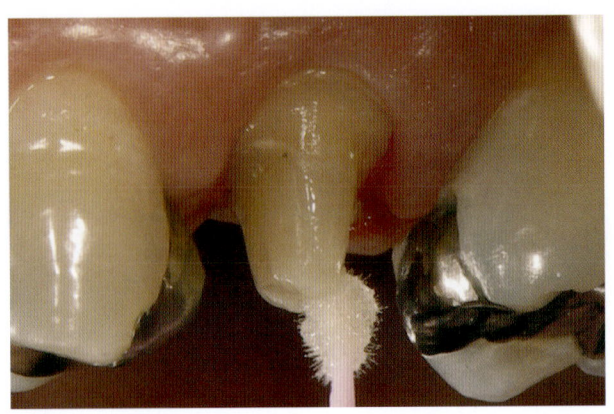

図29　レジン部分にポーセレンプライマーを塗布し10秒間自然乾燥した。

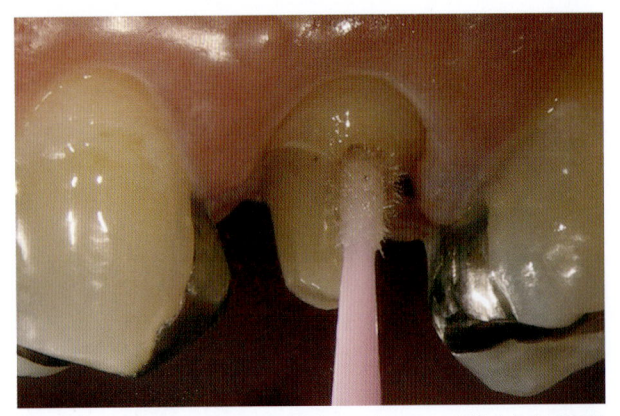

図30　支台歯全体に混和したレジセムプライマーを塗布した（20秒間放置）。

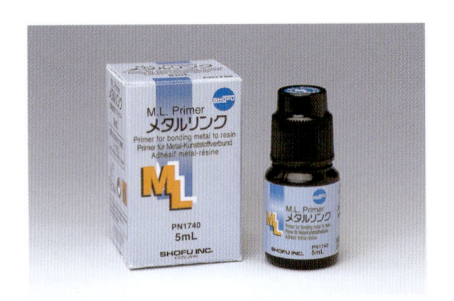

図31　メタルリンク。（松風）

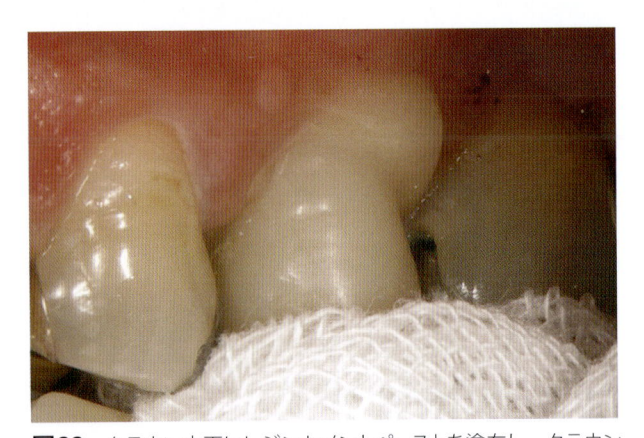

図32　クラウン内面にレジンセメントペーストを塗布し、クラウンを装着、圧接した。

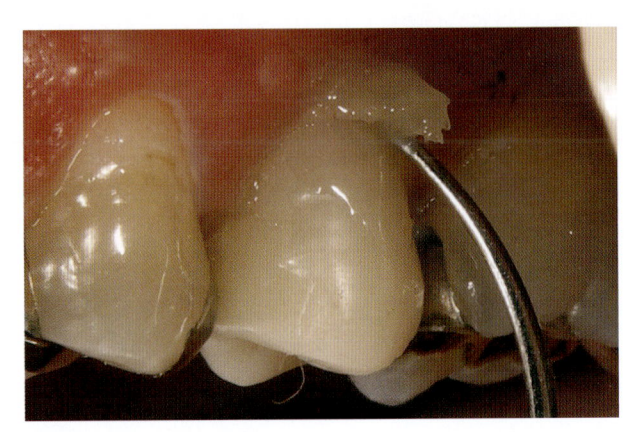

図33　余剰セメントを除去した。

　本症例は支台歯の一部がレジンであるためその部分のみ選択的にリン酸ゲルを塗布し（**図28**）、水洗・乾燥して清掃した。この際、天然歯部分にリン酸ゲルが付着すると接着力が低下するので注意が必要である。その後、レジン部分にポーセレンプライマーを塗布し（**図29**）、10秒間自然乾燥した。続いて支台歯全体に混和したレジセムプライマーを塗布し（20秒間放置）（**図30**）、弱圧でエア乾燥した。

　支台歯の一部がメタルの場合は、メタルの部分のみレジンの場合と同様にリン酸ゲルで清掃し、メタルリンク（**図31**）を塗布し、10秒間自然乾燥する。その後、レジセムプライマーを塗布し、エア乾燥する。

　支台歯の前処理のなかで、支台歯全体へのプライマーの塗布は必須であるが、支台歯のレジンやメタル部分へのポーセレンプライマーやメタルプライマーの塗布はテクニカルエラーも起こりやすいため、選択可能なステップと思われる。

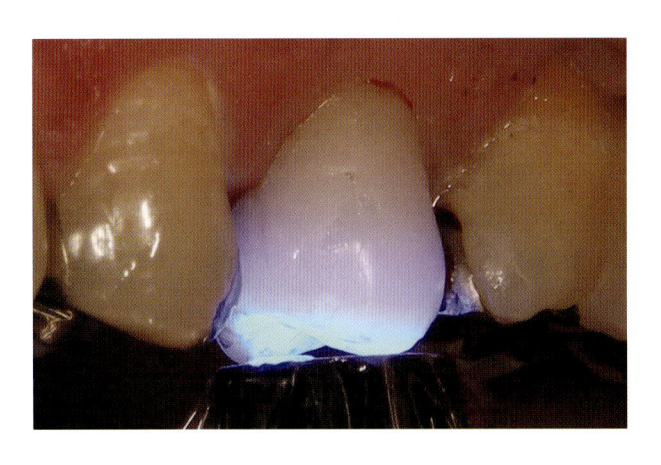

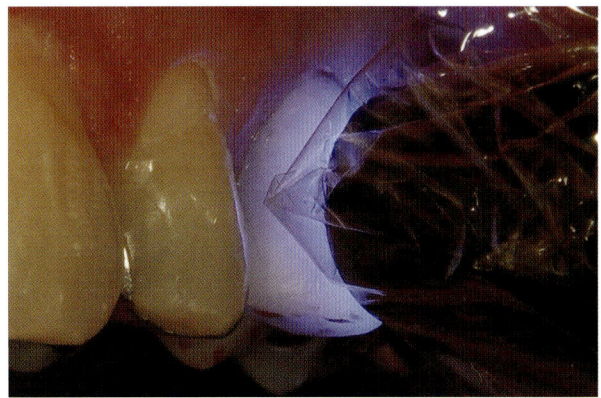

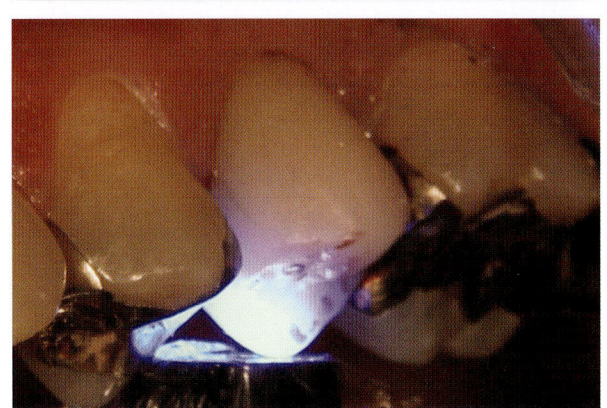

図34a 〜 c　光照射を咬合面、頬側面、舌側面より十分に行った（ハロゲン20秒、LED10秒）

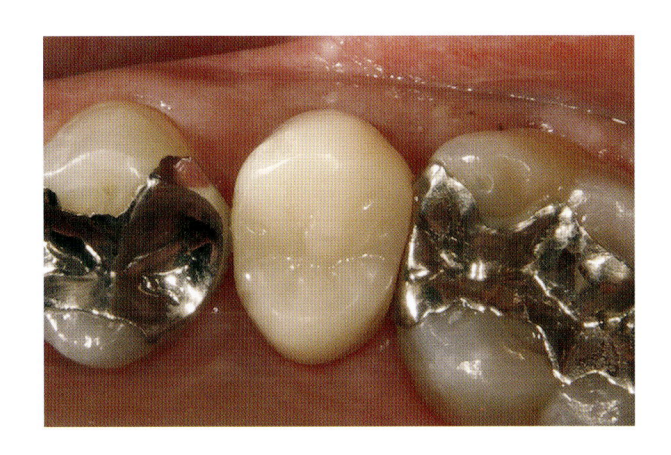

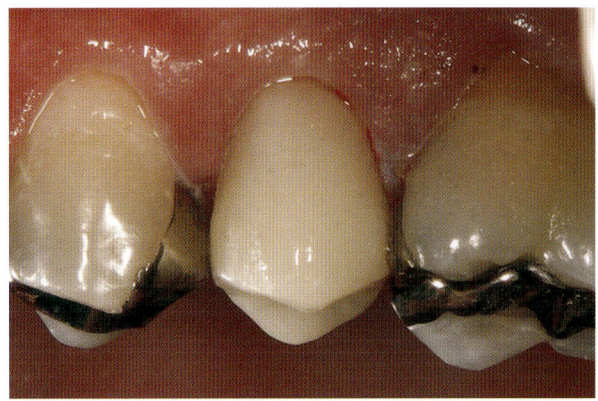

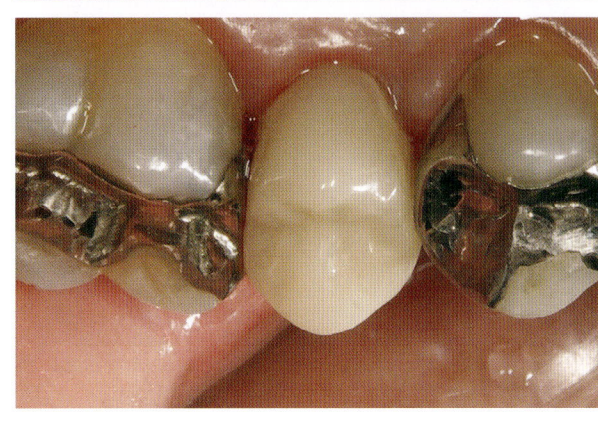

図35a〜c　装着後の同部位。

ペースト塗布・圧接・除去・光照射

　クラウン内面にレジンセメントペースト（レジセム：クリア）を塗布し、クラウンを装着、圧接した（図32）。レジンセメントはプライマーと接触した部分より硬化が始まるので、支台歯にはペーストは塗布しない。余剰セメント除去後（図33）、光照射を咬合面、頬側面、舌側面より十分に行った（ハロゲン20秒、LED10秒：図34）。本レジンセメントはデュアルキュアタイプであるが、装着時にレジンセメントをできるだけ光重合させることが高い接着力の発揮につながる。

　図35に装着後の同部位を示す。2週間後も予後は良好である（図36）。

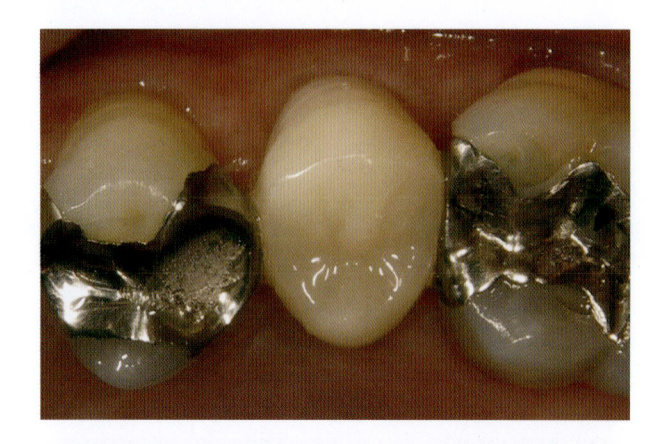
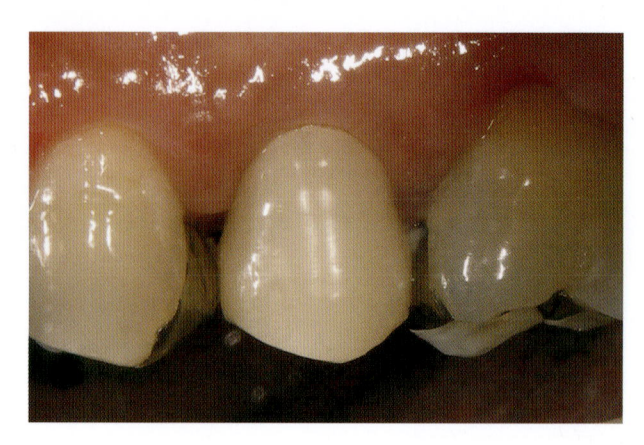
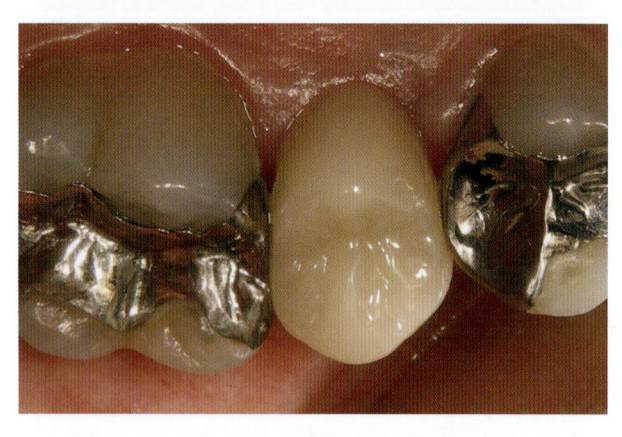

図36a 〜 c　2週間後の同部位。経過は良好である。

CAD/CAM 冠臨床の実際

（歯科医師）
手作業で切削された支台歯

（CAD/CAM）
正確な機械作業
適切な支台歯形成が施されていない部分にうまく適応できない

（歯科技工士）
手作業でクラウンを調整する
CAD/CAM の機械作業で適応できなかった部分に対して柔軟に対応

図37　CAD/CAM冠の一連の治療の過程で、歯肉の炎症のコントロールや支台歯形成、クラウンの調整、接着などの画一化できない手作業と、CAD/CAMによる正確な機械作業の融合がCAD/CAM冠臨床を難しくしている。

CAD/CAM 冠成功の鍵

これまでに述べたようにCAD/CAM冠成功の鍵は「適切な支台歯形成」と「確実な接着技法」であることは言うまでもない。しかしながら、実際の保険診療の臨床現場における限られたチェアータイムのなかで、それらを完璧にこなすのは困難と思われる。

図37に示すようにCAD/CAM冠の一連の治療の過程で、歯肉の炎症のコントロールや支台歯形成、クラウンの調整、接着などの画一化できない手作業と、CAD/CAMによる正確な機械作業の融合がCAD/CAM冠臨床を難しくしているのではないだろうか。

したがってCAD/CAM冠を成功させるには、歯科医師、歯科技工士、歯科衛生士の皆が、症例ごとにどの部分で手作業と機械作業のギャップが生じているかを理解し、材料の特性を理解しながらそのギャップに対して柔軟に対応していくことが重要と思われる。

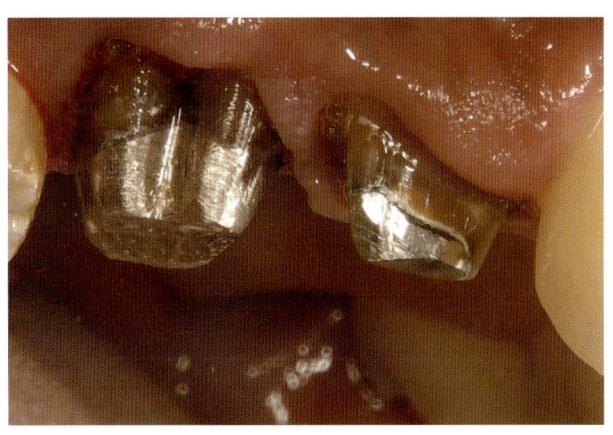

図37 支台歯形成後の上顎臼歯（小臼歯はCAD/CAM冠、大臼歯はFMCを想定）。

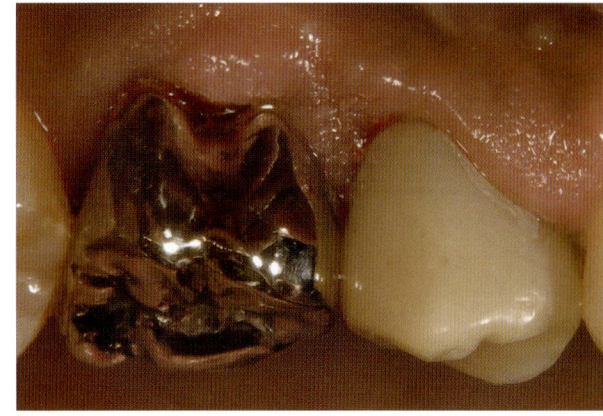

図38 効率性を優先し、セルフアドヒーシブセメントにて2歯同時に装着した。

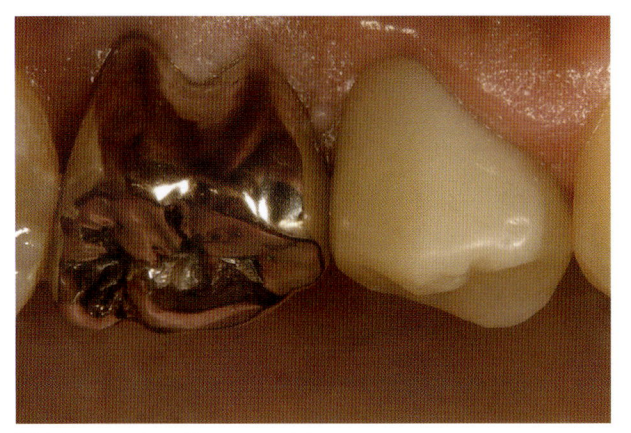

図39 6カ月経過後も経過は良好である。

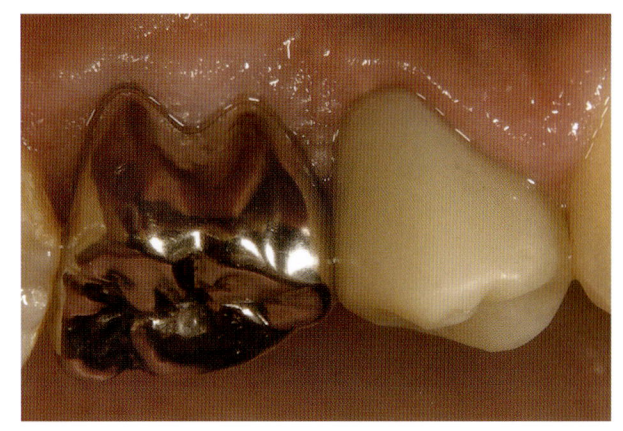

図40 1年経過後も脱落、破折などは認められない。

今後の CAD/CAM 冠の潮流

図37に支台歯形成後の上顎臼歯を示す。患者の希望で小臼歯はCAD/CAM冠、大臼歯はFMCにて修復することとした。支台歯形態や適合に問題がなかったため、効率性を優先してセルフアドヒーシブセメントにて2歯同時に装着した（図38）。図39に6ヵ月経過後の同部位を示す。経過は良好である。1年経過後も脱落、破折などは認められず、経過は良好である（図40）。1年経過後も脱落、破折などは認められず、経過は良好である。

このような症例からも、今後のCAD/CAM冠の潮流として、大臼歯にも適応が拡大すると予想される。しかしながら大臼歯の場合、破折を防止するためにCAD/CAM冠の強度が重要となるだけでなく、それに配慮したクリアランスを十分に確保した支台歯形態が重要となる。そのような背景から、大臼歯CAD/CAM冠の脱落や破折の可能性は高まると予想される。

そのためにも、ブロックの改良やCAD/CAM冠の接着に特化した内面処理材や接着性セメントの開発が期待される。

参考文献
1）Jörgensen KD . Relationship between retention and convergence angle in cemented veneer crowns. Acta Odont Scand 1995；13：35-40.
2）Beuer F, Aggstaller H, Richter J, Edelhoff D, Gernet W . Effect of preparation angles on the precision of zirconia crown copings fabricated by CAD/CAM system. Dental Materials Journal 2008；27(6): 814-820.
3）須崎 明. 最新歯科用マテリアル120%活用法 もっと使えて、もっと活かせる！. 東京：クインテッセンス出版 , 94-97,26-31, 2014.

第Ⅰ部 保険診療の「CAD/CAM冠」の今

第Ⅱ部 自費診療の「CAD/CAM」の今

第Ⅲ部 CAD/CAMシステムによる臨床応用・術式（S-WAVEを中心に）

① システムと材料の特徴

宮﨑 隆
昭和大学歯学部歯科保存学講座歯科理工学部門／日本デジタル歯科学会
堀田康弘
昭和大学歯学部歯科保存学講座歯科理工学部門
片岡 有
昭和大学歯学部歯科保存学講座歯科理工学部門

自費診療の市販 CAD/CAM システムの特徴

現在日本の歯科用CAD/CAMシステムには、2通りの利用方法がある。一つには、平成26年4月に改定された保険診療制度への導入により利用可能になったCAD/CAM冠で用いられているシステムである。詳細については別の章に譲るが、基本的に利用できる材料は、歯科切削加工用レジン材料として薬事承認された材料だけで、その利用範囲も非常に限られたものになる[1]。

一方で、従来から利用されてきたCAD/CAMシステムは自費診療対応であり、世界的にCAD/CAMシステムが

表1 2003年当時の主要なCAD/CAMシステム。

Systems for the computer-assisted production of ceramic restorations	Digitization			Central manufacturing	Range of application					Material
	mechanically	optical/extraorally	optical/intraoral		Inlay	Veneer	Full Crown	3 units Bridge	Multi-units Bridge	
Cercon® smart ceramics Degussa Dental (Germany)		Laser		possible			+	+	Up to 38mm	Zirconium Oxide TZP (tetragonal zirconia polycrystal)
CEREC 3 Sirona Dental system (Germany)		Laser	Stripe projection	no / with CEREC inLab	+	+	+	in Lab		VITA Inceram Spinell, alumina, Zirconia, highperformance ceramic Zirkon oxide YITA YZ,Glass ceramics
CICERO® Cicero Dental system (Netherlands)		Laser		yes			+	+		Al_2O_3
DCS Precident DCS Dental (Switzerland)		Laser		possible	(+)	(+)	+	+	+	Titanium, Dental ceramics type2, ZrO_2/Y_2C_3, VITA In-Ceram, glass-fiber reinforced polyamide composite
DECIM (Cad. Esthetics) DECIM (Sweden), Ivoclar Vivadent (Liechtenstein)		Laser		yes	+		+	+		HIP (High temperature Isostatic Pressed) yttria stabilized zirconia, Glass Ceramics
DENTAL CAD/CAM GN-I GC corporation (Japan)		Laser		possible	+		+			Plastic, Titanium, Leucyte rainforced glass ceramics
diGident Girrbach Dental (Germany)		White light projection		possible			+	+		Plastic, Titanium, Gold, Glass ceramics, HIP Zirkon oxide, In-Ceram
etkon AG (Germany)		Laser		yes			+	+	+	Plastic, Titanium, Gold, Glass ceramics, ZrO_2/Y_2O_3, In-Ceram
Everest KaVo Elektrotechnisches Werk (Germany)		White light projection		possible	+	+	+	+		Titanium, Glass ceramic, Zirconium Oxide-Silicate
Lava® 3M ESPE Dental (Germany)		White light projection		possible			+	+		Zirconium Oxide TZP
PRO 50 CYNOVAD SM (Canada)		"optical scanner"		yes			+	+		Wax, Titanium, Glass Ceramics,
Procera® Nobel Biocare Germany (Germany/USA)	Sapphire Measuring probe			yes		+	+	+		Plastic, Titanium, Al_2O_3, Zirconium Oxide TZP
Wol ceram WDT-Wolz-Dental-Technik (Germany)		Point laser		at present (Flemming Group)			+	+		Plastic, Al_2O_3

表2 CAD/CAMの工程ごとに使われるデータ。

データの種類	データ形式	概　要
計測データ	三次元の点群データ	模型表面を計測した直交座標や極座標の数字の羅列。
CADデータ	ポリゴンモデル、自由曲面モデルなど	計測データ点群のなかから隣接するデータをつないで面形状を表すもの。また、決定した面形状を基に修復物の設計データなども、同様の形式で表現される。これらのデータは、互換性をとるためにSTLファイル形式を用いて出力されることが多い。
CAMデータ	加工材料に合わせた補正データ	設計がすんだ修復物のCADデータを、加工する材料のブランク形状やブランク中での位置情報、また、材料の加工特性や収縮補正値などの情報に従って補完されたデータ。
NCデータ	加工機の動きをトレースするデータ（カッターパス）	加工機の動きを制御するためのデータ。加工に用いる機械が認識できるデータ形式が必要。

表3 歯科用CAD/CAMシステムの流れ（基本プロセスとデータ形式）。

	プロセス	内容	出力されるデータの種類と形式
1	三次元データ計測（3D data acquisition）	計測装置（digitizing devices）を用いた三次元座標データ（Raw data）の入手 　口腔内スキャナー（Digital impression devices） 　模型計測用スキャナー（Digitizing devices used in dental laboratory）	Rawデータ 　STLなどのポリゴンデータ
2	CAD処理（CAD data processing）	出力された三次元形状のなかから支台歯などの形状認識プロセス 　製作する修復物などの設計 　設計形状データ（CAD data）の出力	CADデータ 　STLなどのポリゴンデータと 　各種情報を含むXMLデータ
3	CAM処理（CAM data processing）	加工条件の設定（材料の種類、材料の形状、使用工具など） 　加工機に合わせた数値制御データの作成 　数値制御データ（Numerical Control data）の出力 　（場合によってはそのデータを用いた加工機の制御）	CAMデータ 　CADデータと加工条件を含む 　XMLデータ NCデータ 　加工機の制御コード
4	数値制御加工（NC manufacturing process）	PCから送られるデータに従ってマシニングセンターが動作する 　加工機からのフィードバック	NCコードに対するエラーコード などのフィードバック

大きく発展する原動力となったジルコニアセラミックスの登場以降、さまざまなメーカーの参入が相次いだ。特に、システムで用いられる加工機の部分は、工作機械メーカーから容易に装置の流用ができたことから、大型の機械を用意し加工センターとして参入するケースもあった。

　ジルコニアセラミックスを用いたCAD/CAMシステムは、1998年に当時のDeguDent社がCerconシステムとして最初の製品を発表した。その当時のCAD/CAMシステムは、計測機から加工機までを一つのブランドネームで統一したシステムとして販売しており、各システムの特徴も明確であった。

　表1に2003年当時にまとめた海外のCAD/CAMシステムの一覧を示す。この頃は、どのメーカーも計測装置から加工装置、加工材料に至るまでトータルのシステムとして発表されていた[2]。

　そのため、ユーザーである歯科医師、あるいは歯科技工士は、さまざまな情報を基に加工対象とする材料と修復形態に関して、どのシステムが一番自分のニーズに合うかを事前に検討する必要があった。それでもユーザー側のやりたいことに対する答えは比較的簡単であった。

さらに、この段階ではジルコニアも登場したばかりで、工業界の加工機を持ち込む場合でも特定のシステムの一部として組み込まれる形でしか利用されていなかった。それは、各社それぞれに利用してきたデータ形式に大きく影響されていたためである。

　本来、CAD/CAMシステムでは計測から加工に至るまでの間に、**表2**に示すようなさまざまなデータや**表3**に示すようなプロセスが存在する。もともと、各社統一したシステムとして発表されていた頃は、こうした区分け

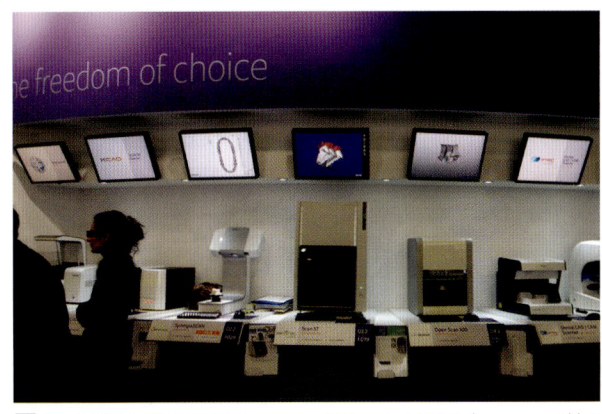

図1　計測とCADを行うexocad®DentalCAD（exocad社；Germany）を採用しているさまざまなメーカーの三次元計測装置。

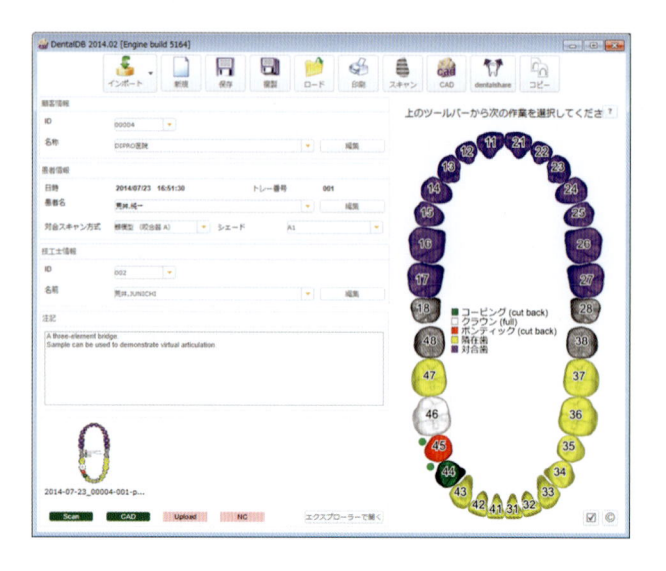

図2　技工指示書にあたる各種付帯情報もCADデータとして取り扱われる。

表4　歯科用CAD/CAMシステムのISO規格。

すでに発行されているもの
ISO 12836:2012
Dentistry – Digitizing devices for CAD/CAM systems for indirect dental restorations – Test methods for assessing accuracy
本ISOでは、2013年に修正が行われ、口腔内計測器（ハンドヘルドデバイス）を除いた規格とされた。口腔内計測器に関する規格は現在、原案作りがなされている。
現在準備しているもの
ISO 18618
Dentistry – Interoperability of CAD/CAM Systems オープン化システム普及のためのデータ形式の規格
ISO 18675　→　TR 18675
Dentistry – Machinable Blanks CAD/CAMで使うブロック材料に関する規格（2015年の会議でセラミックスに限定した技術情報〔Technical Report〕をまとめることになった）
ISO 18739
Dentistry – Vocabulary of process chain for CAD/CAM systems ISO 1942の歯科用語に入らないCAD/CAMに特化された用語の規格
ISO 18845　→　TR 18845
Dentistry – CAD/CAM systems -- Accuracy of machined indirect restorations – Test methods and marking CAD/CAMで利用する加工機を歯科に特化した形状で再現精度を評価する規格（こちらも2015年の会議で評価方法をまとめた技術情報とすることとなった）

が明確ではなかった。それは、計測から加工まで一貫したシステムとして途中のデータ形式をブラックボックス化することで、精度の向上を図ることが多かったためである。そのため、OEMとして採用している三次元計測

装置が同じでも、それをシステムとして提供しているメーカーが違うとデータの互換性がないこともあった。

　現在も、こうした独自ソフトウエアにより他メーカーの加工機にデータを出さないシステムもあるが、多くの場合、工業界で用いられるSTL（STereoLithography、あるいはStandard Triangulation Language、あるいはStandard Tessalation Languageの略と言われている）と呼ばれる三次元形状を記録できるデータ形式を利用して、形状データがやり取りされるようになってきた。これによりベンチャーも含めさまざまなメーカーが三次元計測装置や、CADソフトウエア、CAMソフトウエアなどを提供するようになってきた（**図1**）。

　実際の歯科用CAD/CAMシステムでは**図2**に示すような、指示書にあたるデータや設計条件、加工条件などさまざまなデータが付帯情報として必要となる。そのため、現在 ISO（International Standard Organization）では、**表4**に示すようにこの付帯情報を含めたCAD/CAMで取り扱うデータ形式の規格化が行われている。また、ISOでは加工用ブロックについても規格化に向けて議論が進められており、取扱いが予定されている材料には、ジルコニア、アルミナ、多孔質金属、金属、ガラスセラミックス、ポーセレン、コンポジットレジン、高分子材料、相互侵入相セラミックス（ガラス含浸ジルコニアやアルミナ、または、Enamicのような高分子浸透型セラミックスなど）があり、実際に現在日本の自費診療などで利用されているさまざまな材料は網羅されている。

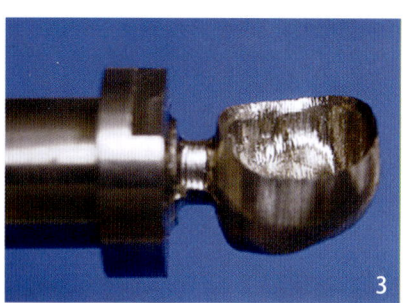
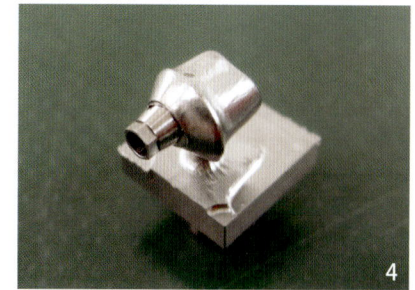

図3 切削加工により製作される純チタン製クラウン。
図4 切削加工で製作される純チタン製フリーデザインアバットメント。

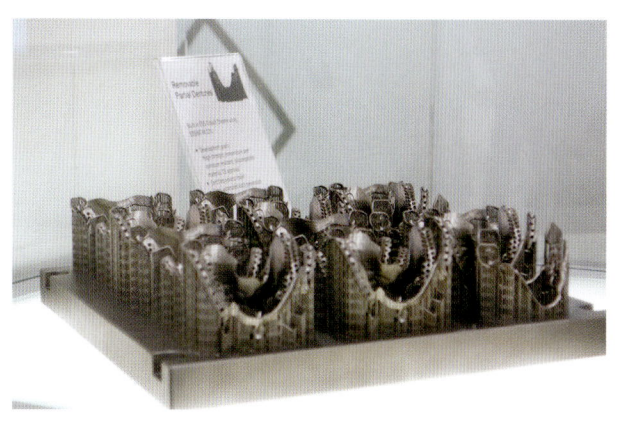
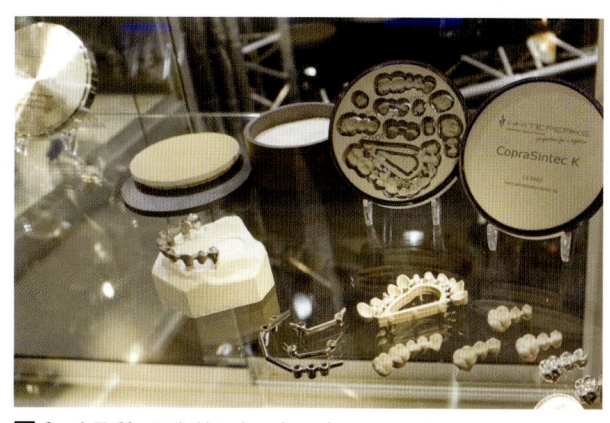

図5 金属粉体をレーザー焼結して成形する粉末焼結積層（SLS：Selective Laser Sintering）タイプのコバルトクロム合金。

図6 多孔質で切削性の高い金属ブロックを切削加工し、成形後に焼結・収縮させるタイプのコバルトクロム合金。

自費診療のCAD/CAMシステムで利用される加工材料の種類と特徴

現在、日本国内で利用可能な自費診療用材料には、先に述べたような材料のなかから薬事承認を受けたものが使われている。以下に、代表的な材料の種類と特徴・用途をまとめる。

金属材料（チタン、コバルトクロム）
①純チタンならびにチタン合金

1990年代以降の貴金属材料の高騰と、歯科用金属によるアレルギーの問題から、チタンに対する期待が高まっていた。初期のCAD/CAMシステムでは図3に示すような切削加工により純チタンを加工していた。CAD/CAM用材料としては、その後のさまざまなセラミックス系材料の登場により、単冠としての需要は見込めなかったが、ジルコニア登場までの間はブリッジフレームの用途として期待された部分もある。しかし現在は、インプラント治療におけるフリーデザインのアバットメントとして広く利用されている（図4）。

②コバルトクロム合金

コバルトクロム合金は従来、精密鋳造法を用いて補綴装置が製作されてきたが、CAD/CAMシステムの進歩

とともに材料そのものの出発点が変化してきた。金属粉体をレーザー焼結して成形する粉末焼結積層（SLS：Selective Laser Sintering）タイプ（図5）と、多孔質で切削性の高い金属ブロックを切削加工し、成形後に焼結・収縮させるタイプ（図6）とがある。いずれのタイプにおいても、日本国内での需要に関しては未知数の部分が大きい。

セラミックス材料
①ポーセレン系ガラスセラミックス

自費で用いられるセラミック系材料として最初に登場してきたのは、1980年代後半に商品化されたCERECシステム用に開発されたVITA Mark I ブロックである。この長石質ポーセレンのブロックが、1991年になってMark II ブロック（図7）として広く販売されるようになった。

Mark II ブロックは約2〜10μmの大きなサニディン結晶［(K,Na)AlSi_3O_8］が長石系ガラス中に約30vol%分散しており、曲げ強度は84〜86MPaと低かったため、用途としてはインレー、アンレー、ベニアおよび単冠に限定された。

また、その後VITA社から販売されたTriLuxe forte（図8）ブロックはMark IIを基にして、3色の色調をあらかじめ積層したもので、切削後は研磨だけで自然な色調を

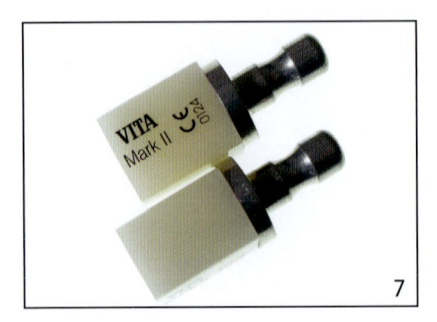

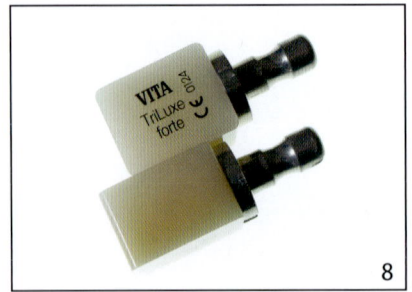

図7　VITA Mark IIブロック。
図8　VITA TriLuxe forteブロック。

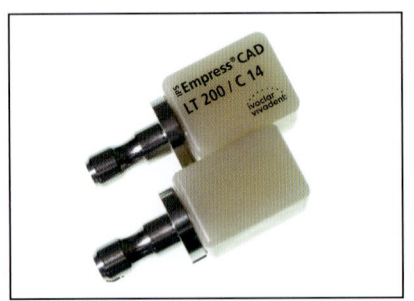

図9a　IPS Empress CADブロック。

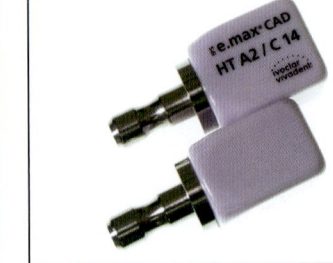

図9b　IPS e.max CADブロック。

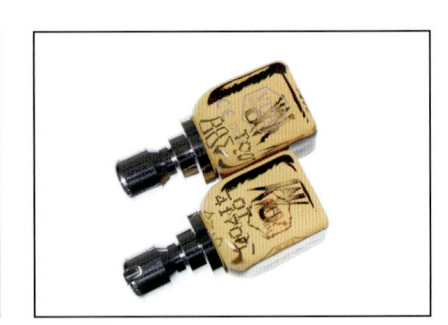

図10　VITA Suprinityブロック。

再現できるものであった。このVITAブロックのシリーズではさらに、RealLifeブロックという前歯専用の立体グラデーションがつけられたものも登場し応用の幅が広がった[3]。

その後、さまざまなメーカーからCAD/CAM用としてポーセレン系のガラスセラミックスが発売されるようになった。その代表とも言えるのが、リューサイト系ガラスセラミックスである。このセラミックブロックは、焼付用陶材と類似した微細構造をもち、長石系ガラスのマトリックス中にリューサイト（$KAlSi_2O_6$）の結晶粒子が分散され強化されたものである。リューサイトの光屈折率は1.47とマトリックスガラスとほぼ同等の屈折率を示すため、透明性の低下は少なく、熱膨張係数が大きいことから、ブロック自体を圧縮強化する役目を果たしている。

実際の商品として日本で使われている商品には、KaVo社のEverest G-BlankやIvoclar Vivadent社のIPS Empress CAD（図9）（初期の商品名はProCAD）などがあるが、いずれも曲げ強度で160MPa程度とブリッジ修復に利用できるだけの強度は有していなかった。

② 2 ケイ酸リチウム系ガラスセラミックス

IPS e.max CADブロック（図9b）は約0.5μmのリチウム1ケイ酸（Li_2SiO_3）結晶が長石系ガラス中に約40％分散し、結晶化前のブロックは青く着色されている。切削加工後の加熱処理（840〜850℃で20〜30分）により、約1.5μmの細長い2ケイ酸リチウム（$Li_2Si_2O_5$）結晶に成長して約70％が結晶質になり分散する。それ

とともに色調は歯冠色となり、機械的性質が大幅に改良され曲げ強度で360MPaを超えることで、3歯ブリッジまでの適用が可能とされている[4]。

2013年3月に発表されたCeltra Duo（Dentsply）およびSuprinity（VITA）は、酸化リチウム（Li_2O）と二酸化ケイ素（SiO_2）のほかに、ガラス相内に約10wt％のジルコニア（ZrO_2）が添加されている（図10）。ジルコニアは、より低いエネルギーでの結晶核の形成を促進する効果を有しており、小さな結晶をより多く生成できるため、0.6〜0.8μmの顆粒状の1ケイ酸リチウム（Li_2SiO_3）結晶が多量に生成している。e.max CADの2ケイ酸リチウムに比べてかなり小さい結晶粒子となることで、熱処理（820℃）による結晶化後の透光性は良好で、3点曲げ強度の値も420MPaとなっており、こちらも3歯ブリッジまで対応可能とされる。

ちなみにSuprinityは、VITA社、DeguDent社およびFraunhoferケイ酸塩研究所との3社共同開発によるものであり、基本組成もZLSであることから、Celtra Duoと基本的には同じものであると推定される。

③ジルコニア系セラミックス

歯科用材料としてのジルコニアは、1997年にFilserらがDCM（Direct Ceramic Machining）システムとして半焼結ジルコニアの加工を発表し、1998年にDeguDent社より「Cercon」として商品化され、今日の多様なジルコニアシステムの先駆者となった。**表5**に主要なジルコニアを示す[5]。

表5 CAD/CAM用ジルコニア組成による分類

組成		商品名	製造メーカー
イットリア系ジルコニア	従来型	Cercon base	DeguDent
		In-Ceram YZ	VITA
		inCoris ZI	Sirona
		ZENOTEC Zr Bridge	Wieland
		Aadva ジルコニアST	GC
		Lava Frame Zirconia	3M Espe
		Everest ZH	Kavo
		Everest ZS	Kavo
		カタナジルコニア	クラレ・ノリタケ
		NobelProcera Zirconia	Nobel Biocare
		IPS e.max ZirCAD	Ivoclar Vivadent
		Z-CAD White	Metoxit
		ベレッツァ プレミアム ジルコニア ホワイト	アイキャスト
		ジルコニアディスク	アダマンド
		ceramill zi	Amann Girrbach
		KZR-CAD Zr	山本貴金属
		ジレストCAD	京セラ
	高透光性	Cercon ht	DeguDent
		YZ Disc HT	VITA
		inCoris TZI	Sirona
		ZENOSTAR ZR	Wieland
		Zirkonzahn Prettau	Zirkonzahn
		Aadva ジルコニアEI	GC
		Lava Plus	3M Espe
		C-Pro HTジルコニア	パナソニック・ヘルスケア
		Z-CAD HTL	Metoxit
		ベレッツァ プレミアム ジルコニア TL	アイキャスト
		ceramill Zolid	Amann Girrbach
		BruxZir	Glidewell
		松風ディスクZR-SSカラード	松風
	超高透光性	カタナ ジルコニアHT、ML	クラレ・ノリタケ
		Prettau Anterior	Zirkonzahn
		松風ディスクZR-SSルーセント	松風
		ベレッツァ ハイトランス ジルコニア	アイキャスト
セリア系ジルコニア/アルミナ複合		C-Pro ナノジルコニア	パナソニック・ヘルスケア

表6 固定性補綴装置として臨床使用されるセラミックスに要求される機械的性質と、推奨される破壊靭性値のクラス分け（ISO 6872:2015）。

クラス	推奨される臨床用途	曲げ強度 [MPa] （最小値）	破壊靭性値 MPa√m （最小値）
1	a) セメントで接着される前歯部の単冠やベニア、インレー、アンレー用として使用される単一材料のセラミックス b) 金属やセラミックフレームの前装に使用されセラミックス	50	0.7
2	a) セメントで接着される前歯・臼歯のクラウンに用いる単一材料のセラミックス b) セメントで接着される前歯・臼歯のクラウンのフレームワーク（セメントで接着される前歯部または臼歯部の全体または一部を被覆する前装に使用されるセラミックス）	100	1.0
3	a) セメントで接着される3歯以下のブリッジ（セメントで接着される前歯部または臼歯部の単冠や大臼歯部を含まない3歯までのブリッジに使用される単一材料のセラミックス） b) 3歯以下のブリッジのフレームワーク（セメントでの接着によらない前歯部または臼歯部の単冠や大臼歯部を含まない3歯までのブリッジの全体または一部を被覆する前装に使用されるセラミックス）	300	2.0
4	a) 大臼歯部を含む3歯ブリッジまで適用可能な単一材料のセラミックス b) 大臼歯部を含む3歯ブリッジまでのフレームワーク（大臼歯部を含む3歯ブリッジまで適用可能な、全体または一部を被覆する前装に使用されるセラミックス）	500	3.5
5	4歯以上のブリッジやブリッジフレームワーク（単一材料で構成される4歯以上のブリッジや、全体または一部を被覆する4歯以上の前装に使用されるブリッジのフレームワーク）	800	5.0

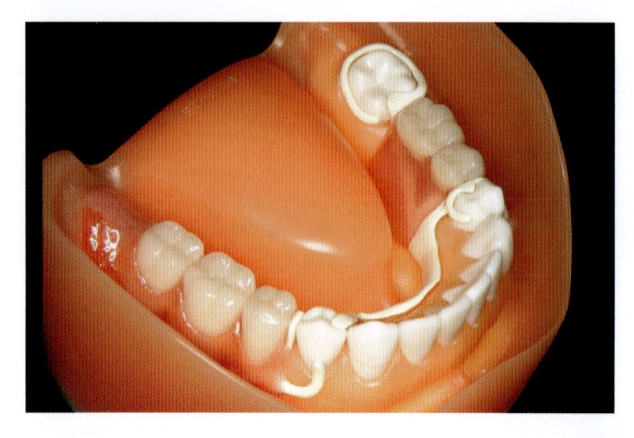

図11　セリア安定化ジルコニア・アルミナ複合体を用いたセラミック床義歯。

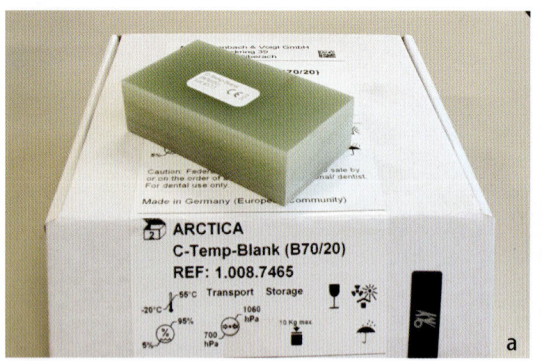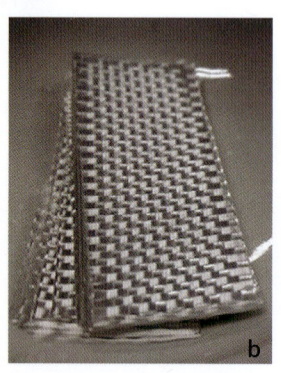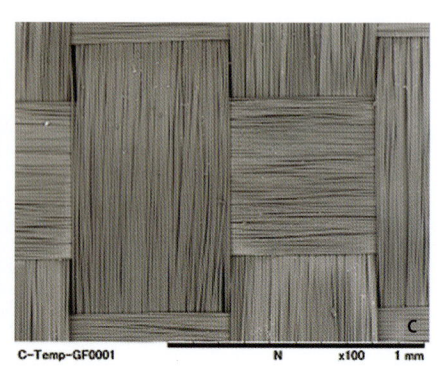

図12　2013年5月に薬事承認を受けたKaVo ARCTICA C-Temp ブロック。**a**：C-Tempブロックと管理用ICタグが埋め込まれたパッケージ、**b**：マトリックス部分の焼却後に見られるグラスファイバーの肉眼像、**c**：SEM像。

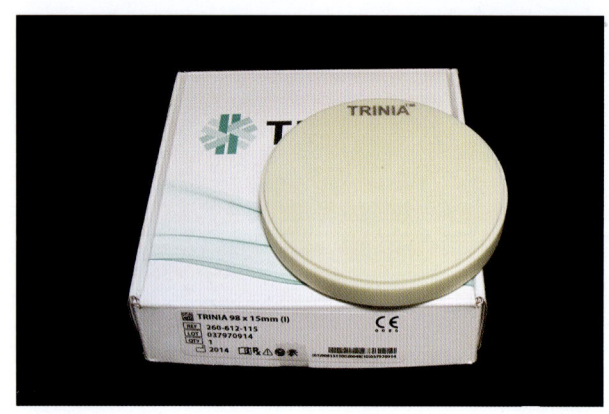

図13　審美面での問題を改善した「TRINIA」ディスク。（松風）

（1）従来型イットリア部分安定化ジルコニア

現在の歯冠修復に利用されているジルコニアは、正確にはイットリアを少量（3mol%）固溶させたイットリア部分安定化ジルコニアである。

ジルコニアは室温では単斜晶の結晶構造で、1,000℃以上の高温で正方晶に結晶構造が転移するが、温度が下がると元の単斜晶に戻ってしまう。しかし、イットリアを添加して本来高温で安定な正方晶を室温の状態でも安定相とした、イットリア部分安定化ジルコニア正方晶多結晶体（YTZP）を用いることで、通常のセラミックスでは表面の微小な傷に応力が集中すると傷が拡大して亀裂が進展して破壊に至るものが、YTZPでは傷の先端（正方晶）に応力が集中すると本来室温で安定な単斜晶に戻りつつ膨張することで、傷が閉じ込められて亀裂の進展を防止する。

これにより、曲げ強度が900MPa以上、破壊靭性値9 MPa・m$^{1/2}$という非常に高い強度をもつようになり、ISO6872:2015の規格（**表6**）ではクラス5に相当するブリッジのフレームワークに適用できる。

（2）高透光性イットリア部分安定化ジルコニア

初期のジルコニアは光透過性が小さかったため、メタルボンドの金属に対応するオールセラミック修復のフレームとして利用された。しかし、近年では光透過性を向上させ、歯冠色を付与したジルコニアブロックが開発されたことで、CAD/CAMでジルコニアのフルカントゥアのクラウンが利用できるようになってきた。

ジルコニアの光透過性を向上させるための手法として、現在2種類の手法が用いられている。その一つとして、従来型YTZPのアルミナ含有量を0.25wt%から、0.05wt%以下に下げて、材料内部での光散乱の原因を取り除くことで透光性を向上したものがある。

この手法で製作されるジルコニアは従来型に比べ、40〜50%透光性が改善されている。しかし、この材料では強度面での低下はそれほど大きくはないが、低温劣化の特性に関しては低下する傾向にある。

一方で、2014年3月に、ジルコニアの原材料を供給している東ソー社からZpex® Smileというイットリア含

有量を増加させて透光性を飛躍的に向上したジルコニアが登場した。これは、安定化材としてのイットリアが増加したことで、光学的等方体で光散乱が少ない立方晶を共存させ透光性を高めたもので、YTZPタイプの高透光性ジルコニアよりもさらに20%以上向上している。また、イットリアが増えたことで低温劣化に対する抵抗性も向上しているが、その反面、曲げ強度に関してはYTZPタイプのものに比べて約半分の650MPa程度となってしまうため、ISO規格でクラス4に相当する3歯ブリッジまでの用途に限定されてしまう。

（3）セリア安定化ジルコニア・アルミナ複合体

イットリアを配合したジルコニアのほかに、セリアを配合したジルコニアが検討され、さらにセリア安定化ジルコニアとアルミナの複合体が開発され、臨床応用されるようになった。この材料はジルコニア、アルミナそれぞれの結晶粒内部にナノサイズのアルミナ、ジルコニア粒子を混ぜたナノ複合材料で、これまでの歯科用セラミックス材料のなかでは最大の曲げ強度と破壊靭性値を有している。また、従来型のイットリア部分安定化ジルコニアは低温劣化が問題となっていたが、ナノ複合化された本材料では、アルミナが増えていることから低温劣化が問題となることはほとんどない。しかし、アルミナの増加に伴い透光性がなくなるため、フルカントゥアタイプでの利用はできないが、非常に強靭な性質を利用してクラスプも含めた義歯床などへの応用も検討されている（**図11**）。

繊維強化型レジン

現在CAD/CAM冠などで利用されているコンポジットレジンブロックは、曲げ強度で200MPa前後、ビッカース硬さも60～100（Vita Enamicはセラミックスとしての性質が強いため硬さは180以上を示す）であるため、大臼歯の単冠やブリッジとしての利用は難しい。

そこで、フィラーの代わりにガラス繊維を封入したファイバー強化型レジン材料が登場してきた。日本では2013年5月にKaVo ARCTICA C-Tempが薬事承認を受けた（**図12**）。この材料はエポキシ系レジン材料中に平織されたグラスファイバーが約47vol%入っていることでレジンが強化され、曲げ強度が500MPa以上を示していた。ただし、平織された線維自体を水平方向に重ねてレジン包埋しているため、機械的性質において異方性をもち、荷重方向によっては500MPaを下回る力で破断してしまう。それでも、ISOのクラス分類では3～4に該当することから、少数歯であれば高分子材料を用いたブリッジフレーム用途としての可能性も出てきた。

さらに、2015年には松風から「TRINIA」が登場した（**図13**）。これまでのARCTICA C-Tempでは色調面での問題があったが、TRINIAではアイボリー色のディスクが登場したことで、審美面での自由度が広がっただけでなく、メーカー値ではあるが、破壊靭性値9.7MPa・m$^{1/2}$と破壊に対する抵抗性も非常に高い。海外ではピンク色のディスクもあり、切削加工による義歯床用材料としての提案もされている。

こうした高分子材料をベースとした材料は、今後さらに進歩していくのは間違いない。すでに、次に来る材料としてPEEK（ポリエーテルエーテルケトン）系などのエンジニアリングプラスティックなども海外では発表されているが、実際の臨床応用を考えた場合には、接着なども含めた周辺技術に対する検討は欠かすことはできない。

■ おわりに

2005年にジルコニアセラミックスが薬事承認されたことで、日本でもオールセラミックスを中心としたCAD/CAMシステムが急速に認知されるようになったのは間違いない。そして2014年のCAD/CAM冠の保険収載により、三次元計測装置や加工機などのインフラ部分での普及が加速したことで、自費診療で用いられる材料に関しても利用しやすい土壌ができ上がってきた。

しかし、どんなに優れた機器をもってしても、十分な知識をもったうえで材料を吟味し個々のケースに対応していかなければ、宝の持ち腐れになってしまうのは間違いない。

これからのデジタル・デンティストリー発展のためにも、さまざまな情報を提供していければと考えている。

参考文献
1) 堀田康弘. 小特集 CAD/CAMレジンブロック CAD/CAMレジンブロック. 日歯理工誌2015；34（1）：25-26.
2) 宮﨑 隆, 堀田康弘, 藤島昭宏, 片岡 有, 柴田 陽. 特集 歯科医療のパラダイムシフト"デジタル・デンティストリー" CAD/CAM用歯科材料の進化. 昭和学士会雑誌2015；75（1）：12-20.
3) 山本尚吾.「先端歯科技工」グラデーションブロックCAD/CAMによるセラミック修復テクニック. 日歯理工誌2016；35（1）：18-21.
4) 片岡 有, 堀田康弘, 宮﨑 隆. 第1章 CAD/CAMの基礎知識 マテリアルの基礎知識 CAD/CAM歯冠修復に利用されるセラミック材料. In：日本デジタル歯科学会 監修, 末瀬一彦, 宮﨑 隆 編. 補綴臨床別冊 最新CAD/CAM歯冠修復治療, 東京：医歯薬出版, 33-42, 2014.
5) 伴 清治. ジルコニアの特性を活かした歯科審美修復. 日本歯科医師会雑誌2014；67（7）：607-618.

② 歯科医院におけるメリット

―何ができるのか―

山﨑　治

原宿デンタルオフィス

はじめに

　現在の歯科用CAD/CAMは、さまざまな材料の成形加工が可能となり適応範囲も拡大し、その加工精度も臨床的に満足できるレベルになっている。特に近年では、2005年に高強度、高靱性のジルコニアが国内で認可され、また、2014年4月の歯科診療報酬改定により保険治療での「CAD/CAM冠」の導入も手伝って、より身近な製作方法として一般的になってきた。

　しかし、歯科用CAD/CAMは急速に発展を遂げる一方で、選択できるシステムは多岐にわたり、使用する材料や製作物がより複雑となってきているのが現状である。それぞれのCAD/CAMシステムの特徴や製作工程は他項を参照していただくとして、本項では、CAD/CAMで製作できる材料のなかで、臨床的に使用頻度の高い材料を中心に、適応症や選択のポイントを述べたいと思う。

補綴装置の製作工程の流れ

　使用材料の特徴を述べる前に、補綴装置が製作される過程のなかで、どこにCAD/CAMが応用されるかを理解する必要がある。補綴装置の製作過程を**図1**に示す。

　大別すると、光学印象を使用し、作業用模型なしで全工程にてCAD/CAMを応用するもの（CEREC AC™）と、通法に従い印象採得、咬合採得を行い、作業用模型を出発点としデザイン・加工後、完成するシステム（製作工程の一部にCAD/CAMを応用するもの）がある。

　本項では、前者を「歯科医院完結型」、後者を「歯科技工所外注型」として話を進めていくことする。

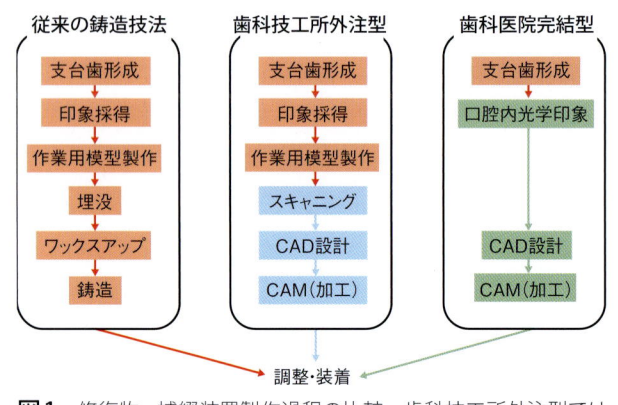

図1　修復物・補綴装置製作過程の比較。歯科技工所外注型では青枠（■）、歯科医院完結型では緑枠（■）の部分がCAD/CAMシステムで製作される部分である。

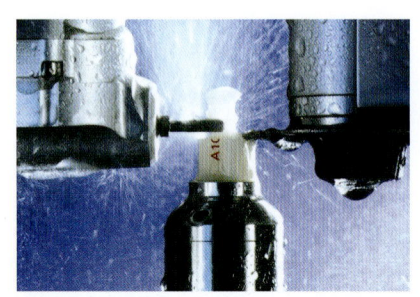

図2　ミリング法。歯科用CAD/CAMでは最も普及している方法であるが、バーの形状により加工精度に限界がある。

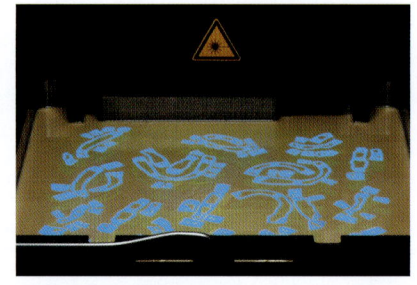
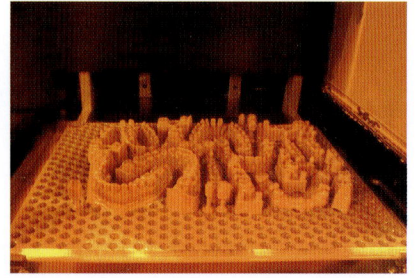

図3a、b　積層造形法は、CADデータを薄くスライスしたデータに変換し、1層ずつ積層しながら目標物を製作することで、一般工業界で「迅速に（Rapid）」「試作（prototyping）」することを目的とした三次元造形技術から応用された方法である。

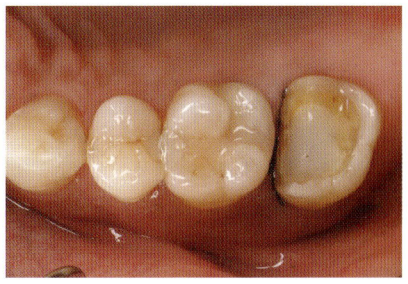

図4a　支台歯形成終了時の咬合面観。専用スキャナーによる光学印象採得を行う。

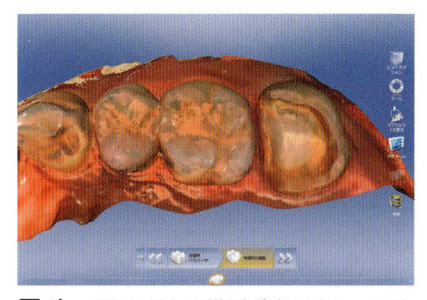

図4b　PC画面上で模型が表示され、三次元的に動かすことができ、マージンや窩洞形成を評価できる。

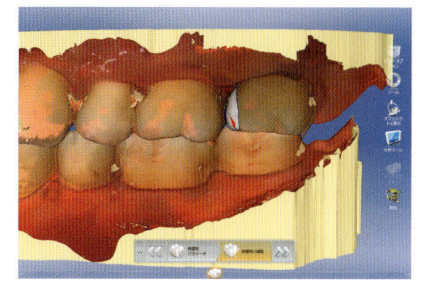

図4c　光学印象時に対合歯や咬合時の頬側面観を記録することで、咬頭嵌合時の再現がPC上で可能となる。

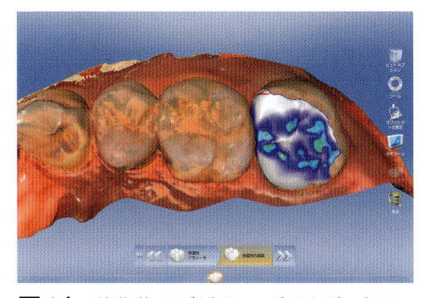

図4d　修復物のデザイン。バイオジェネリックアルゴリズムを搭載したソフトウェアが、患者オリジナルの咬合面を瞬時に分析し再現が可能である。

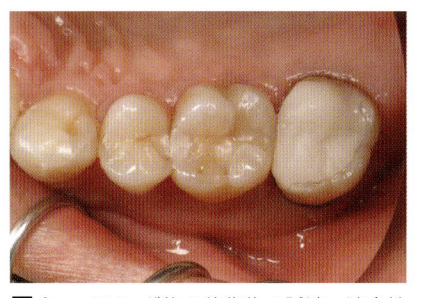

図4e　ミリング後の修復物の試適。適合性は臨床的にも満足できるレベルである。

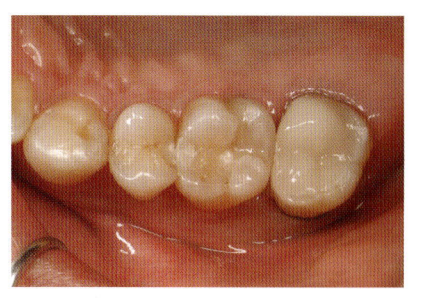

図4f　最終修復物装着時の咬合面観。短時間の即日接着修復が最大のメリットである。

どちらの過程も、CADで得られたデジタルデータを基に各種材料を加工し（CAM）補綴装置が製作されるが、その材料を加工する方式は除去加工を行う「ミリング法」（図2）と、付加加工を行う「ラピッドプロトタイピング法」がある（図3）。

ミリング法とは、使用材料をバーで切削加工し材料を除去することで目標物を製作することで、現在の歯科用CAM工程では最も普及している方法である。

ラピッドプロトタイピング法は、積層造形法とも呼ばれ、切削加工することなくCADデータを薄くスライスしたデータに変換し1層ずつ積層しながら目標物を製作する。そのためミリング法と比較して、より大きい製作物が量産可能であり、中空性構造物の製作ができるのが特徴である。

本項では、最も普及している加工方式のミリング法（切削加工）について説明していくこととする。

歯科医院完結型はどんなシステム？

歯科医院完結型とは、歯科技工所を介さずに歯科医院内で完結できるシステムである。このシステムはCERECシステムに代表され、光学印象のための専用スキャナーとミリングマシンが医院内に設置され、歯科医師みずからがデザインし製作するのが特徴である（図4）。歯科

表1　歯科医院完結型の適応症。

長石・リューサイト強化型
インレー、アンレー、
ベニア、クラウン
2ケイ酸リチウム
インレー、アンレー、
ベニア、クラウン
ブリッジ（第二小臼歯まで）

技工所や加工センターへの経由が不要であるため、チェアサイドで迅速に製作することが可能である。

従来の金属やセラミックスによる歯冠修復は、関接法による技工操作が必要になり、装着時までの仮封期間に仮封材の脱離や漏洩による象牙質の汚染が考えられる。一方このシステムでは、窩洞形成後、光学印象から修復物のミリング操作まで、経験にもよるが1時間弱での装着ができるため、即日の接着修復が可能となる。このような「One day treatment」は、チェアタイムの短縮や窩洞の即時封鎖による歯髄保護の観点では、臨床的には非常に意義があることである。

しかし、従来の印象を技工所に送りそこをスタートとする歯科技工所外注型と比較して、初期導入コストがかかることと、光学印象やPC操作などの熟練度が必要になるのがデメリットと思われがちである。しかし、「One day treatment」の価値やブロックのランニングコストも安価なため、医院の価格設定にもよるが、長い目で見れ

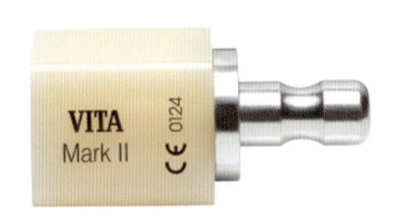

図5a　長石系ガラスセラミックス（VITA MarkⅡ）。

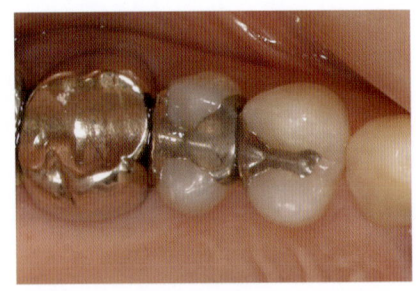

図5b　術前の咬合面観 4 5 。

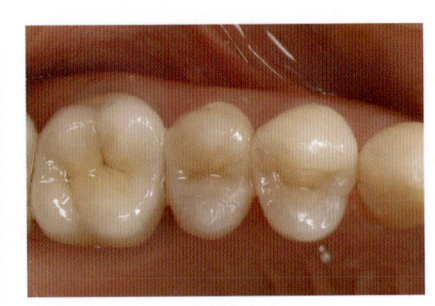

図5c　術後の咬合面観 4 5 。

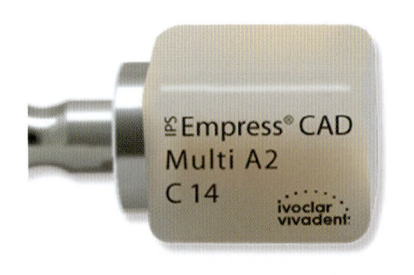

図6a　リューサイト強化型セラミックス（IPS Empress CAD）。

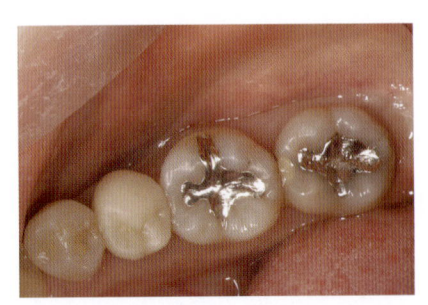

図6b　術前の咬合面観 7 6 。

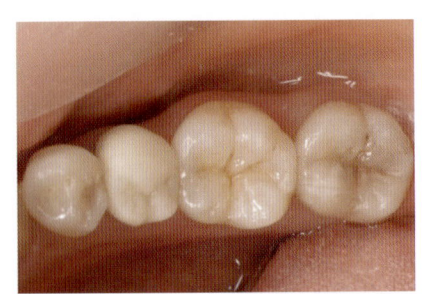

図6c　術後の咬合面観 7 6 。

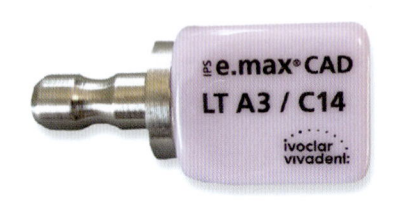

図7a　2ケイ酸リチウム（IPS e.max CAD）。

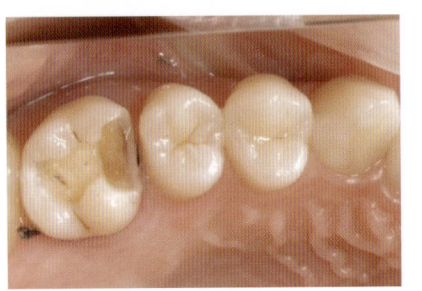

図7b　術前の咬合面観 7 。

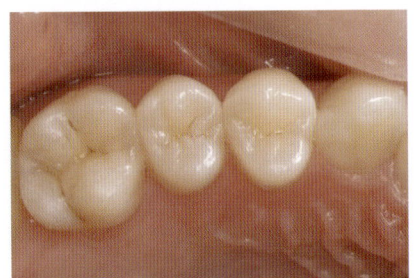

図7c　術後の咬合面観 7 。

ば非常に効率的で自己生産生の高いシステムであることは間違いないと言える（**表1**）。

歯科医院完結型でどんなことができるの？

　歯科医院完結型で代表的なCERECシステムで使用できるマテリアルは、ガラスセラミックス（長石系ガラスセラミックス、リューサイト強化型ガラスセラミックス、2ケイ酸リチウム）と、レジン系材料（コンポジットレジン、PMMA）である。

　これらのセラミックスやレジンは、ブロックの形で供給され厳密な品質管理のもと生産されているため、従来の手作業の修復物と比較して内部欠陥が生じにくく安定した物性を有するのも特徴である。

　本項では、ガラスセラミックスの解説する。

長石系ガラスセラミックス　（図5）

　CEREC Blocs（sirona）、VITA MarkⅡ（VITA）に代表

されるガラスセラミックスである。曲げ強度は160MPaで、支台歯との接着により強度の向上を図るコンセプトである。術後の破折リスクを軽減させるためには、十分な厚みがある支台歯形成と、接着をより確実に行うことがポイントとなる材料である。

　長石系ガラスセラミックスの特徴としては、後述するリューサイト系ガラスセラミックと比較すると、透過性、蛍光性が低く、オペーク感が強い。支台歯の条件が良ければ色調はなじみにくく、逆に支台歯の色調が悪い場合は、若干の遮断効果が期待できるため有効である

リューサイト強化型ガラスセラミックス　（図7）

　IPS Empress CAD（Ivoclar Vivadent）に代表されるガラスセラミックスである。製作工程、物理的特性、適応症は、前述の長石系ガラスセラミックスと同様である。

　リューサイト系ガラスセラミックスの特徴としては、審美性の高いリューサイト結晶を主成分とするため、天然歯のエナメル質のような光を拡散させる光学特性を有し、審美性に優れる。その特性ゆえ、残存歯質にディス

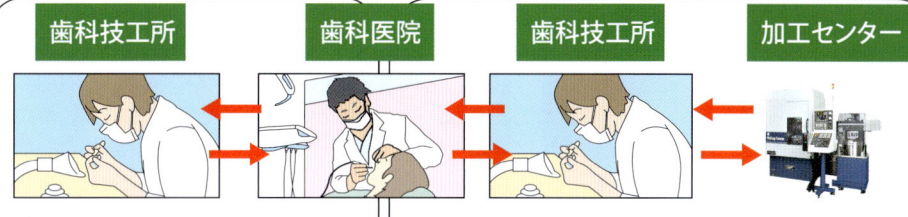

歯科技工所完結方式 | **センター加工方式**

歯科技工所 | 歯科医院 | 歯科技工所 | 加工センター

印象を歯科技工所に送り、スキャニング→コンピュータデザイン→切削加工→完成まで行い、歯科医院に納品される（歯科技工所で完結する）| 印象を歯科技工所に送り、支台歯や対合歯などのデータを読み込み、コンピュータソフトで設計（CAD）し、データ送信までを歯科技工所で行い、ミリングセンターにてそのデータを基に材料を切削加工後、歯科技工所に戻され、調整を行い、補綴装置を完成させて、歯科医院に納品される

図8 歯科技工所外注型では、「歯科技工所完結方式」と「センター加工方式」がある。

カラーがない症例に効果的で、ディスカラーがある場合は、下地の色調を拾いやすいので注意が必要である。

2 ケイ酸リチウム（図7）

2ケイ酸リチウムはIPS e.max（Ivoclar Vivadent）の主材料である。CAD/CAMで応用する場合には、2ケイ酸リチウムのブロック（IPS e.max CAD）をミリング加工する。

切削器具の損耗や機械の剛性、加工効率を考慮し、半焼結の状態で切削加工される。その後、専用ファーネスで完全焼結（クリスタライゼーション）し完成される。

材料はブロックで提供されるため、陶材築盛時の気泡の混入などのテクニカルエラーが起きにくく、強度的にも、規格化されたものなので一定した品質が維持できる。曲げ強度は360MPaを有し、第二小臼歯までの3本ブリッジや大臼歯のクラウンなどにも応用できる。

歯科技工所外注型はどんなシステム？

歯科技工所外注型では、「歯科技工所完結方式」と「センター加工方式」がある（**図8**）。どちらの方法でも、歯科医師は特別な機器の導入もなく、従来の関接法の鋳造技工と変わらず、印象採得後に歯科技工所に必要材料を送るだけでいいので、導入しやすいのが特徴である。

その反面、CAD/CAMが使用される場面は歯科技工所や加工センターとなり、歯科医院には最終的な完成品が納品されてしまうため、その恩恵が見えにくい部分もある。

その臨床的意義としては、従来法のハンドメイドによる時間効率の短縮や品質の安定性は当然であるが、何よりもジルコニアに代表される審美的で高強度・高靱性材料が使用できるとういのが最大のメリットである。

表2 歯科技工所外注型の適応症。

ガラスセラミック
歯科医院完結型と同様に製作可能
貴金属　非貴金属　ジルコニア
コーピング、フレーム、インレー、アンレー、クラウン、ブリッジ、アバットメント、義床歯

現在、ジルコニアはほとんどのシステムがCAD/CAMで製作され、みなさんの医院に納品されているのである。「私はCAD/CAMのことわからない」と言う先生方もジルコニアを臨床で使用していれば、知らずにCAD/CAMの恩恵を享受している。一般的にも、この方式でCAD/CAMの携わっている先生方も多いであろう。

歯科技工所外注型でどんなことができるの？

前述の歯科医院完結型の適応症は、単独歯症例で、かつ材料もガラスセラミックスが中心であった（2ケイ酸リチウムは第二小臼歯までの3ユニットブリッジは対応可）。

それに対しこのタイプは、歯科技工所や専用の加工センターにミリングマシンが設置してあり、高強度材料にも対応できるようになっている（**表2**）。ジルコニアやアルミナのような酸化物セラミックスや、Co-Crやチタンの非貴金属も切削も可能となり、高強度材料ゆえにロングスパンブリッジのフレームやインプラントアバットメント、インレーブリッジに対応している製品もある。適応症はメーカーで異なるが、前述の歯科医院完結型の単独歯修復に加えて、ジルコニア、チタン、Co-Crの各材料それぞれで、補綴装置コーピング、ブリッジフレー

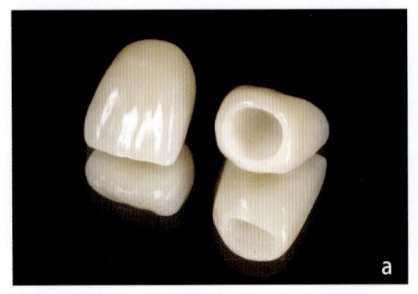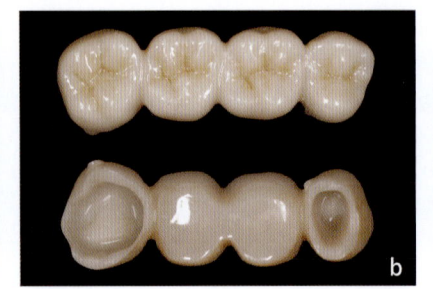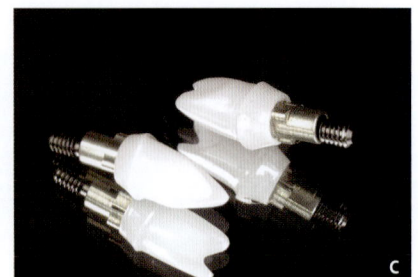

図9a 〜 c　クラウン（a）、ロングスパンのブリッジ（b）、インプラントアバットメント（c）、デンチャーの金属床など、さまざまな分野に応用が可能である。

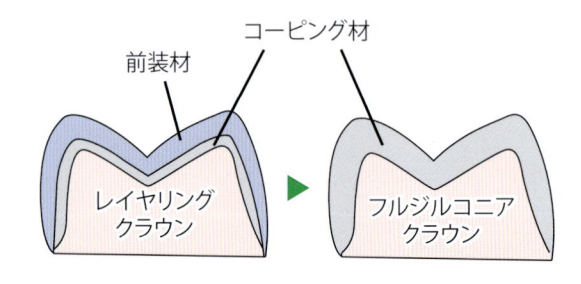

図10　ジルコニアボンドクラウンとフルジルコニアクラウンの構造の違い。

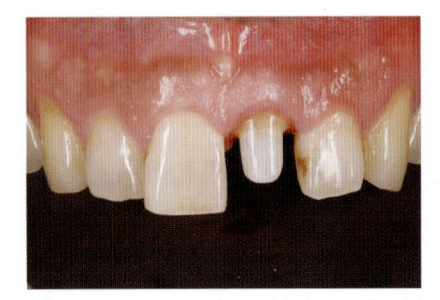

図11a　ジルコニアボンドクラウンの臨床例（術前正面観）。

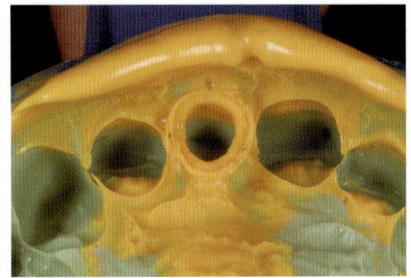

図11b　通法に従い印象採得を行う。

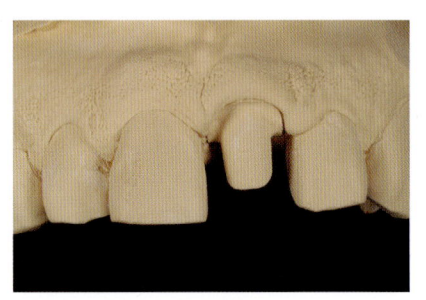

図11c　作業用模型製作。

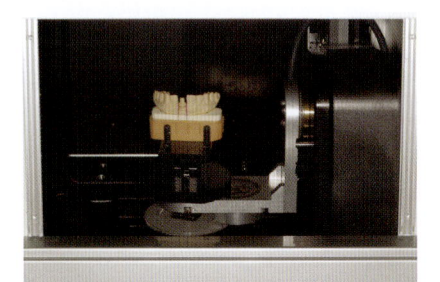

図11d　スキャナーによる支台歯情報の読み込み（技工サイド）。

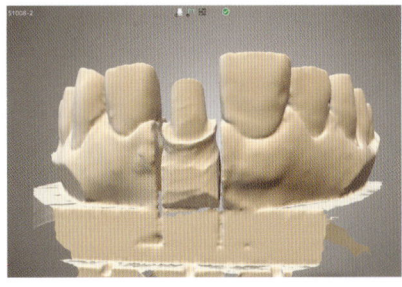

図11e　PC上でマージンなどの基礎情報を設定（技工サイド）。

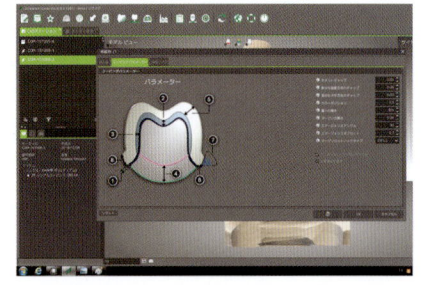

図11f　デザインの方法はさまざまであるが、本症例では、PC上でパラメーターを設定してコーピングデザインを行った。

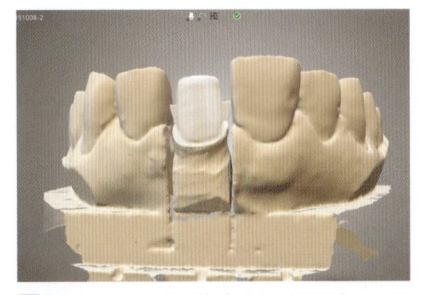

図11g　コーピングデザイン終了時。このデータを加工センターへ送信する。

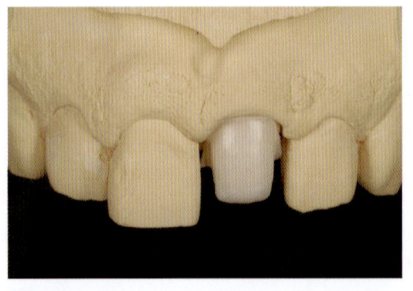

図11h　加工センターでミリングされたコーピング。歯科技工所で微調整し、陶材の築盛を行う。

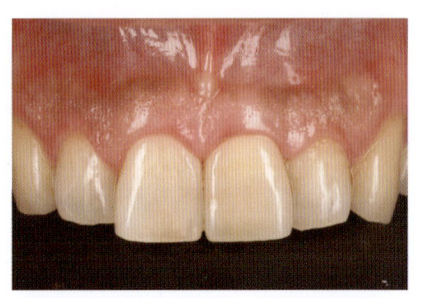

図11i　最終補綴装置装着時の正面観。このような単独歯症例は審美性が重要なので、築盛法が有利である。

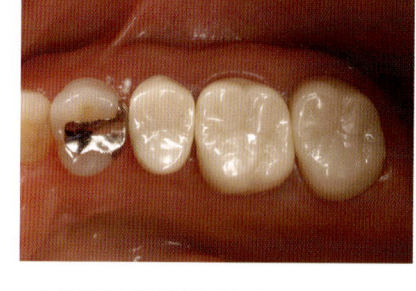

図12 臨床応用当時のフルジルコニアクラウン。コーピングで使用していたものをそのまま流用していたため、透光性が低く満足いくレベルではなかった（参考症例）。

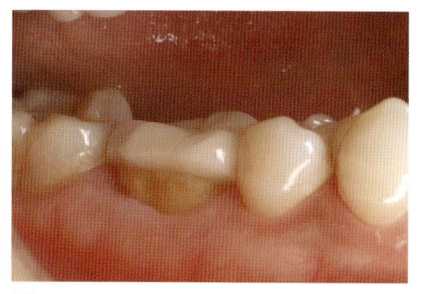

図13a フルジルコニアの臨床例（術前頬側面観）。ポーセレンの破折が認められる。

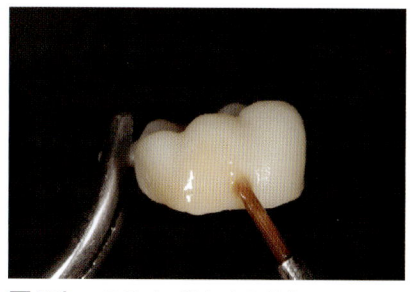

図13b ステイン法による着色。ステインは、対合歯の摩耗の観点から咬合面は滑沢な面が好ましいので、頬側面のみが推奨される。

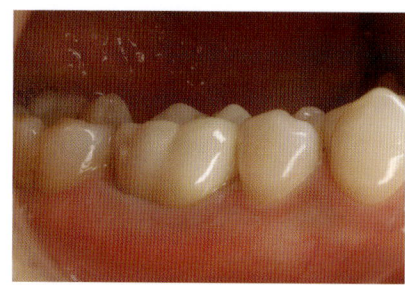

図13c 築盛法よりは審美性は劣るが、患者レベルでは満足のいく治療結果となった。

ム、インプラントアバットメントの製作が可能である。

本項では、ジルコニアと非貴金属を解説する。

酸化ジルコニア

酸化ジルコニアは2005年に国内で認可され、高強度、高靭性なマテリアルとしてメタルフリーレストレーションの中心的な材料となっている。

その特性ゆえ適応症は多岐にわたる。単冠のクラウンのみならず、臼歯を含むロングスパンブリッジ（最大16ユニット；メーカーによる）、インプラントのアバットメントなど、今まで強度的に不安がある症例にも使用可能となっている。また、全部床・部分床義歯の金属床も応用可能である（図9d）。ジルコニアは高強度で歯冠色を有しているので、クラウンのコーピングやブリッジのフレーム、さらには単一構造のフルジルコニアとしても応用可能である（図10）。

1）ジルコニアコーピングの上に陶材を築盛

日常臨床で最も普及している方法で、簡単にいうと従来のメタルボンド（以下、PFM）のメタルコーピングの代わりにCAD/CAMでジルコニアコーピングを製作し、その後、歯科技工士が陶材を築盛することである。コーピングの上に陶材を築盛するので色調再現性に優れ、また歯冠外形の付与や咬合面形態もPFM同様に再現できる（図11）。

2）フルジルコニアクラウン

フルジルコニアクラウンとは、ジルコニアの単一構造

で歯冠外形まで回復し、高強度と歯冠色を有したもので、近年臨床応用されている補綴装置である。

クリアランスが少ない場合や咬合力の問題で、従来金属しか使用できない症例でも、歯冠色補綴装置を患者に提供できることや、陶材を使用しないため当然であるが陶材の破折はなくなるが利点である。

しかし単一色のブロックなので、審美性に課題が残るのが現状である。臨床応用当初は、従来のフレームで使用していた色調を流用していたので不透光性が強く審美性は満足いくものではなかった（図12）。

ステイン法

ステインをすることで、単色ではなくなるため審美性は向上するが、やはり築盛用陶材と比較すると限界を感じる手法である（図13）。

ハイトランスジルコニア（高透光性ジルコニア）

前述の審美性の問題を改善したものが各メーカーより発売されている。ジルコニアの成分比率を改善して透光性を向上させている。その反面、強度は従来のものと比べて低くなっている（この透光性と強度のトレードオフの手法は、メーカーにより異なる）。

従来のジルコニアの強度がオーバースペックと考えると、強度が落ちたとはいえ十分な強度をもち、大臼歯にも使用できる強度である。また、審美性優先の前歯や小臼歯部などの応用も可能であり、今後に期待がもてる材料である（図14）。

フルジルコニアの臨床的な注意点として、咬合調整は従来の陶材より調整が困難なため、切削効率の良いバーを使用し、滑沢な研磨面で装着することが重要である。

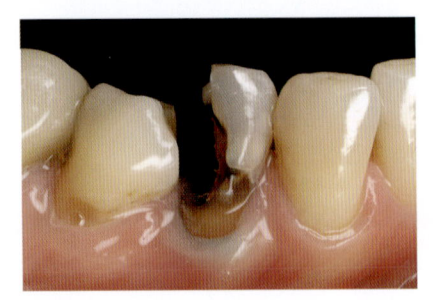

図14a　ハイトランスジルコニア（ノリタケカタナ）の臨床例。

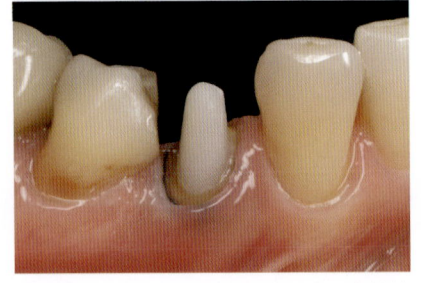

図14b　ファイバーポスト装着時。審美性の観点から、支台築造体はファイバーポストが有利である。

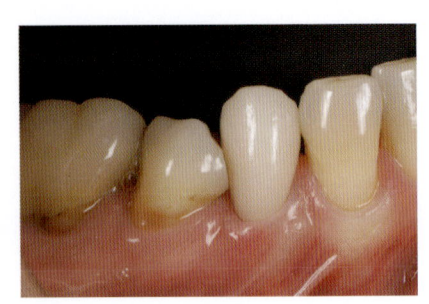

図14c　クラウン試適時。従来と比較すると透光性が向上している。

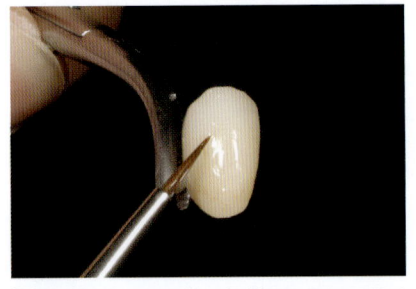

図14d　図13b同様、頬側面のみにステインを行う。

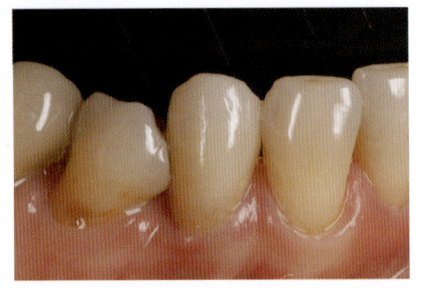

図14e　最終補綴装置装着時。この透光性の向上の課題は始まったばかりであり、将来、より透光性が高いマテリアルが発売されれば前歯部への応用も可能であろう。

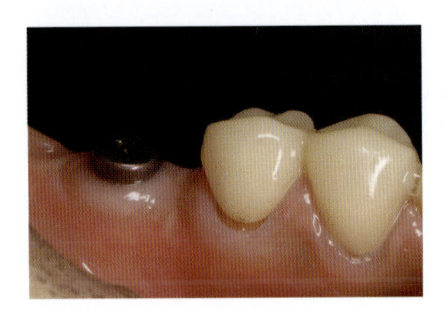

図15a　チタン合金を用いたCAD/CAMアバットメントの臨床例。

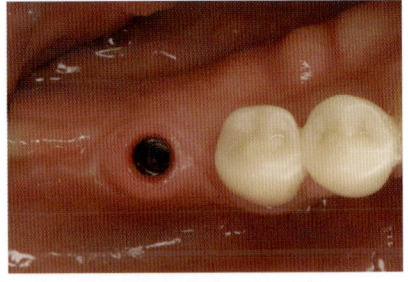

図15b　印象採得直前の咬合面観。ヒーリングアバットメントを装着していたので粘膜面は円形である。そのまま既製の印象用コーピングで印象を行う。

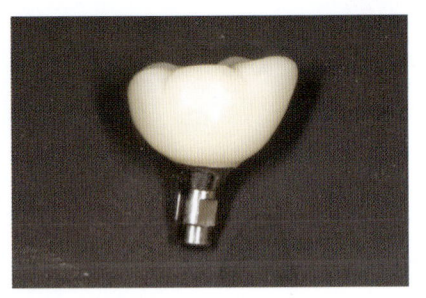

図15c　理想的なサブジンジバルカントゥアを設定したプロビジョナルレストレーションを製作する。

高強度がゆえに、「対合歯の摩耗や咬耗の影響はどうなのか？」という疑問が多く聞かれる。現段階では影響はないという見解はあるが[1,2]、長期経過がないため今後の臨床経過を注意深く観察する必要がある。

　物性の硬さのみ注目するのではなく、最終的に装着される研磨面が対合するので、咬合調整後の仕上げ研磨が予後を左右する大きな要因となる[3]。

　従来法のセラミック修復よりコストは低いので、他メーカーも今後参入が期待されるマテリアルであるが、未知の材料であるため、今まで以上に慎重な診断と術式が必要であると筆者は考えている。

チタン合金

　チタンは口腔内で使用される金属のなかで、軽量、優れた機械的特性、高い耐食性、アレルギー反応のリスクも低く生体親和性の高い材料として広く知られている。特にインプラントボディーは純チタンやチタン合金であるため、その親和性を考慮し、歯科用インプラントのアバットメントや上部構造として使用されるケースが多いであろう。

　審美性が問われる今日ではジルコニアアバットメントが注目されるなか、主流であるインターナルヘックスの嵌合部の強度の問題や、患者固有の咬合力が強い症例にはチタンアバットメントは非常に有用である。

　アバットメントのCAD/CAMの応用は、既製アバットメントではなく、カスタムアバットメントの製作時に活用できる（図15）。

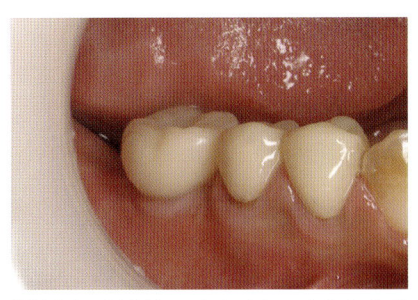

図15d 過剰な圧をかけないよう歯肉縁下形態を調整しながらプロビジョナルレストレーションを装着する。

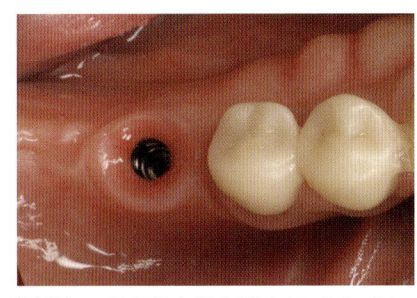

図15e 理想的な歯肉縁下のスカルプティングが形成された。

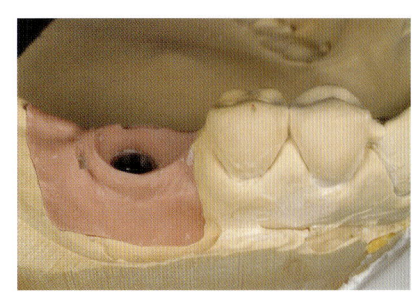

図15f 再び印象採得を行い、現在の歯肉縁下の状態を模型上に再現する。

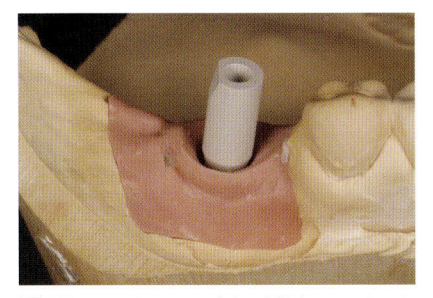

図15g スキャニングする模型にScanbodyを固定しスキャニングを行う。

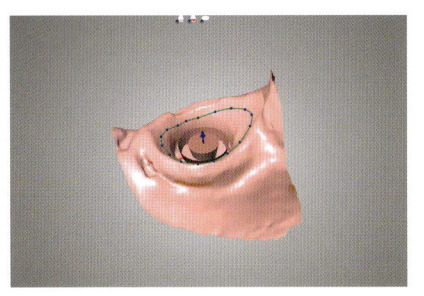

図15h インプラントの位置情報と歯肉形態がPC上に再現される。

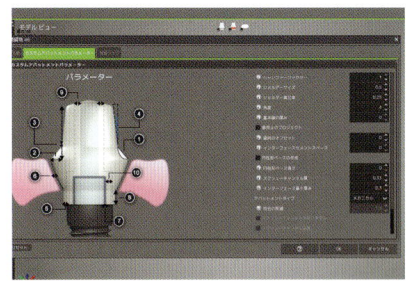

図15i 各項目のパラメーターを設定しアバットメントのデザインを行う。

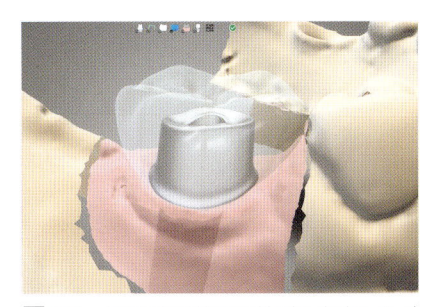

図15j 最終補綴装置の外型も考慮しながらデザインを行う。

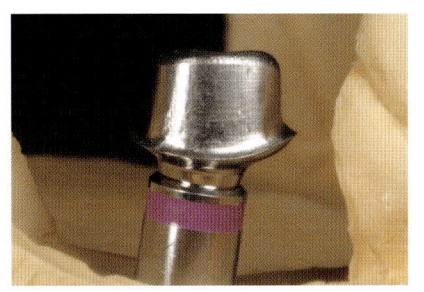

図15k 加工センターより送られたチタンアバットメント。

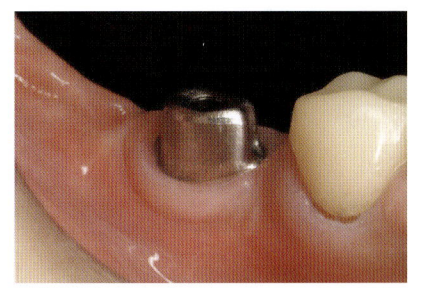

図15l 口腔内装着時。このように既製品のアバットメントではなく各症例に応じたカスタムアバットメントの製作時に、CAD/CAMの恩恵は大きい。

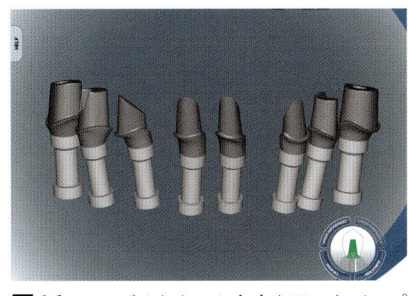

図16a コバルトクロム合金を用いたインプラントブリッジのフレーム製作。

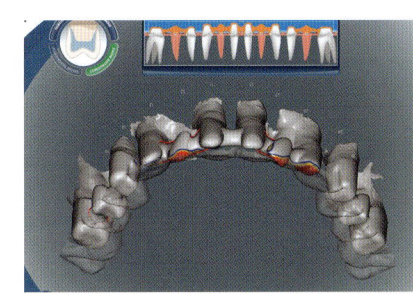

図16b CADによるフレームデザイン。従来のワックスアップ—埋没—鋳造の工程がなくPC上で行えるのは、技工環境向上の面でも大きい。

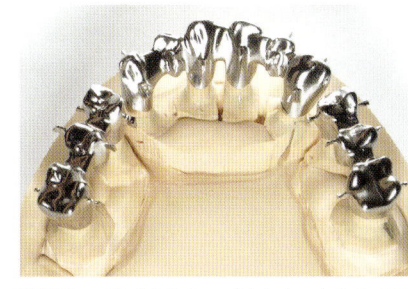

図16c 完成されたコバルトクロム合金のフレーム。

コバルトクロム合金

　貴金属の価格高騰に伴いヨーロッパを中心にメタルボンドクラウンのコーピングとして使用されている。鋳造で製作されるよりも切削加工したほうが物性も安定している。陶材で前装する場合には、酸化膜の処理を考慮した接着操作が必要となる。臨床的には、ロングスパンのインプラント補綴のフレームで強固な材料でかつ費用を抑えたい症例に使用される場合が多い。クラウンブリッジ分野でのコーピングやフレーム応用のほかに部分床義歯の金属床への応用も注目されている（**図16**）。

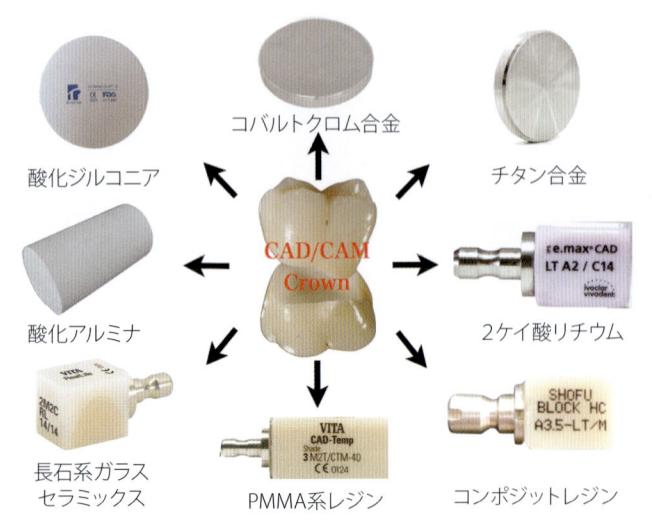

図17　クラウンで使用可能なCAD/CAM材料の一覧。さまざまな材料の成形加工が可能である。

表3　日常臨床のなかでのCAD/CAMマテリアル選択のポイント。

①強度
②透過性
③適合性
④チェアタイム、製作時間
⑤費用
⑥仮着の可否
⑦歯科技工士の技術、設備

各種材料の使い分け

CAD/CAMで製作可能な材料を一部ご紹介したが、ブリッジやインプラント補綴などに要求される強度やコストを優先する症例では、フレーム材料はジルコニアや非貴金属が推奨される。一方、単独歯のクラウンではCAD/CAMで製作できるマテリアルはさまざまなものがある（**図17**）。審美性が優先される場合、「どのシステムや材料がいいですか」と質問がよくあるが、それぞれ一長一短があり、症例や患者の経済性にも左右されるので一概には結論を出すのは困難である。日常臨床のなかで筆者が考える選択のポイントを述べるので、参考にしていただけると幸いである（**表3**）。

①強度

現在使用されているマテリアルの曲げ強度（MPa；メーカーと製作法により異なる）を以下に列挙する。

低い
長石系セラミックス（160MPa）
↓
2ケイ酸リチウム（360〜400MPa）
↓
アルミナ（600〜700MPa）
↓
ジルコニア（900〜1,300MPa）
高い

*単一構造か、コーピング＋築盛陶材か、また適応部位や咬合力なども考慮して判断すべきである。

②透過性

透過性が高いと天然歯同様の光学特性を得られるが、明度が下がり暗くなりこともあるので注意が必要である。

高い
長石系ガラスセラミックス
↓
2ケイ酸リチウム
↓
アルミナ
↓
ジルコニア
↓
メタルボンドクラウン
低い

*高透過性の材料は支台歯の色調の影響を受けるため、生活歯か失活歯（メタルコアorファイバーコア）の診査が重要となる。

③適合性

開発当初と比べ、現在はどのメーカーも臨床的には許容できる適合性である。さらなる適合性を望むなら、プレスセラミックスやメタルボンドを選択すべきであろう。CAD/CAMによるマージンフィットは、支台歯形成の精度に依存するので、連続性のある均一なマージンラインの付与が需要である。

④、⑤製作時間、費用

歯科医院完結型のOne Day Treatmentや、通常の歯科技工所外注型により製作時間やコストは異なる。それぞれの医院で自分に合ったものを選択すべきである。

⑥仮着の可否

前歯部の審美修復で、その場で装着するのではなく少し様子を見たいという患者には、仮着できるようなシステムが好ましい。ガラスセラミックスは仮着が推奨されないため、このような症例は酸化物セラミックスの使用を考慮すべきである。

⑦歯科技工士の技術、設備

歯科技工所の規模もさまざまで、またさまざまなCAD/CAMシステムを取り扱っているところもあるし、選択できない場合もある。実際に取引をしている歯科技工所がどのような規模でどのようなシステムを使用し、自院のニーズに対応できるかを知っておくことは重要である。

CAD/CAM 以外の自費診療への応用

本稿では、保険診療のCAD/CAM冠の次のステップとして、自費診療のCAD/CAMでの使用材料別に簡単にご紹介してきたが、そもそものメリットとは何であろうか？　この質問を自問自答してみると、やはり審美性ということに尽きると思われる。

歯科技工所外注型CAD/CAMは、ラボサイドでの作業となりチェアサイドでは実態がわからないというのが現状であろう。しかし、健康維持や病気を治すといったことに主眼をおく「保険治療」ではなく、審美性の獲得に主眼をおく「自由診療」は、CAD/CAMでの製作法以外にもあるので、今後の自費診療への広がりとして紹介したい。

ホワイトニング

審美修復で、歯の形態や位置の変更がなく色調のみの問題ならば、ホワイトニングは非常に有効である。オフィスおよびホームホワイトニングは患者のライフスタイルに応じて提供でき、失活歯の変色にはウォーキングブリーチ法も用いることができる。

オフィスホワイトニング（図18）

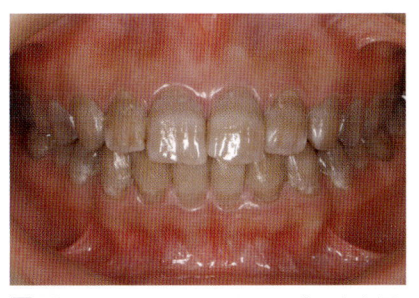
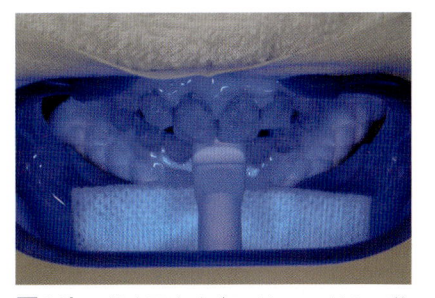
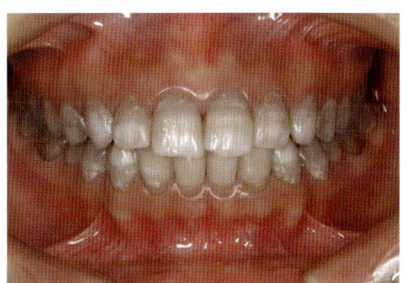

図18a　オフィスホワイトニングの臨床例。重度のテトラサイクリンであった。

図18b　術中写真（ブライトスマイルにて施術）。

図18c　術後の正面観。切削しないで色調改善ができるのが最大のメリットである。

インターナルブリーチ（ウォーキングブリーチ法）（図19）

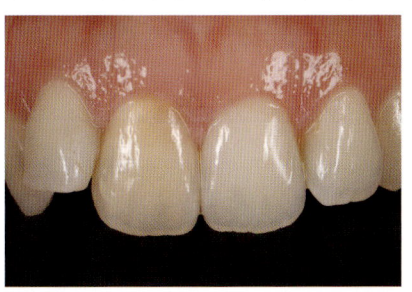
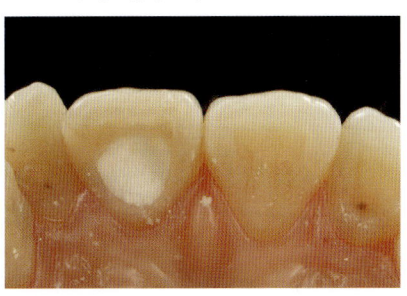
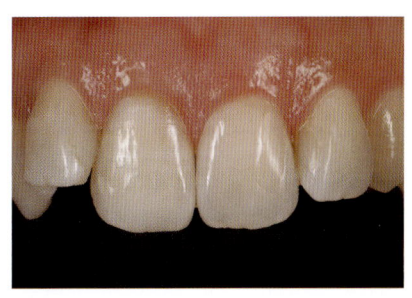

図19a　インターナルブリーチ（ウォーキングブリーチ法）の臨床例。

図19b　通法に従い、過ホウ酸ナトリウムと30％過酸化水素を混和し、窩洞内に充填する。

図19c　術後の正面観。色調のみの改善希望なら患者満足度の高い治療法である。

ラミネートベニア（図21）

ラミネートベニアは唇側に薄いセラミックスを接着させる治療法であり、歯質削除量も少なく、天然歯に近い光学特性を有する。形成量を唇側のエナメル質内にとどめれば予知性も向上する。コンポジットレジンでは難しく、唇側や近遠心までの形態や色調の改変、実質欠損、正中離開など適応範囲は広い。

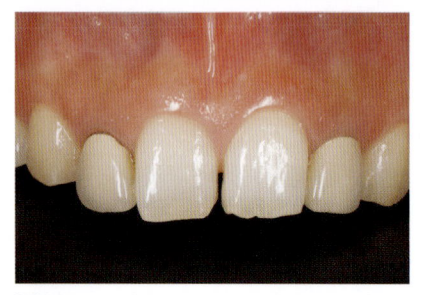 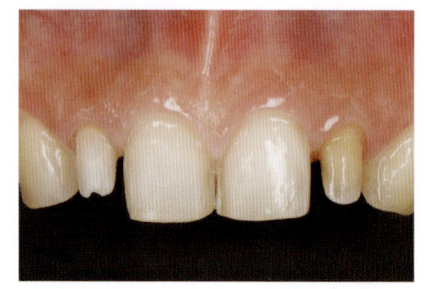 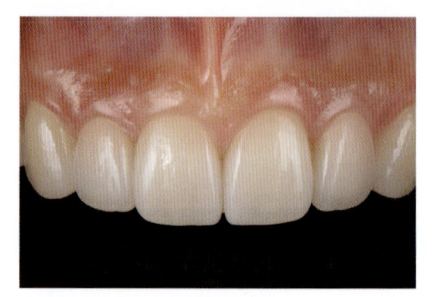

図20a　ラミネートベニアの臨床例（ |2 、|2 はクラウン）。

図20b　形成終了時。エナメル質を可及的に残すことが接着力向上のポイントである。

図20c　最終補綴装置装着時。

アディショナルベニア（図22）

　症例や患者の希望によっては、無切削で部分被覆のセラミックスを接着させる手技も可能である。接着操作がテクニカルセンシテビティーではあるが、MIの観点から有効な方法の一つである。

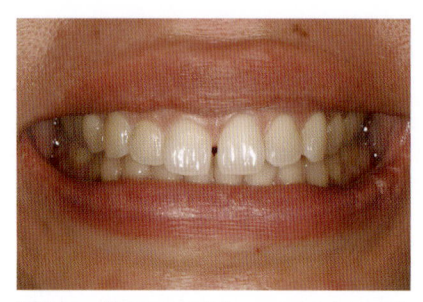 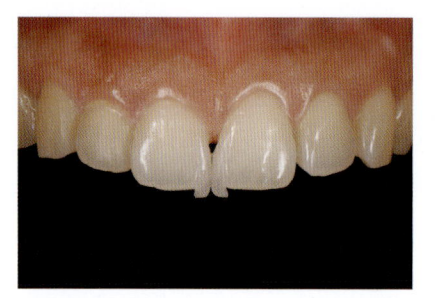 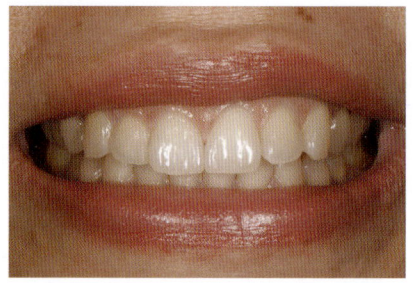

図21a　術前の正面観。このような正中離開で、矯正治療や歯の削合が拒否され、なおかつ材料学的に色調の変化のない（コンポジットレジンではない）ものを希望された場合は、このような治療法も一つの選択肢であろう。

図21b　無切削のまま印象後にセラミックスを製作する。

図21c　最終補綴装置装着時。接着操作は困難であるが、無切削による患者満足度は大きい。

プレスセラミックス（図23）

プレスセラミックスは、作業用模型製作後、ワックスアップ・埋没を行い、セラミックスのインゴットを加熱、加圧形成する技法である。金属鋳造技工に工程が似ているため、年齢や経験問わず、導入しやすいのが特徴である。このインゴットも材質はさまざまで、リューサイトガラスセラミックス（IPS Empress エステック）、2ケイ酸リチウム（IPS e.max プレス、ヴィンテージ LD、CELTRA™ など）のインゴットが発売されている。

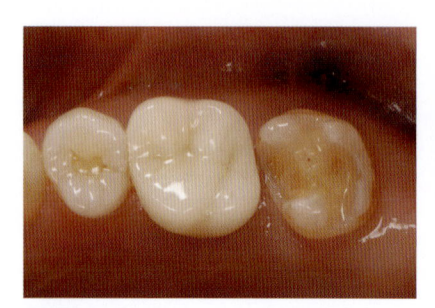 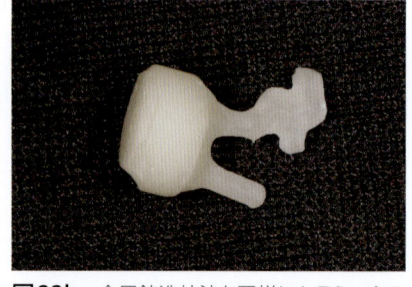 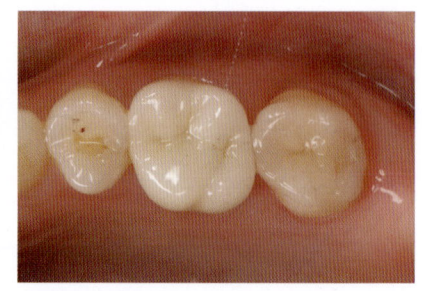

図22a　プレスセラミックス臨床例。

図22b　金属鋳造技法と同様にセラミックスを加圧成型する。鋳造法と同じステップなので導入しやすい。

図22c　最終修復物装着時（松風ヴィンテージLDを使用）。

おわりに

本項では、保険治療のさらなるステップとして、自費診療でCAD/CAMが応用可能な材料を解説した。今後CAD/CAMはより進化を遂げ、歯科医療を取り巻く環境も変化していくであろう。

このような変化に柔軟に対応し、現在の使用材料（特にジルコニアのような新しい材料）が本当に適した材料と言える長期的な臨床結果を観察し、フィードバックしていくことにより、歯科医療全体の向上となると筆者は考えている。

特に技工物の製作の一助となるCAD/CAMは、歯科技工士とのコミュニケーションが重要であり、双方が知識を共有して各医院の診療方針に応じた適切な材料を選択し、その結果を真摯に受け止め、試行錯誤のなか独自のマテリアル選択のガイドラインを確立してほしい。

最後になるが、このようなマテリアルの選択は、材料学的な数値だけで判断してしまう傾向にあるが、本項では述べなかった、適応症の診断、支台歯形成、咬合調整、接着操作など、基本技術が集約されて初めてそれぞれのマテリアルの特性が生かされることを忘れてならない。

参考文献

1) Sabrah AH, Cook NB, Luangruangrong P, Hara AT, Bottino MC. Full-contour Y-TZP ceramic surface roughness effect on synthetic hydroxyapatite wear. Dent Mater 2013; Jun 29 (6): 666-673. doi: 10.1016/j.dental.2013.03.008. Epub 2013 Apr 6.

2) Janyavula S, Lawson N, Cakir D, Beck P, Ramp LC, Burgess JO. The wear of polished and glazed zirconia against enamel. J Prosthet Dent 2013; Jan 109 (1): 22-29. doi: 10.1016/S0022-3913(13)60005-0.

3) 伴 清治. ジルコニア製フルカントゥア歯冠修復物の研磨仕上げと対合歯の摩耗について. QDT 2012；37（10）：1241-1254.

③ 歯科医師と歯科技工士の
手作業をつなぐ CAD/CAM
— 支台歯形成への提案 —

長谷川彰人

東海歯科医療専門学校／EARTH DENTAL LABORATORY

はじめに

近年の歯科用CAD/CAMシステムの臨床への応用は目覚ましい。しかし進化はし続けるものの、患者固有の口腔内に対して歯科医師の手作業による支台歯形成と、歯科技工士の手作業による修復物製作は必要である。CAD/CAMを用いて製作する修復物は従来の製作方法と異なる点も多くあるため、機械的なCAD/CAMの特徴を捉えるとともに、歯科医師と歯科技工士の双方の連携と工夫によって修復物が完成されると考える。

CAD/CAMだからできる
保険と自費のクラウン

保険診療適用のCAD/CAM冠の材料は、技工室や診療室で光重合する築盛用のハイブリッドレジンとは異なり、メーカーでの生産段階で重合率の高いブロックとなっており物性も異なる。このレジンブロックからクラウンを加工機で寸法どおりに削り出して調整し仕上げ研磨する。

それに対して自費診療で用いられるジルコニアは硬い材料であるため、加工しやすい強度に調整した半焼結のブロックを用いる。半焼結のために削り出した後に1,450〜1,500℃程度で焼成しなくてはならず、焼結に伴って20%程度収縮する。収縮分を補うための計算をして、加工機があらかじめ大きく削り出すのである（図1）。

保険診療適用のCAD/CAM冠も自費診療のジルコニアクラウンも、従来の製作方法では加工することはできない。CAD/CAMだからこそ扱える材料と言える。

歯科医師と歯科技工士の手作業と
手作業をつなぐCAD/CAMの現実

補綴装置の製作は、歯科医師の手作業で切削された支台歯に、歯科技工士の手作業で製作するというのが一般的である。CAD/CAMの登場によって、手作業同士の歯科医師と歯科技工士の間に、機械化されたCAD/CAMが介在する。歯科技工士が歯科医師から預かる臨床の支台歯模型を観察すると、さまざまな形状をしている。

臨床の一例ではあるが、このような支台歯に対してCAD/CAMクラウンはどのような結果となり調整を必要としたかを示す（図2）。

ケース1

舌側部が湾曲した樽状のため、アンダーカットとなる箇所が一部ある。そのためCAD/CAMで製作したコーピングは、無調整では支台歯模型には収まらなかった。内面調整をして収めたが、アンダーカット部のマージンには隙間が生じる（図3）。

図4は同模型の頬側面観であるが、マージン部に凹凸とアンダーカットがある。顕微鏡を用いて丁寧に調整するも隙間が生じる（図4a）。

ケース2

別の小臼歯ケースである。支台歯にはアンダーカットはないが、マージン部の凹凸と支台歯の先端部の影響から、コーピングは無調整では収まらなかった。マージン付近の内面調整を行い何とか収まるが、隙間ができてしまう（図5〜10）。

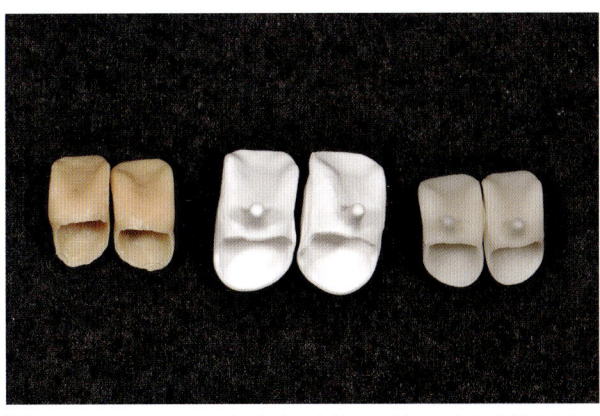

図1 左：ワックスアップ、中央：収縮分を補って大きく削り出した半焼結のジルコニアコーピング、右：焼成後にワックスアップと同型同大となったジルコニアコーピング。

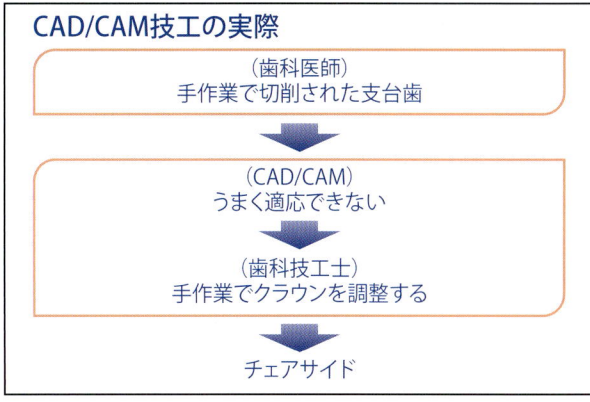

図2 歯科医師が手作業で形成した支台歯にCAD/CAMがうまく対応できない場合、歯科技工士が手作業で調整したものを納品することになる。両者の手作業と手作業の間に、融通性のない機械が介在する。

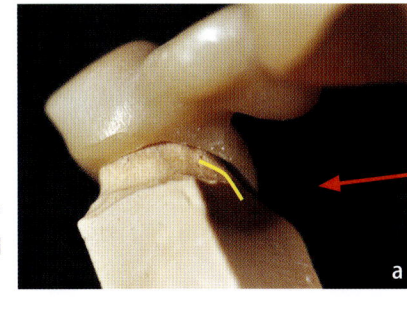
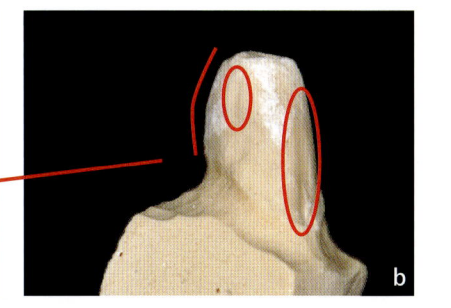

図3a、b 緩やかなカーブを描いていてもアンダーカット部となってしまい、結果的に隙間が空いた。

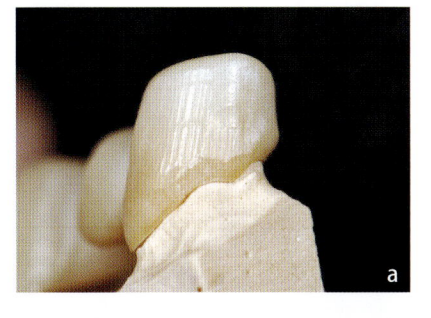
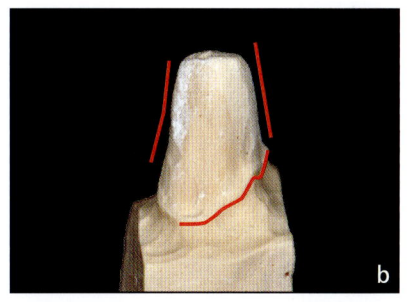

図4a、b 軸面の小さなアンダーカットとマージン部の凹凸が、適合不良を招く。

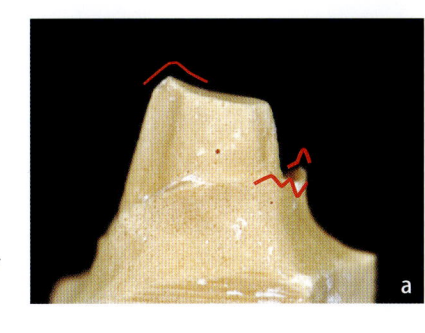
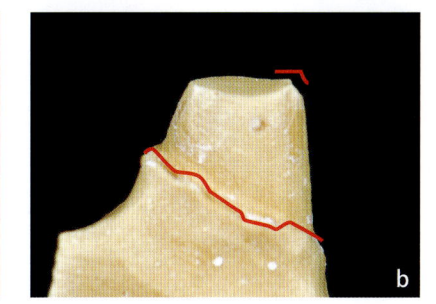

図5a、b マージン部に凹凸と鋭利なジャンピングマージンがある。

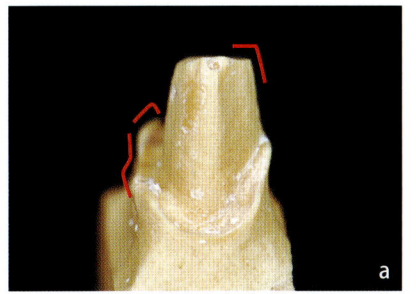
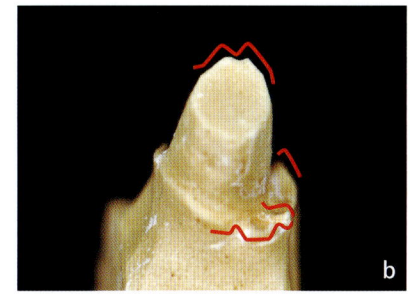

図6a、b 不規則な凹凸はCAD/CAMで再現することは困難である。

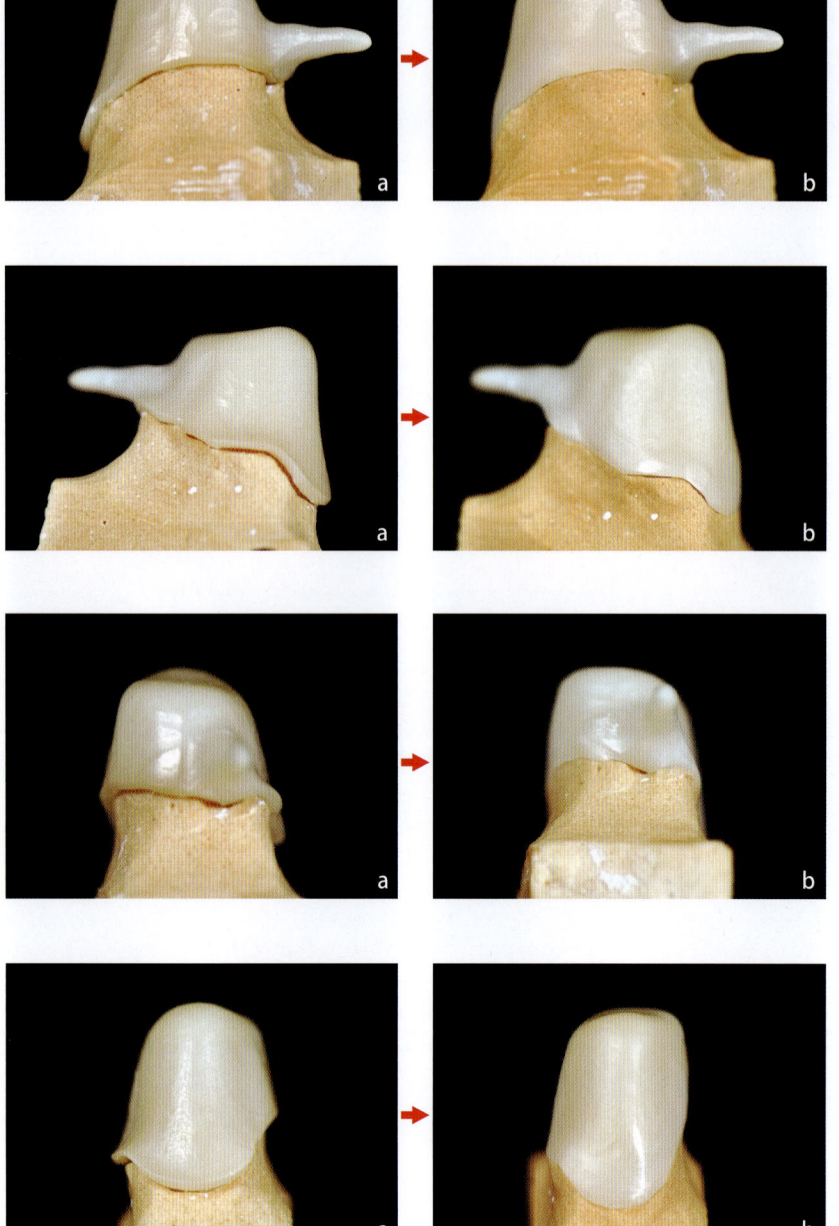

図7a、b　調整前（a）、調整後（b）。調整なしではコーピングが浮き上がるが、内面とマージン調整をして何とか収まった。

図8a、b　調整前（a）、調整後（b）。マージンの凹凸と高低差により大きな隙間が空くが、調整しても隙間が空いた。

図9a、b　調整前（a）、調整後（b）。マージンの大きな凹みは、調整しても空いたままであった。

図10a、b　調整前（a）、調整後（b）。緩やかなカーブを描いたマージンラインであったため、何とか収まった。

これらが示すように実際の臨床においては、患者の歯の状況によって支台歯は必ずしも希望どおりの形状にできるとはかぎらない。CAD/CAMという機械を使うことで、ロストワックス法などの従来の製作法とは異なる点に、さらに気配りしなくてはならなくなったとも言える。

CAD/CAMの不得意な形状がわかれば適合が向上する。

CAD/CAMの加工機はクラウンの形成に切削バーを用いるが、バーの多くは直径1mm程度で、バーの動きは手作業と全く同じではない。仕上がったクラウンはその

ままでは支台歯模型に収まらないことや、期待した適合ではないという問題が起こる。

筆者と歯科医師の須崎 明氏とで、臨床で起こりうる特徴のある支台歯の形状を決め、模型の支台歯形成を須崎氏が行い、筆者がCAD/CAMを用いてジルコニアクラウンを製作した。その結果を以下に示す。

CADでのセメントスペースの設定は、マージンから1mmまでは0μm、そこから切縁までは50μmとした。

アンダーカットがある場合

唇側面歯頚部寄りにアンダーカットがある支台歯では、クラウンは適合しない。図11では、クラウンと支

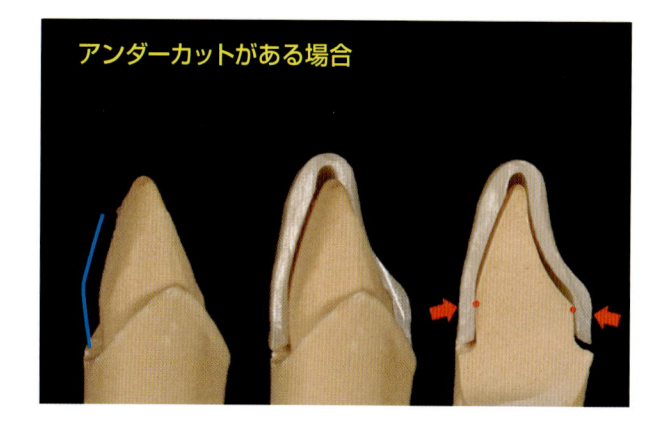

アンダーカットがある場合

図11　唇側面歯頸部寄りにアンダーカットがあるため、クラウンが収まらない。

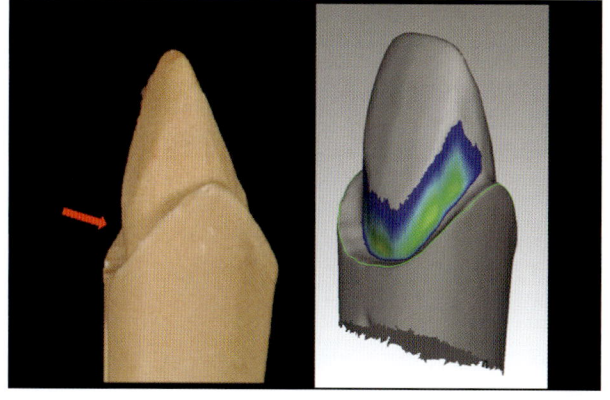

図12　CAD/CAMスキャナーで読み取ると、アンダーカット部ははっきりと違う色で示される。

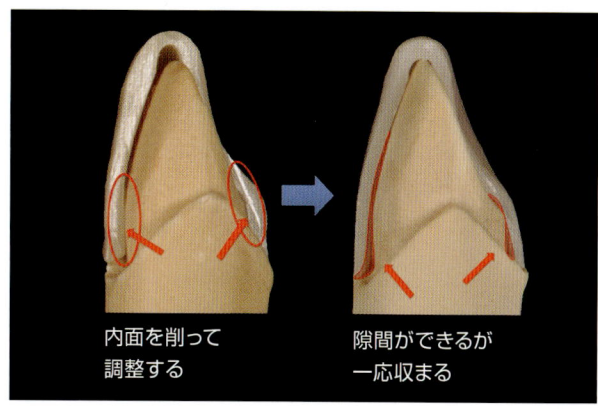

内面を削って調整する　　　隙間ができるが一応収まる

図13　フィットチェッカーでクラウンの内面の当たりの強い場所を特定し、その部位を削ると収まる。しかし、隙間が大きく空く。

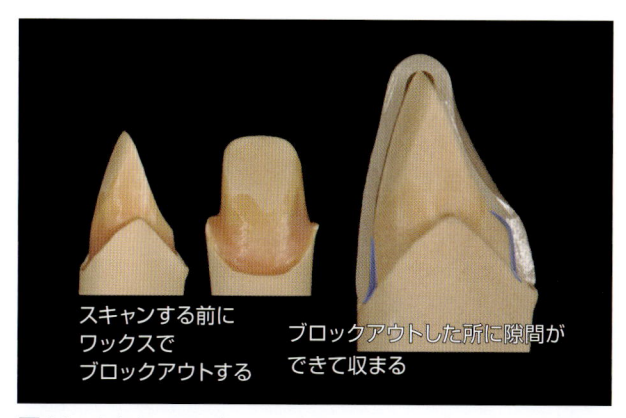

スキャンする前にワックスでブロックアウトする　　　ブロックアウトした所に隙間ができて収まる

図14　支台歯のアンダーカット部をあらかじめブロックアウトしておくと、クラウンの内面を削らずに支台歯に収まる。しかし、ブロックアウトした箇所は隙間が空く。

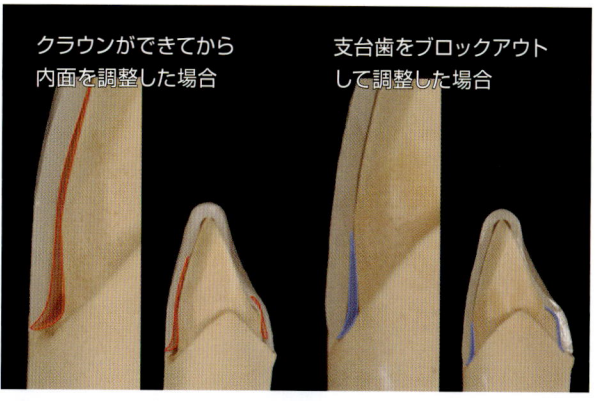

クラウンができてから内面を調整した場合　　　支台歯をブロックアウトして調整した場合

図15　どちらの方法も内面に隙間が空くが、計画的にブロックアウトしたほうがよいと考える。

台歯模型を中央部で切断して、アンダーカット部との関係を示した。

　支台歯模型をスキャニングすると**図12**に示すように、アンダーカット部は違う色によってはっきりと示される。

　このような支台歯の場合の対応としては2通りある。1つは、入らなかったクラウンの内面を削って調整する方法（**図13**）、もう1つは、あらかじめ支台歯のアンダーカット部をブロックアウトしておく方法である（**図14**）。

　クラウンを内面調整した箇所やブロックアウトした箇所は、隙間が大きく空くため適合が緩くなってしまうが、クラウンの内面調整では不必要な箇所も削っていることもあるため、あらかじめブロックアウトしておくほうがよい場合がある。いずれにしてもクラウンの適合が緩くなってしまう。

　CAD/CAMの精度が高くなればなるほど、内面調整が必要ということも考えられる（**図15**）。

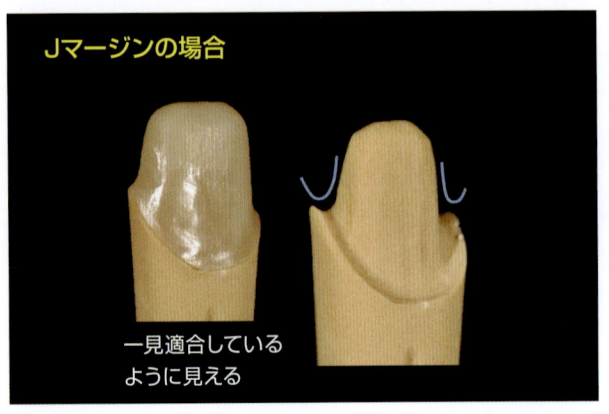

図16　ディープシャンファーに近いが、マージンの辺縁が鋭利に突出している。クラウンは適合しているように見える。

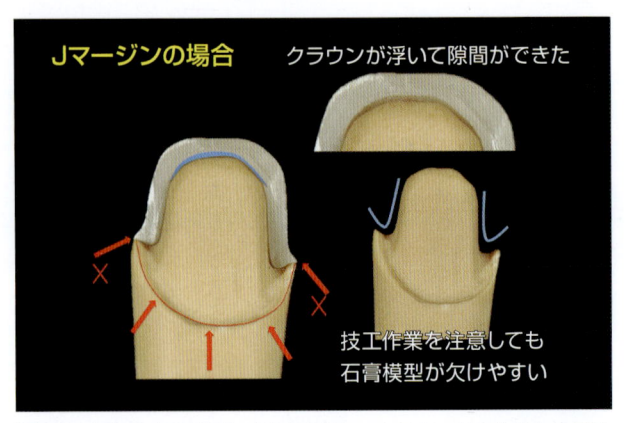

図17　切縁部を顕微鏡で観察すると、クラウンが支台歯に収まりきれずわずかに隙間が空く。

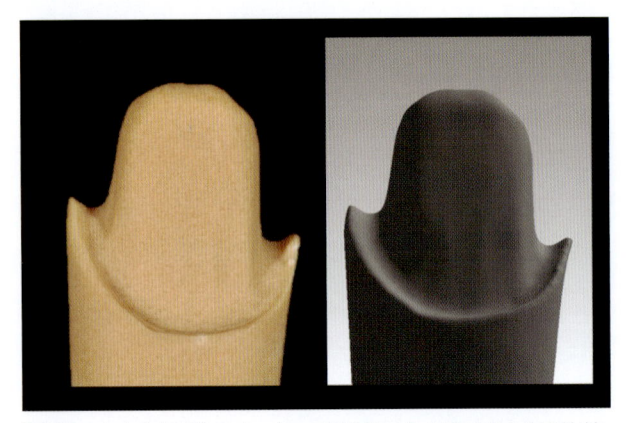

図18　支台歯模型とスキャナーで読み取ったCADの支台歯を比較。

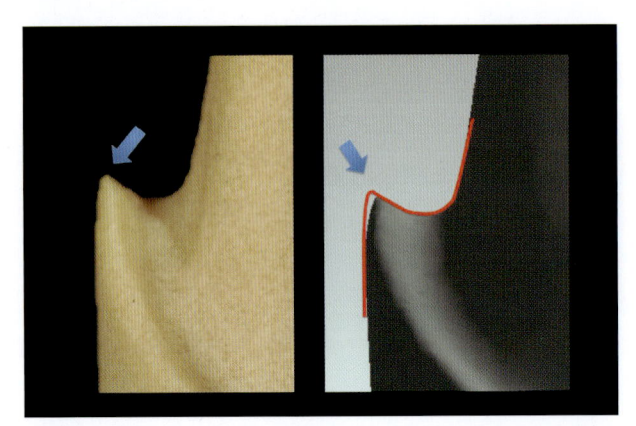

図19　辺縁部がわずかに模型と異なっている。鋭利な形状が光を照射するスキャナーに影響していることも考えられる。

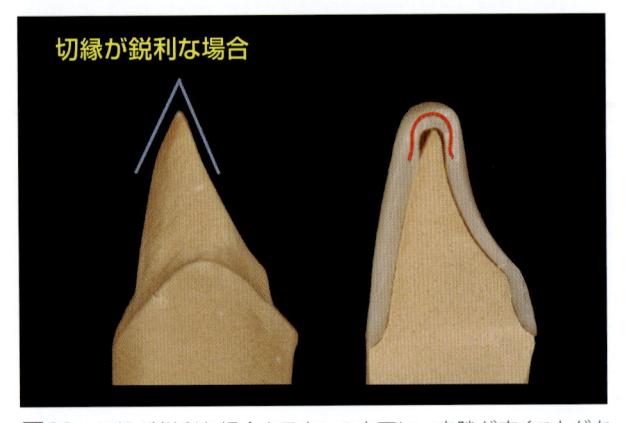

図20　切縁が鋭利な場合クラウンの内面に、空隙が空くことがある。

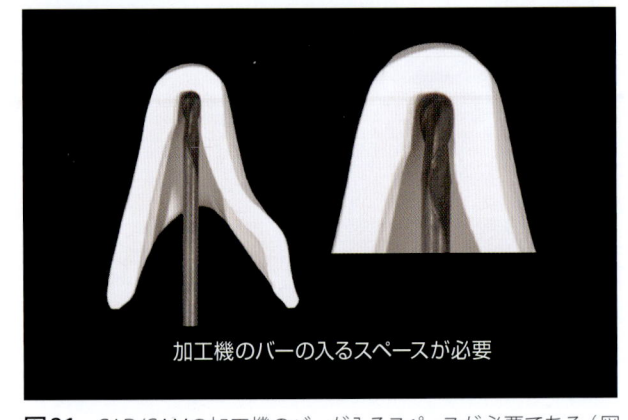

図21　CAD/CAMの加工機のバーが入るスペースが必要である（図のバーは直径1.0mm）。

ジャンピングマージンの場合

　アルファベットの「J」のような形状になったマージンで、図16にも示したように、臨床では全周ではなく部分的に多い。鋭利なマージン部分は、CAD/CAMだけでなく技工作業時に石膏模型も欠ける可能性があるため望ましくない。クラウンは内面調整をしないでも一見すると適合している。

　しかし、切縁部分を顕微鏡でよく観察してみると、わずかであるが隙間がある（図17）。

　スキャニングされた支台歯をCADで見てみると、支台歯模型とはわずかに異なることがわかる。スキャナーの精度は向上しているものの、スキャナーは光を照射してその光の反射から形状を読み取る仕組みであるため、模型の鋭利な形状が影響していることも考えられる（図19）。

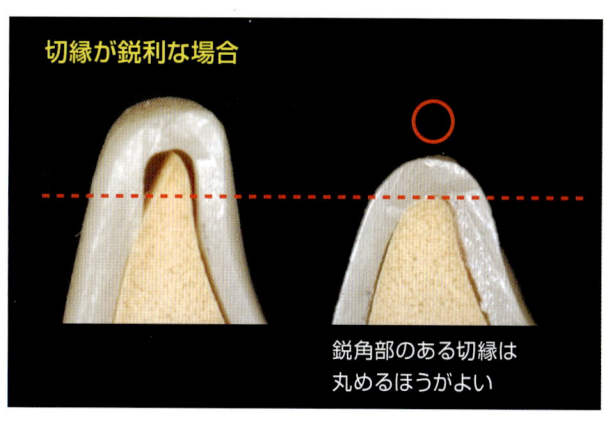

切縁が鋭利な場合

鋭角部のある切縁は
丸めるほうがよい

図22 コーピング切縁の空洞は陶材スペースを少なくすることがあるため、可能であれば丸めてあるほうがよい。

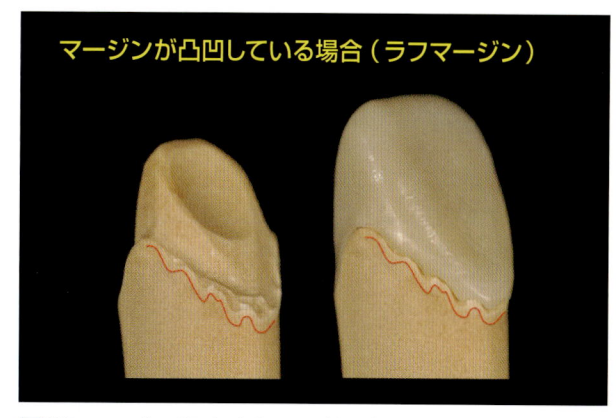

マージンが凸凹している場合（ラフマージン）

図23 マージン部に細かな凹凸がある場合、加工機のバーの寸法と構造上の限界から隙間が空く。

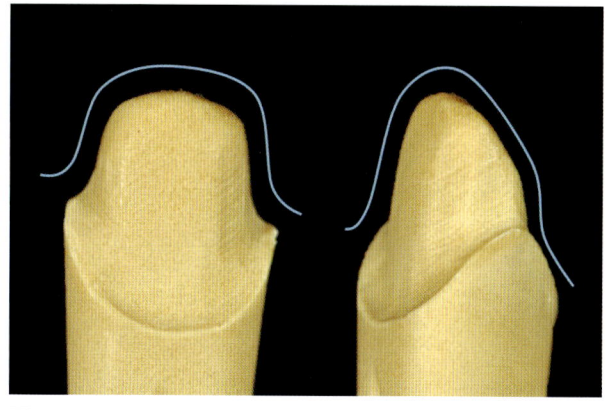

図24 CAD/CAMシステムに好ましい丸みをもたせた形態。アンダーカットやジャンピングマージンもない。

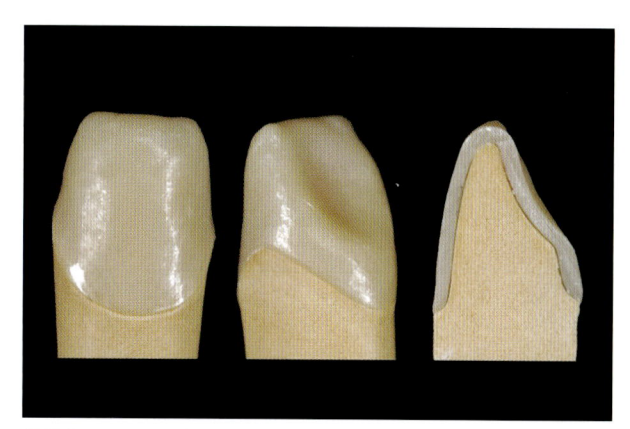

図25 図25 調整なしで支台歯模型に収まる。適合のきつさ、緩さはCADのセメントスペースで調整できる。

切縁が鋭利な場合

切縁部に空隙が大きく空くが、これはCAMの切削バーの直径によるもので、支台歯の先端が鋭利な場合は再現することができない（**図20、21**）。

歯冠長が長いほうが維持力も大きくなるとも考えられるが、結果的に大きな空洞が空き、前歯部では陶材築盛スペースがなくなるなど都合の悪いことが起こることもある。バーの厚さ約1mmの幅を目安として丸めてあるほうが、CAD/CAMにとっては都合がよい（**図22**）。

マージンに細かな凹凸があるラフマージンの場合

マージン部に細かな凹凸がある場合であるが、切縁が

鋭利な場合と同じく、加工機のバーの寸法と構造上の限界から、クラウンのマージン形態が再現しきれずに隙間ができる（**図23**）。

推奨される形態

図24に、アンダーカット、鋭利な切縁、マージン部の凹凸などをなくし、丸みをもった形態にしたものを示す。調整をしないで模型に収まることがわかる（**図25**）。辺縁は封鎖されているがCADでセメントスペースを調整することで適合のきつさ、緩さをさらに追求することができる。

61

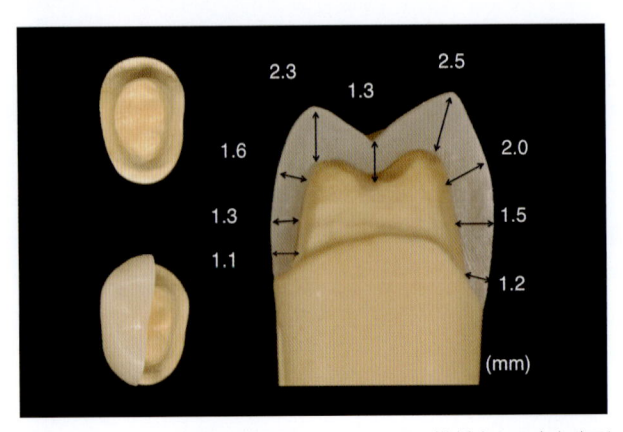

図26　小臼歯の保険診療適用CAD/CAM冠に推奨される支台歯形成であるが、内面の調整なしで適合する。

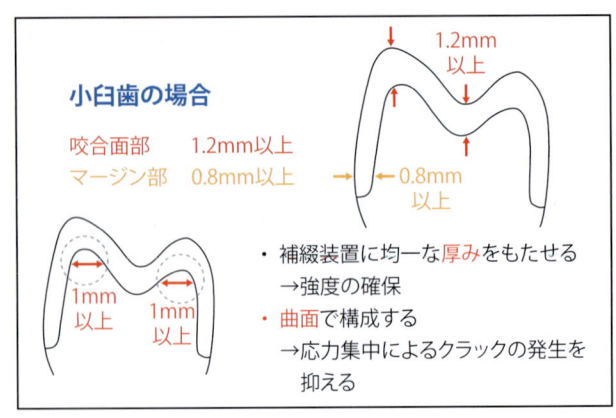

図27　メーカーが推奨する支台歯形成。CAD/CAM冠には強度を保つために厚さも必要となる。（松風社資料より）

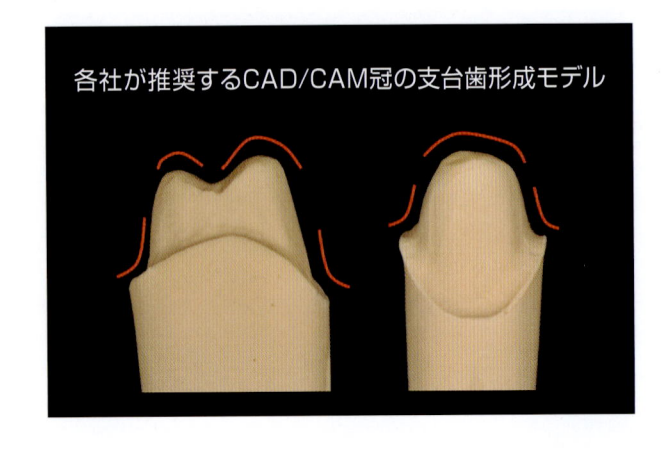

図28　各社が推奨するCAD/CAM冠の支台歯模型。

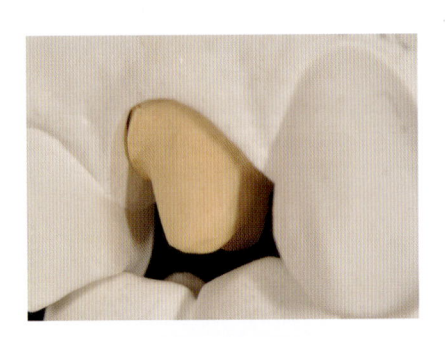
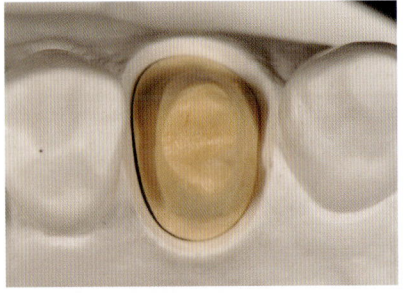
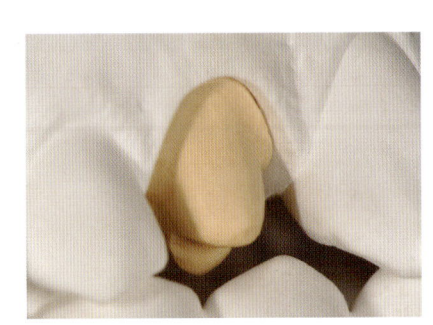
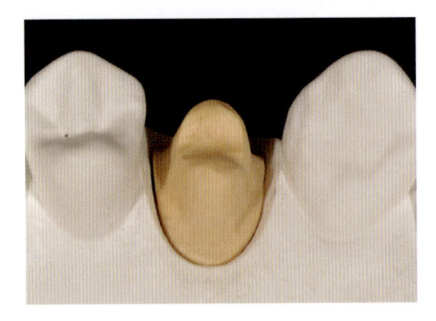
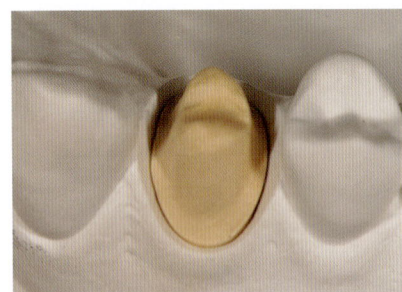

図29　歯列模型上で見ると、十分なクリアランスがあることがわかる。

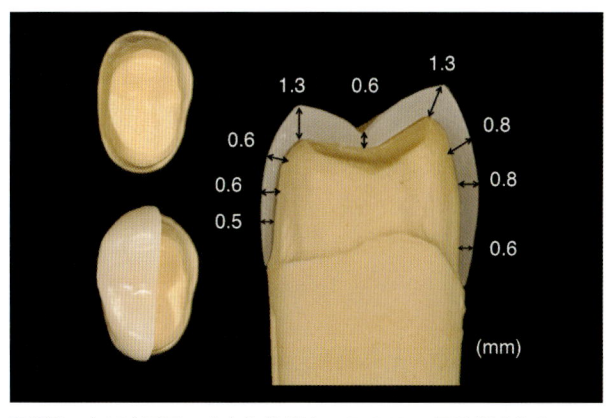

図30 全部金属冠の支台歯模型上でCAD/CAM冠を製作した。マージン部にやや隙間がある。クラウンは必要とされる厚さがないことがわかる。

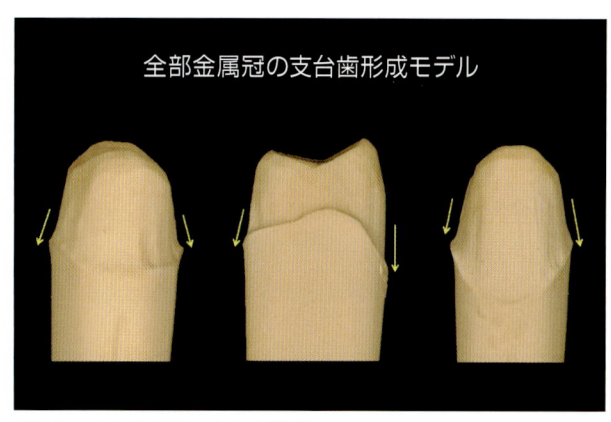

図31 全部金属冠の支台歯模型。

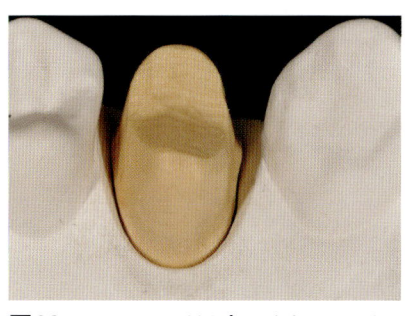
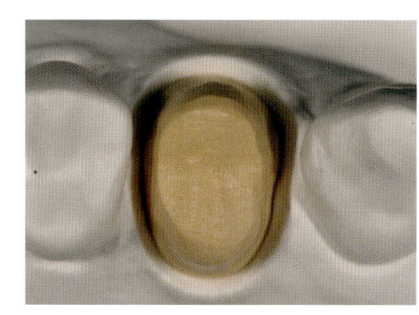
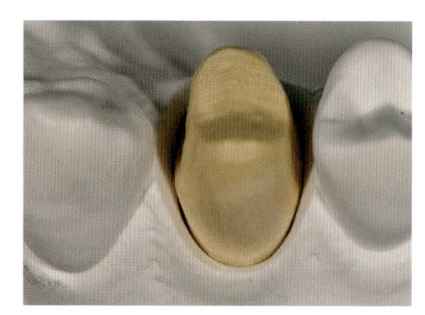

図32a〜c　a：舌側、b：咬合面、c：頬側。歯列模型上で全部金属冠の支台歯模型を見ると、CAD/CAM冠にとって歯頚部付近がクリアランス不足をしている。

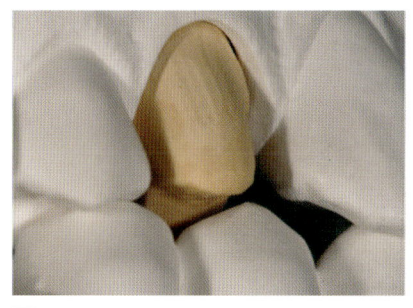
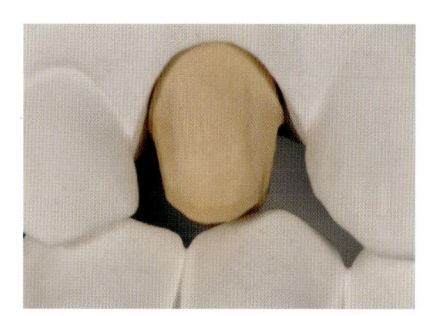
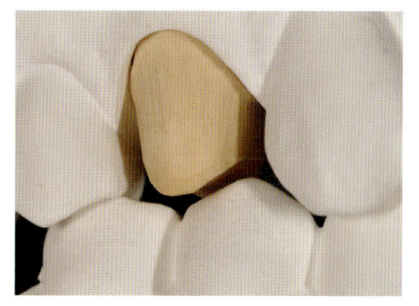

図33 対合歯と咬ませてみると、CAD/CAM冠にとって必要なクリアランスが不足している。

図26に、小臼歯部の保険診療適用CAD/CAM冠に推奨される支台歯形成（図27〜29）を基にクラウンを製作し、断面を観察したものを示す。良好な適合となる。

図30に、全部金属冠の形成（図31〜33）でCAD/CAM冠を製作した場合を示す。適合しているように見えるがマージン部がやや開いていることがわかる。また、CAD/CAM冠の厚さを計測するとメーカー推奨の厚さを確保できていない（図34〜37）。強度不足から破折につながる可能性は否めない。

各社CAD/CAM用の推奨する支台歯形成が示されているが、推奨されない形状というのはCAD/CAMが不得意とする形状である。この実験は、CAD/CAMが不得意とする形状が適合に与える影響と、それに対する対策を見つけることを目的とした。

CAD/CAMクラウンの製作には、CAD/CAMという機械が与える影響を理解し、歯科医師と歯科技工士の双方の連携がよりいっそう大切と感じている（図38）。

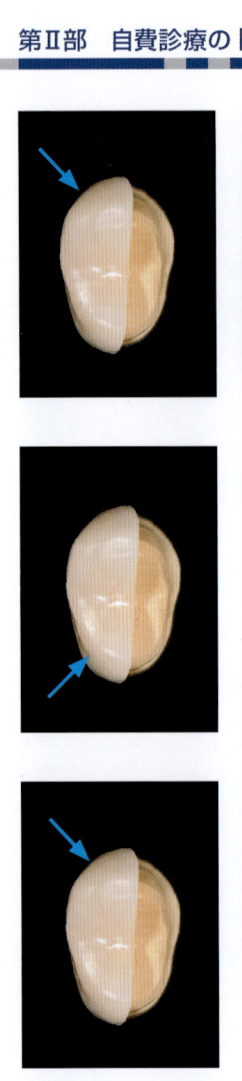
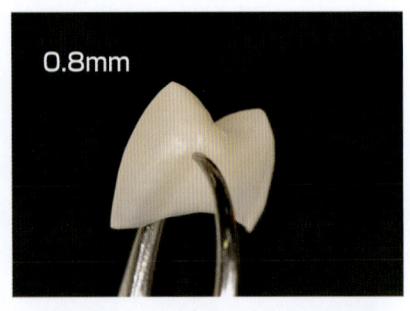
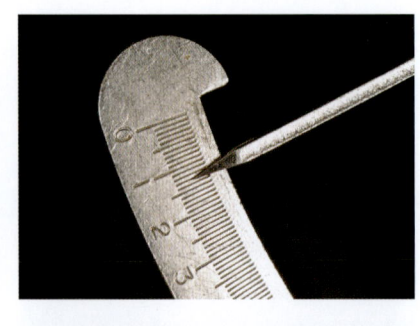

図34　CAD/CAM冠の隣接面の厚さを測定した。0.8mmを示した。

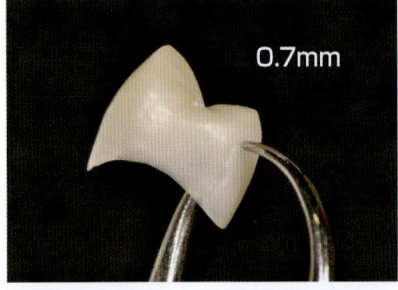
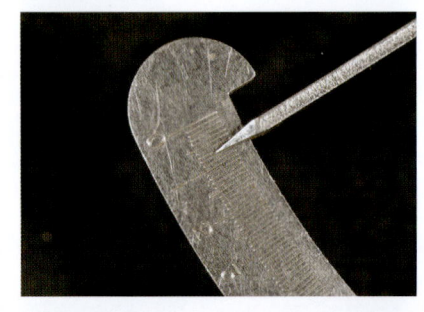

図35　CAD/CAM冠の舌側面咬頭付近の厚さを測定した。0.7mmを示した。

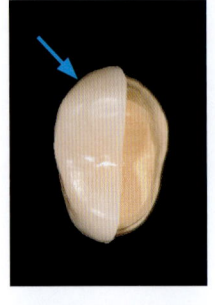
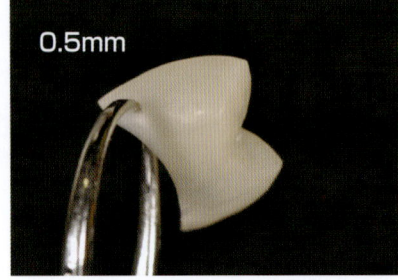
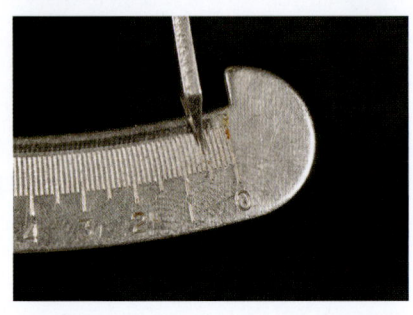

図36　CAD/CAM冠の頬側面歯頚部付近の厚さを測定した。0.5mmを示した。

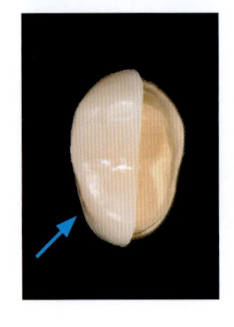
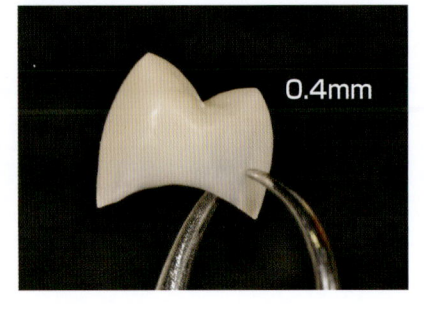
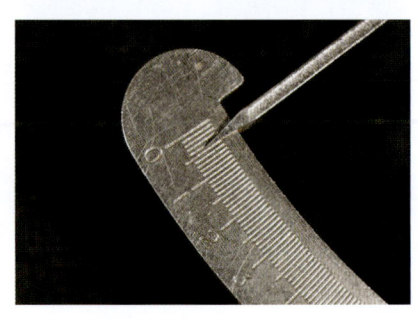

図37　CAD/CAM冠の舌側歯頚部付近の厚さを測定した。0.4mmを示した。

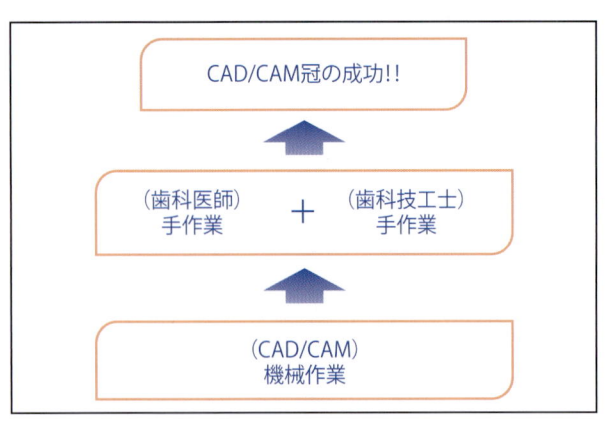

図38　機械作業のCAD/CAMに、歯科医師と歯科技工士の手作業を合わせていくことが、CAD/CAMクラウンの製作を成功させると考える。

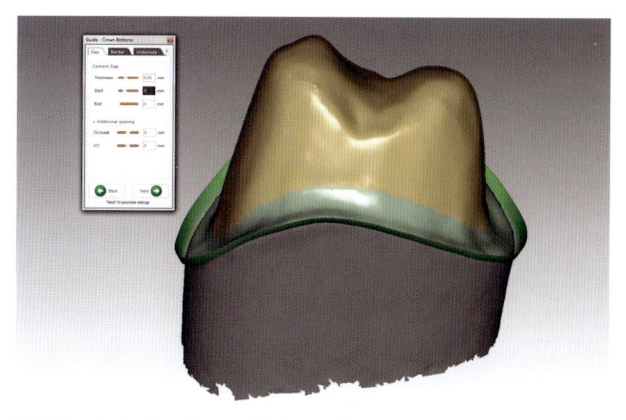

図39 セメントスペースの位置と厚さはCADで設定できる。一例として、マージンから1mmは0μm（緑色）で、咬頭頂までは50μm（黄色）のセメントスペースを示す。

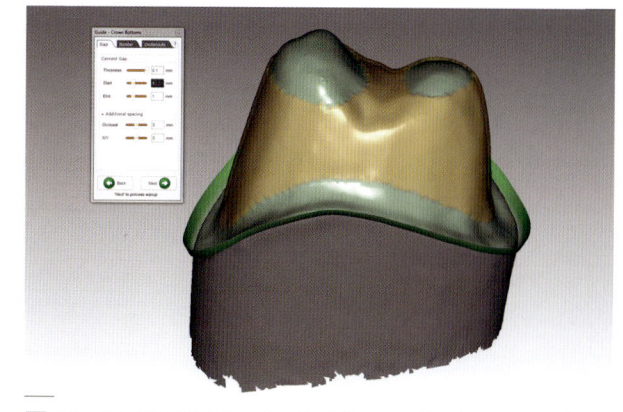

図40 また別の設定の一例であるが、マージンから1mmと咬頭頂から1mmは0μm（緑色）のセメントスペース、それ以外は50μm（黄色）のセメントスペースを示す。

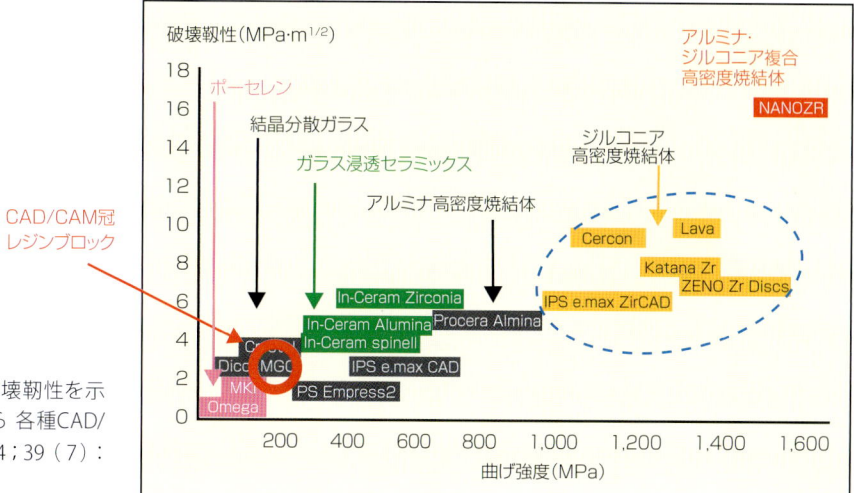

図41 歯科用セラミックスの曲げ強度と破壊靭性を示した図。（宮崎 隆. 歯科理工学の立場から 各種CAD/CAM修復材の特徴. Dental Diamond 2014；39（7）：27. より改変・引用）

CAD/CAM での適合精度

CAD/CAMでの適合精度には、マージンは封鎖されていなくてはならないものの、セメントスペース部分として緩めの適合やきつめの適合といった、求められる適合精度は歯科医師によって異なることがある。適合精度には支台歯の歯冠長やテーパーによるためCADで調整することが必要となる。セメントスペースとスペースを与える場所の設定が行える（図39、40）。

しかしながらCADで細かく設定を行ったとしても、CAMでの再現には限界もある。前述したが、切削するバーの直径に限界があるため、どうしても内面のスペースが大きくなる場合がある。

ほかの補綴法とのつながり

保険診療適用のCADCAM冠は小臼歯の単冠が適用範囲であるが、ジルコニアクラウンの適用範囲は前歯・臼歯部の単冠からブリッジと広い。また、ハイブリッドレジンブロックに比べジルコニアは、高い靭性値を示し曲げ強度も大きい（図41）。

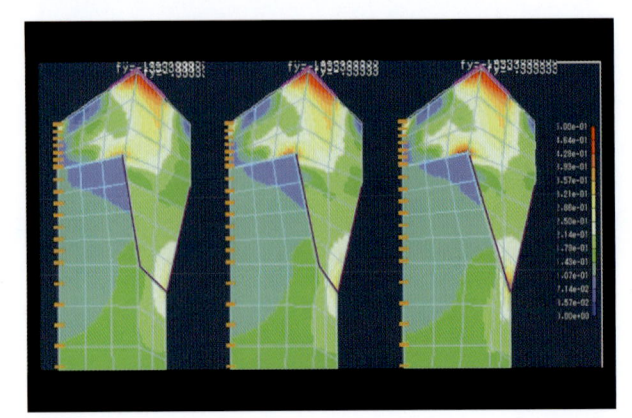

図42　辺縁形態別の応力解析。（デジタルプロセス社 藤原稔久氏の作成）

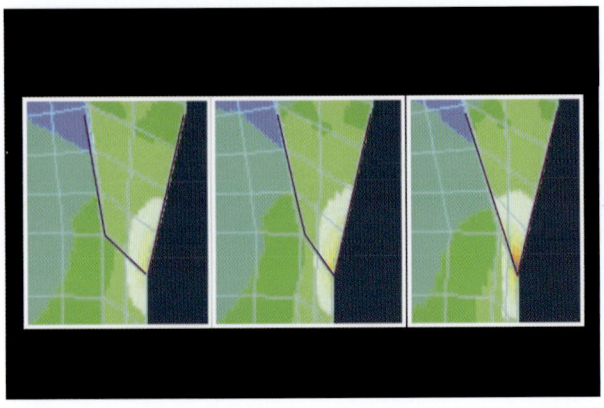

図43　辺縁形態別の応力解析。左から順にナイフエッジに近づくが、マージン部への応力集中がわかる。（クラウン：Noritake KATANA Zirconia、210GPa、ポアソン比0.31、支台歯：象牙質14.GPa、セメント：500MPa［硬化後］）

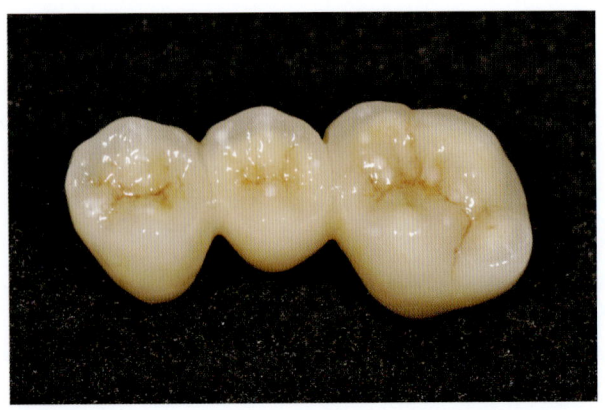

図44　ジルコニアオールセラミッククラウンのブリッジ。

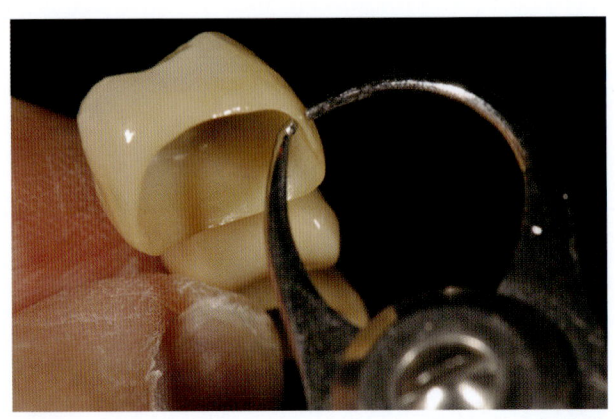

図45　マージン付近を計測する。この辺りはジルコニアに1層陶材が築盛されている程度である。

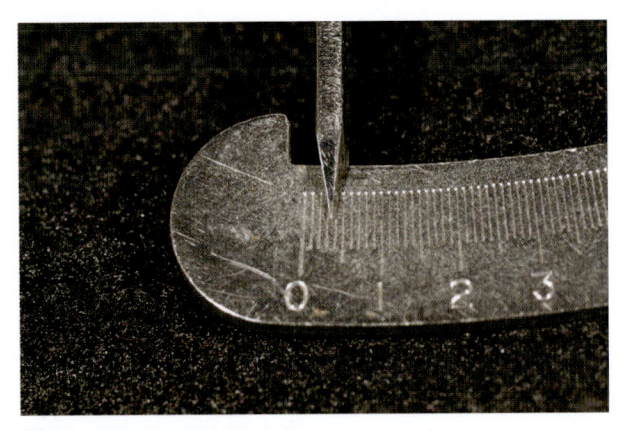

図46　0.35mmの厚さを示した。

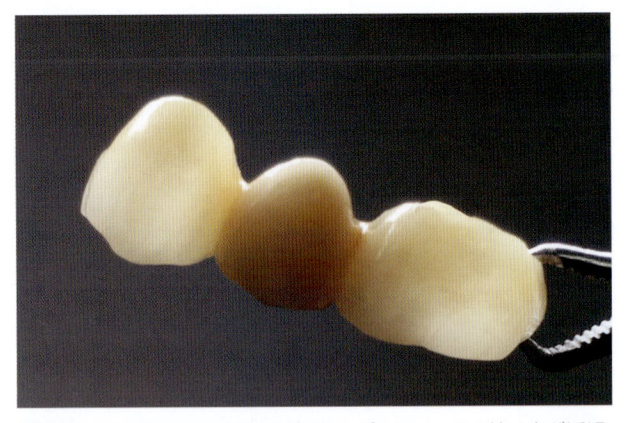

図47　このブリッジを光にかざすと、ポンティック以外は光が透過していることがわかる。ジルコニアの透過性と強度が大きな利点と言える。

　図42、43に、辺縁の厚さの違いによるマージン付近の応力の分布を示すが、いずれもマージン部に応力が集中している。

　マージン部には十分な形成量が必要となるが、有髄歯のように形成量を十分に確保できない場合もある。ジルコニアのような高い靱性値と大きな曲げ強度を活かして形成量を少なくすることも大きな利点と考えている。

　図44は、ジルコニアオールセラミッククラウンのブ

リッジであるが、マージン付近の厚さは0.35mm（図45 ～ 47）と薄い。装着後数年経過しているが破折していない。

　筆者と歯科医師の須崎 明氏は、なるべく歯を削らないで審美修復を行うことを目標にしている。形成量が少ない場合、クラウンの厚さは薄くなり強度や審美と困難な点もあるが、ジルコニアの物性の利点を活かして筆者らは取り組んでいる。

CAD/CAM システムの導入規模

歯科技工所におけるCAD/CAMを用いた修復物製作は、5つのパターンに分類できる。CAD/CAMを導入せずに完全に外注する方法からフル導入する方法まであるが、歯科技工所の規模と経営者の方針によるところが大きいと思う。筆者はどのような選択肢にしても正解も不正解もないと考えているが、それぞれにはメリット、デメリットがあるため以下に示す。

①完全外注

システムをもたずに外注に頼る。
メリット　：導入費用が全くかからない。
　　　　　　CAD/CAMの操作をしなくてもよい。
デメリット：模型の宅配でのやり取りに日数がかかる。
　　　　　　希望したデザインや適合にならない場合がある（ただし、ワックスアップすれば希望のデザインにできる）。

②スキャナーのみ

支台歯とワックスアップのスキャンしたデータを外注先に送る。マージンやデータの補正などは外注先で行われる。
メリット　：石膏模型を直接外注先に送る必要がない。
　　　　　　模型を宅配する日数を減らせる。
デメリット：CADソフトでの細かなデザインや修正ができない（ただし、ワックスアップすれば希望のデザインにできる）。

③スキャナー＋ CAD ソフト

完成したCADデータを外注先に送る。加工のみ外注する。
メリット　：石膏模型を直接外注先に送る必要がない。
　　　　　　模型を宅配する日数を減らせる。
　　　　　　希望のデザインにできる。
　　　　　　加工機の導入費用がかからない。
　　　　　　加工機のバーなどの消耗品や管理の費用と手間がかからない。
デメリット：希望の適合にならない場合がある。

④スキャナー＋ CAD ソフト＋ CAM

デザインから加工まですべて行う。
CAD/CAM冠（ハイブリッドレジン）などジルコニアの製作は行わない場合はCAMまでの導入。

メリット　：石膏模型を直接外注先に送る必要がない。
　　　　　　模型を宅配する日数を減らせる。
　　　　　　希望のデザインにできる。
　　　　　　希望の適合に調整できる。
　　　　　　外注費を抑えることができる。
デメリット：導入費用がかかる。
　　　　　　設置スペースが必要。
　　　　　　加工機のバーなどの消耗品や管理の費用と手間がかかる。
　　　　　　ジルコニアが焼成できない。

⑤スキャナー＋ CAD ソフト＋ CAM ＋シンタリングファーネス

デザインから加工まですべて行う。ジルコニアの製作も行う。
メリット　：石膏模型を直接外注先に送る必要がない。
　　　　　　模型を宅配する日数を減らせる。
　　　　　　希望のデザインにできる。
　　　　　　希望の適合に調整できる。
　　　　　　外注費を抑えることができる。
デメリット：導入費用がかかる。
　　　　　　設置スペースが必要。
　　　　　　加工機のバーなどの消耗品や管理の費用と手間がかかる。

おわりに

CAD/CAMシステムの進歩は、これまでの製作法では製作が困難な材料も加工でき、歯科医療に有益な役割を果たしている。しかし臨床においては、機械的なCAD/CAMシステムの特徴をしっかり捉えることが必要となる。

今回はその特徴を知るために、支台歯を用いた実験と臨床の実例を通して示したが、改めて歯科医師と歯科技工士の双方の手作業を中心とした技術と連携が、より良い修復物へとつながると感じるものとなった。

参考文献
1）宮﨑　隆. 歯科理工学の立場から 各種CAD/CAM修復材の特徴. DENTAL DIAMOND 2014；39（7）：27.
2）日本デジタル歯科学会 監修. QDT別冊 DIGITAL DENTISTRY YEAR BOOK 2014. 東京：クインテッセンス出版，2014.
3）日本歯科CAD/CAM学会・全国歯科技工士教育協議会 監修，末瀬一彦 宮﨑 隆 編集. CAD/CAMテクノロジー. 東京：医歯薬出版，2012.
4）長谷川彰人. 歯をあまり削らないで修復を目指すジルコニアオールセラミッククラウン〜 MIと審美の調和を目指して〜. 日本歯技 2014；548：1-7.

④ 歯科医師が押さえておくポイント

六人部慶彦
むとべデンタルクリニック

はじめに

最近のオールセラミックスは、CAD/CAM技術を用いてジルコニアブロックを削り出し、高強度のジルコニアコーピングを製作するシステムが主流となりつつある。世界各国でも100を超えるシステムが登場しており、審美補綴領域発展の一助となっている。

ジルコニアは、高い曲げ強度と破壊靱性値を有しており、強度的な信頼性が高まることにより、適応範囲も格段に広がりをみせている。これは、接着技術に頼る必要のないほどの高い強度を兼ね備えたシステムで、3〜4ユニットさらにフルマウスのブリッジにも応用可能な強度を有している。

ただ、たとえ高強度を有するマテリアルもその強度は臨床においては適合性に大きく左右される。さらにその適合性は、歯科医師の支台歯形成に大きく影響しており、ジルコニアブロックを削り出してコーピングを製作するCAD/CAMシステム（以下、CAD/CAMクラウンと略す）の場合、修復物の適合性を高めるためには、従来のオールセラミッククラウンとは少し異なる形成を施さなければならないことを理解する必要がある。

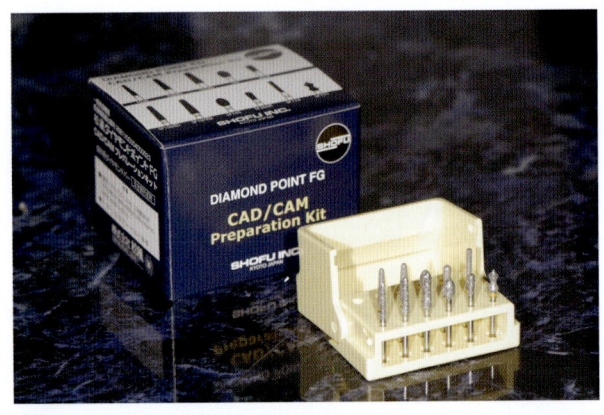

図1 CAD/CAMプレパレーションキット。

そこで、CAD/CAMクラウンの支台歯形成に適した11本組のCAD/CAMプレパレーションキットが登場した（**図1**）。10本は既存の形態であるが、1本は今までになかった全く新しい形態で、前歯部支台歯切縁、臼歯部咬頭頂付近、臼歯部咬合面隅角部の付形に用いるように設計した。

本項では、CAD/CAMクラウンに適した支台歯形成の注意点を述べ、CAD/CAMプレパレーションキットの使用例を供覧したい。

隅角部には丸みと厚みが必要

従来のオールセラミッククラウンの支台歯の模式図を**図2**に示す。形成された支台歯表面を、レーザー計測などを用いてスキャンし、そのスキャンデータを基に各メーカーは、専用のミリングバー（**図3**）を用いてジルコニアブロックを削り出し、コーピングを製作する。メーカーの違いはあるものの、このミリングバー先端の形状はラウンド形態で、直径が0.8〜1mmである。したがって、支台歯切縁に厚み不足、丸み不足が存在すると、ミリングバー先端が切縁にまで達することができず（**図4**）、図5のように切縁を超えた位置までミリングされることとなる。結果的に切縁部に無駄なスペースを生じたコーピングが製作され（**図6**）、築盛陶材のスペースが減じられてしまう。実際のエポキシ支台歯（**図7**）をスキャンしたデータ（**図8、9**）からも理解いただけると思う。歯科技工士が陶材を築盛する前にこのようなコーピングを形態修正すると、思わぬ事態に遭遇してしまう（**図10**）。これはコーピングを尖孔させた歯科技工士を責めることはできない。このような支台歯形成をした歯科医師側に責任がある。

図11の右側に、切縁形態を修正したエポキシ支台歯

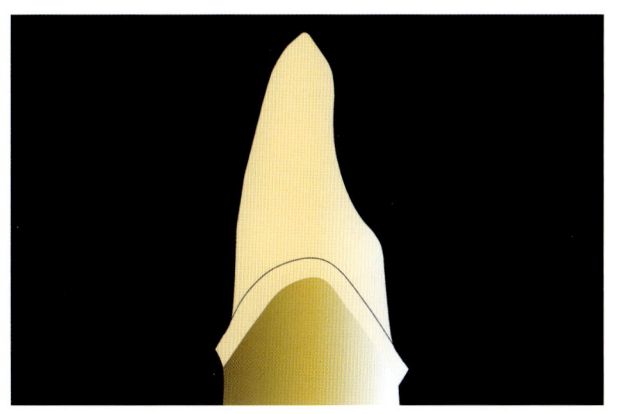

図2　従来のオールセラミッククラウン支台歯形成の模式図。

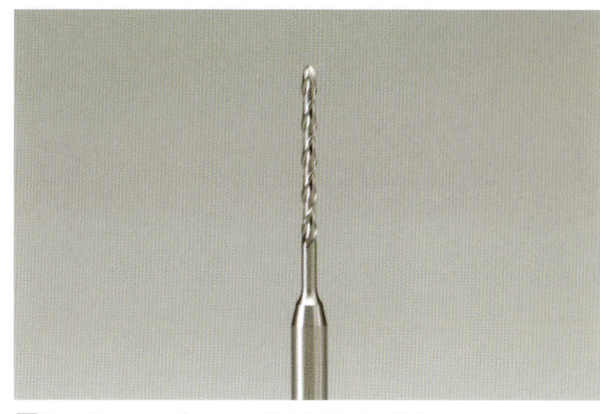

図3　ジルコニアブロックを削り出すミリングバー。

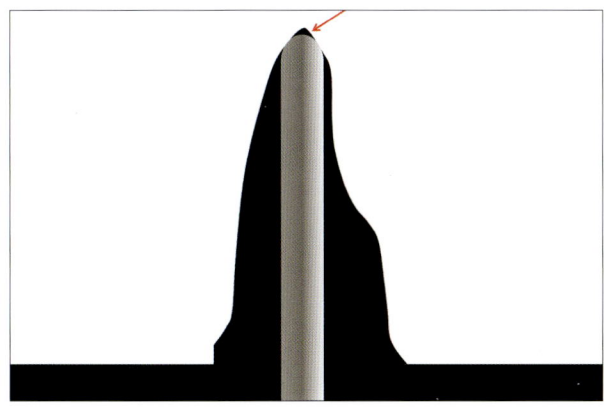

図4　支台歯切縁の厚みが1mmを下回ると、バー先端が支台歯切縁まで到達しない（矢印）。

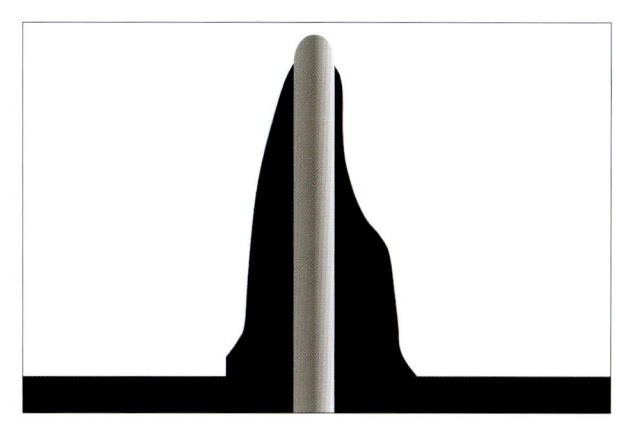

図5　形成した支台歯切縁を超えてミリングしなければならない。

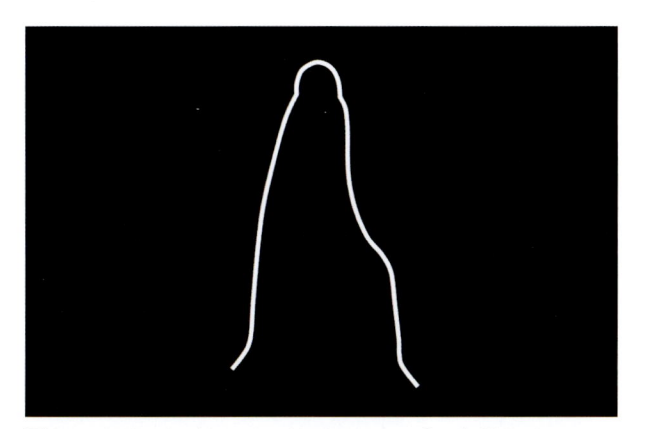

図6　切縁部に無駄なスペースを生じたコーピングが製作される。

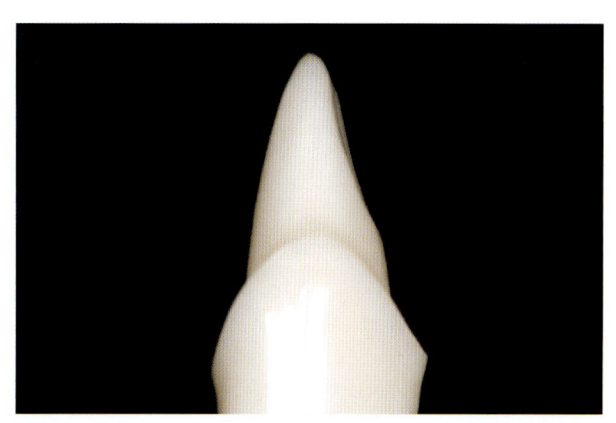

図7　従来のオールセラミッククラウンの形成を施したエポシキシ支台歯。

を示す。従来の形成模型（図左側）よりも若干歯冠長は短くなるものの、唇舌的厚みを1mm以上確保し丸みを与えた形成が必要である。**図12、13**に修正を加えたエポキシ支台歯のスキャンデータを示す。切縁近遠心隅角にも丸みを付与することで、適合性は向上すると考えられる。

前歯部の支台歯形成

　臨床例を通じて、筆者が行っている前歯部の支台歯形

成の手順を示す。

　支台歯形成にはエアータービンは一切使用せず、すべて5倍速エンジンを用いている。スピードコントロールのできるエンジンであるからこそ手指感覚が形成面に伝わり、理想に近い面に仕上げることができると考えている。

　図14に、左側中切歯に審美障害を訴えて来院された患者の初診時正面観を示す。スキャロップフォーム（辺縁歯肉形態）の非対称に加えて、失活による変色を呈しているため、補綴前処置としてインターナルブリーチングを行い、グラスファイバーポスト＆コアにて支台築造

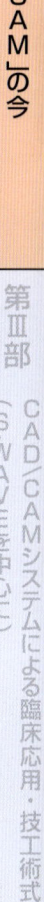

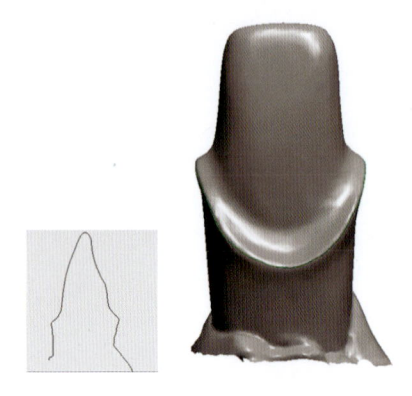

図8　エポキシ支台歯のスキャンデータ。

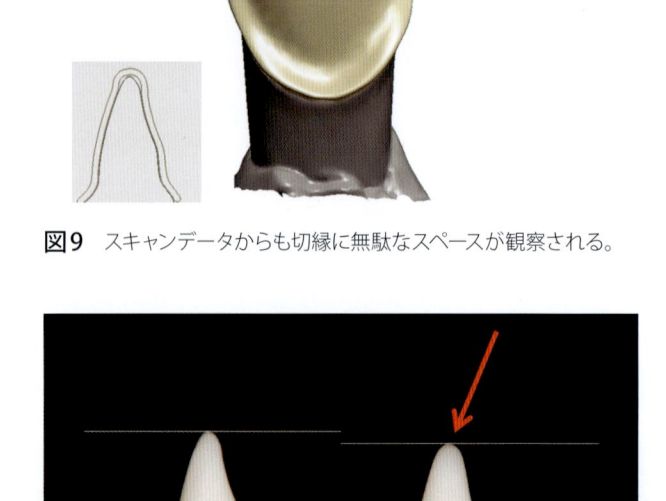

図9　スキャンデータからも切縁に無駄なスペースが観察される。

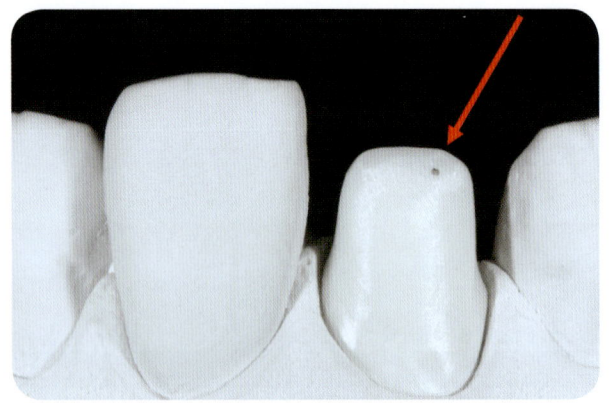

図10　コーピングを形態修正すると穿孔する事態が起こりうる。

図11　右側は、切縁部に厚みと丸みを与えて形成に修正を施したエポキシ支台歯。その結果、支台歯の歯冠長は若干短くなる。

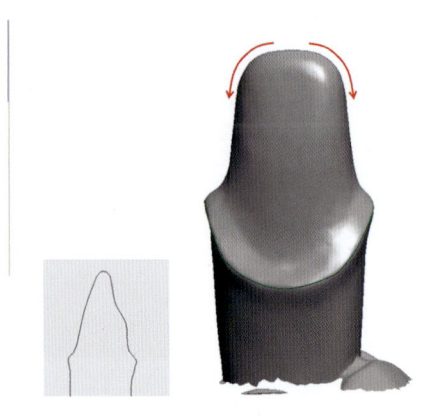

図12　両隣接面隅角にも丸みを与えたほうが、適合性において有利である。

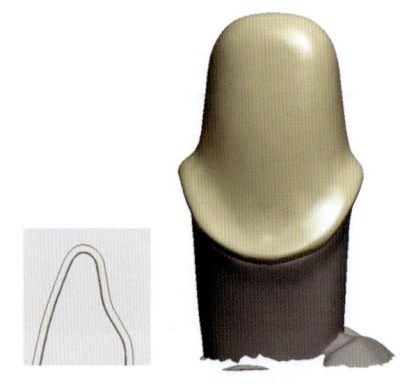

図13　スキャンデータから切縁の厚みを増すことにより、適合性が向上していることが確認できる。

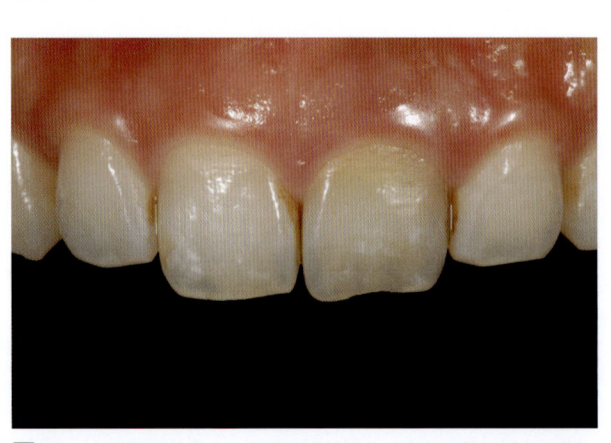

図14　上顎左側中切歯に審美障害を訴えた患者の初診時正面観。

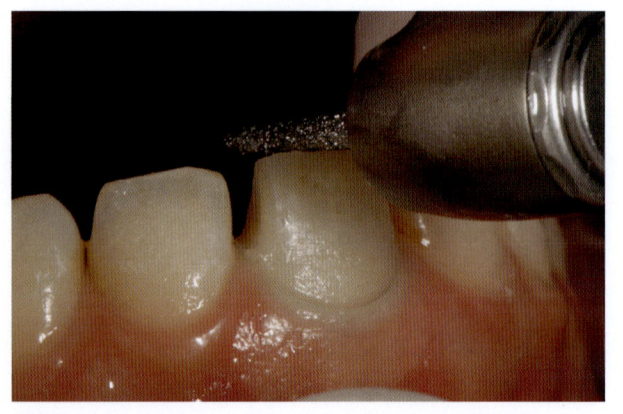

図15　106RDを用いて、切縁を水平方向に約1mm削除する。

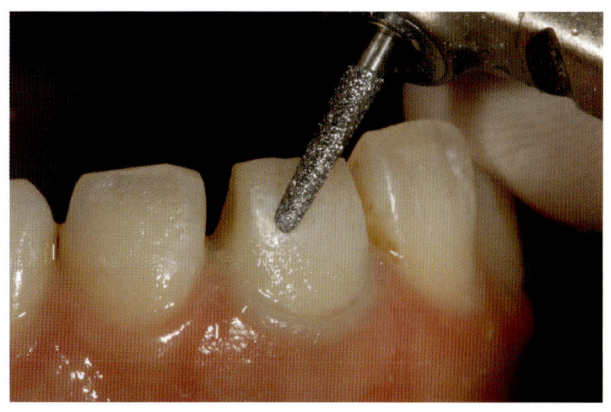

図16 唇側面を2面形成するために、切縁寄りの唇側面に斜めに約1.2mmの深さにガイドグルーブを付与する。

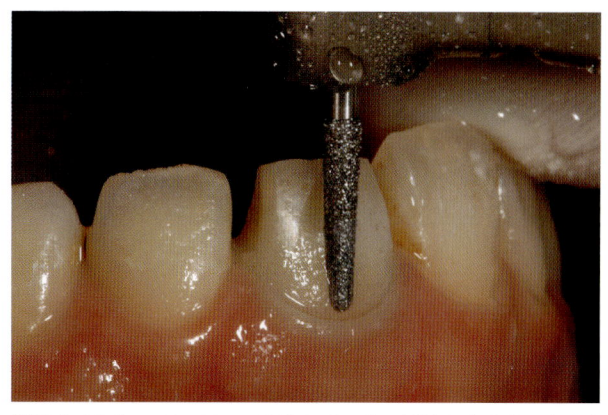

図17 形成のスターティングポイントである近遠心的中央に水平方向へ、歯質内へ約1.2mmバーを沈め込ませる。

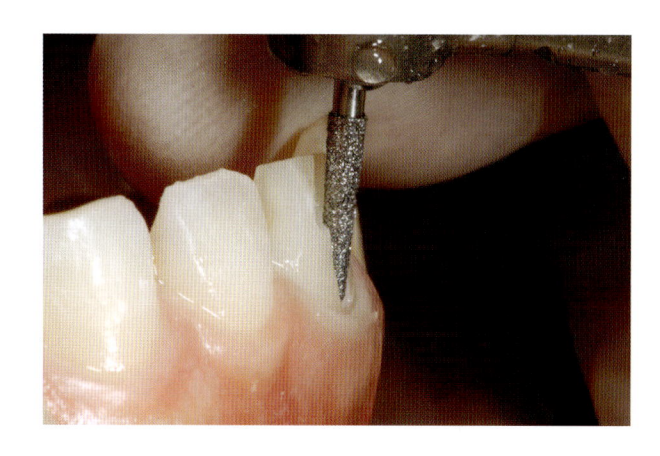

図18 必ず側方から観察し、確実に水平的バーの削除量を確認しなければならない。

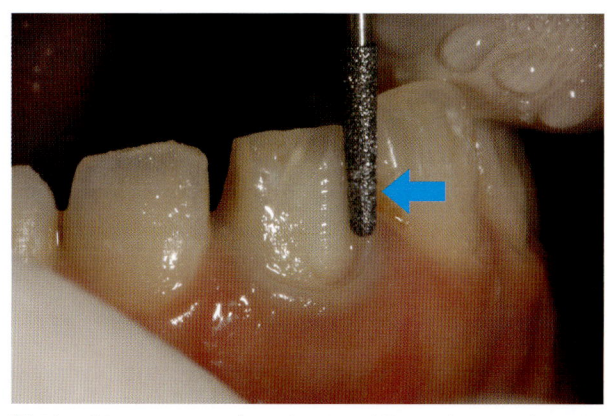

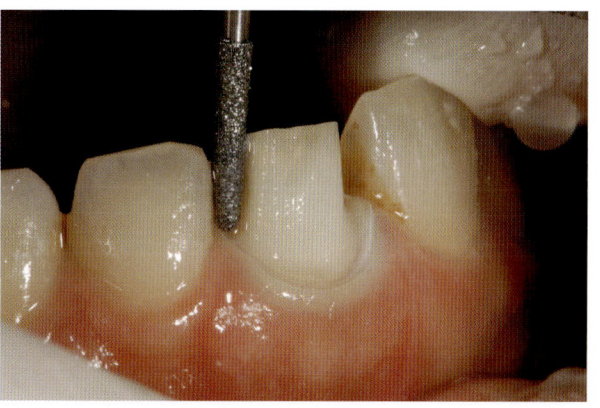

図19、20 スキャロップ最下点から両隣接面に向かってバーを走行させるが、形成量を均一にするため術者の目線はバーの外側（矢印）に向けられ、バーと辺縁歯肉との位置関係を一定に保つようにバーを走行させることが重要である。

を施した。

102Rを用いて両隣接面をスライスカットし、支台歯全周に圧排歯を挿入する。106RD（先端は1.2mm幅）を用いて、切縁を約1.5mm削除する（図15）。従来であれば切縁斜面の角度に平行に削除していたが、CAD/CAMクラウンで補綴する場合は、水平（歯軸に直角）に削除する。唇側面を2面形成するために、切縁寄りの唇側面に斜めに約1.2mmの深さにガイドグルーブを付与する（図16）。

唇側軸面の形成は、近遠心的中央をスターティングポイントとする。すなわち、スキャロップ最下点の低い位置から隣接面の高い位置へバーを走行させる。まず水平方向へ、歯質内へ約1.2mmバーを沈め込ませる（図17）。

支台歯正面からアプローチする前歯部の形成の場合、必ず側方から観察し確実に水平的バーの削除量を確認しなければならない（図18）。

バーの先端はあくまで歯肉縁上でスタートしなければならない。水平方向への削除が十分であれば、遊離エナメル質がガードすることでバーが辺縁歯肉と接触することは決してない。水平方向への形成が不十分であると、場合によってバーが辺縁歯肉と接触し出血を起こすので

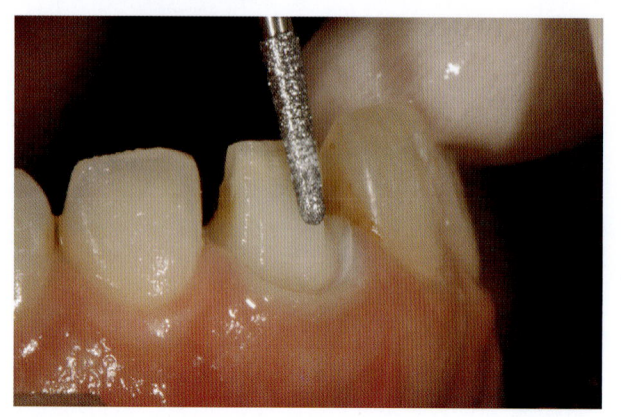

図21　唇側面切縁寄りをガイドグルーブの深さまで2面形成する。

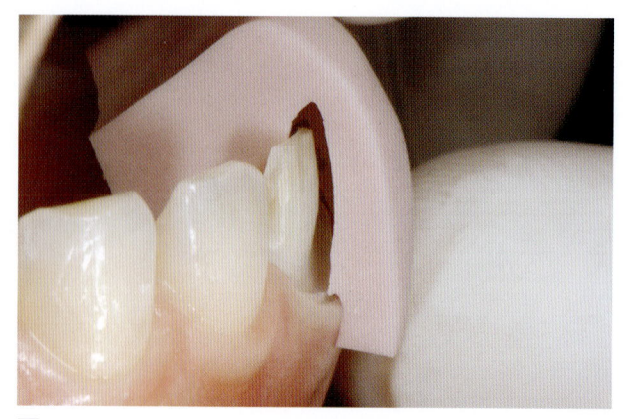

図22　リダクションガイドを用いて、削除量を確認する。

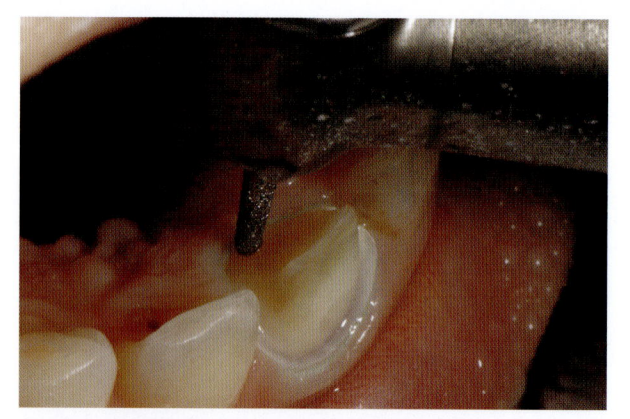

図23　口蓋側歯頚部の形成は唇側面の形成に準ずるが、バーの軸方向は唇側歯頚部の面を参考に決定する。

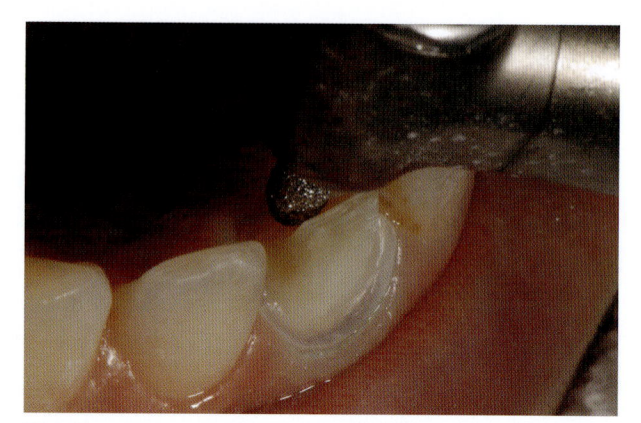

図24　クリアランス確保には、145を用いる。

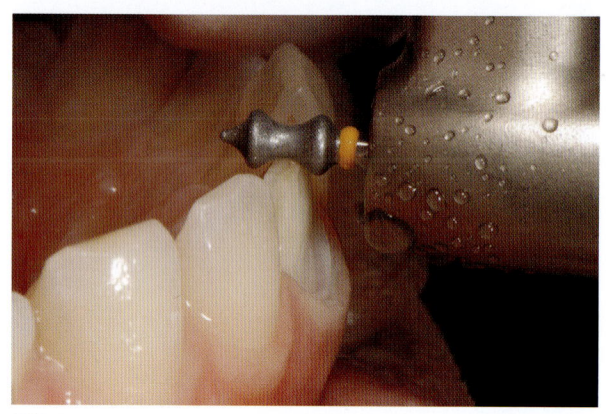

図25　切縁部に1mm以上の厚みと丸みを付与する形成を行う。

注意したい。スキャロップ最下点から両隣接面に向かってバーを走行させるが、形成量を均一にするため術者の目線はバーの外側に向けられ、バーと辺縁歯肉との位置関係を一定に保つようにバーを走行させることが重要である（**図19、20**）。

　隣接面は意識的に歯肉縁下に形成しないように注意する。唇側面切縁寄りをガイドグルーブの深さまで2面形成し（**図21**）、リダクションガイドとして製作されたシリコーンインデックスを用いて削除量を確認する（**図22**）。

　口蓋側歯頚部の形成は唇側面の形成に準ずるが、バー

の軸方向は唇側歯頚部の面を参考に決定する（**図23**）。

　クリアランス確保には、145を用いる（**図24**）。同部位は、先にSF145を用いて形成面を滑沢に仕上げておく。切縁の形成には、今回新しく考案したSF151を用いて、切縁部に1mm以上の厚みと丸みを付与する形成が施されるように設計している（**図25**）。SF106RDを用いて、SF151により得られた切縁の丸みを両隣接面、唇口蓋側面と移行的に調整し、各形成面を滑沢に仕上げる（**図26、27**）。

　最後にSF114を用いて遊離エナメル質を除去しつつ、軸面からスロープドラウンデッドショルダー形態となるように歯軸に対して約45°の角度で、ショルダー面に対する角度を注意しながら遊離エナメル質を除去しつつ、注意深く歯肉縁下にフィニッシュラインを設定する（**図28〜30**）。

　筆者が支台歯形成で最も重要なポイントと位置づけているのが、インスルメントによる形成面の確認である。臨床上ショルダー面のほとんどは天然歯質である。透過性の高い天然歯質は表面反射率が低く、形成面の表面性状を目視確認することは非常に困難である。したがって、フィニッシュラインが連続したスムーズな曲線で形成されているか（**図31、32**）、軸面からフィニッシュライ

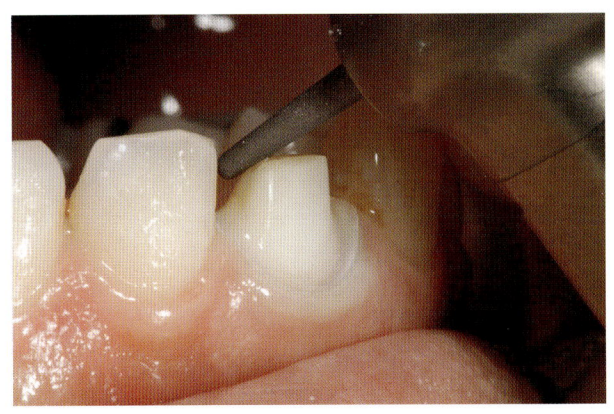
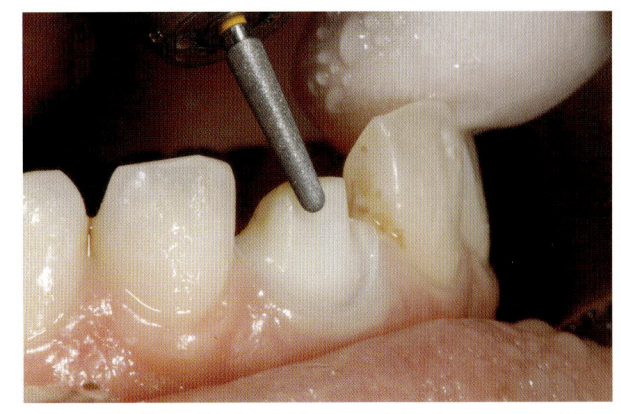

図26、27 SF106RDを用いて、SF151により得られた切縁の丸みを両隣接面、唇口蓋側面と移行的に調整し、各形成面を滑沢に仕上げる。

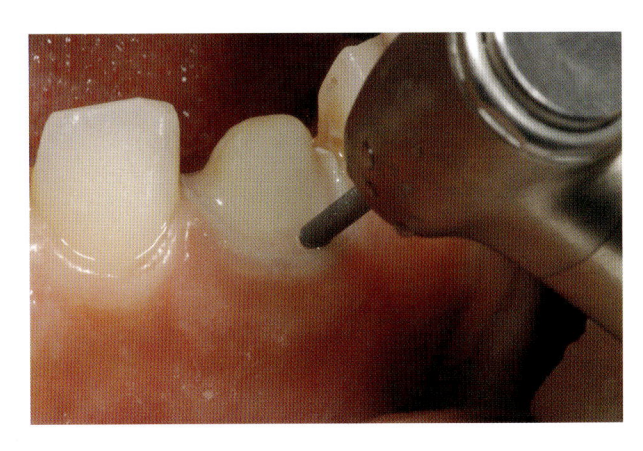
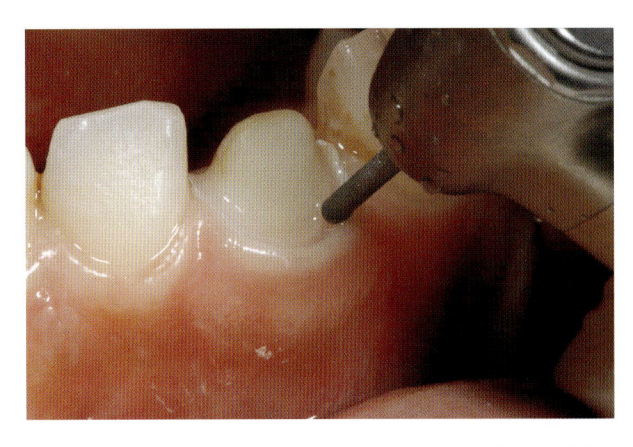
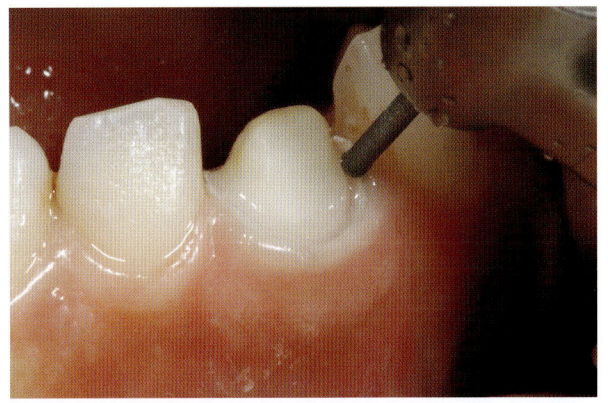

図28〜30 SF114を用いて遊離エナメル質を除去しつつ、軸面からスロープドラウンデッドショルダー形態となるように歯軸に対して約45°の角度で、ショルダー面に対する角度を注意しながら遊離エナメル質を除去しつつ、注意深く歯肉縁下にフィニッシュラインを設定する。

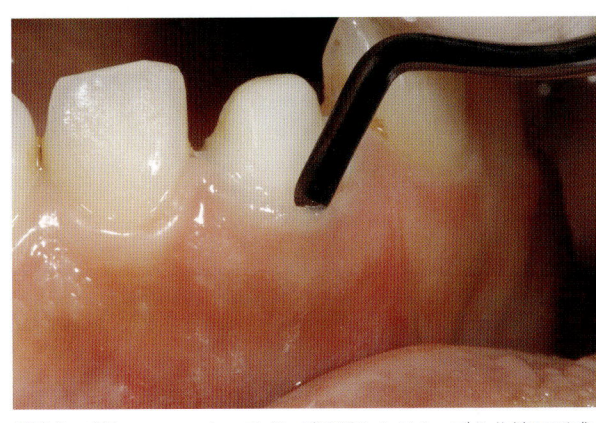
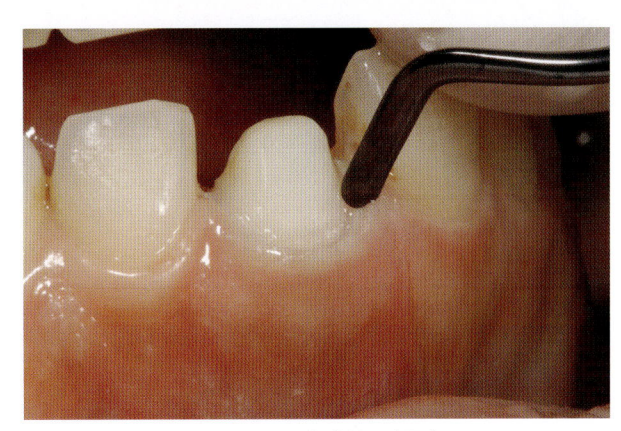

図31、32 フィニッシュラインが連続したスムーズな曲線で形成されているか、インスルメントを用いて手指感覚で確認する。

ンまで移行的に形成できているか（**図33、34**）を手指感覚で確認することが必要である。ショルダー面にステップなどが残存している場合は、SF106RDよりも先端の幅経の大きいSF107RDを用いて修正する（**図35**）。

優れた歯科技工士に天然歯のような美しく自然な修復物を製作してもらううえでの最低限のエチケット、マ

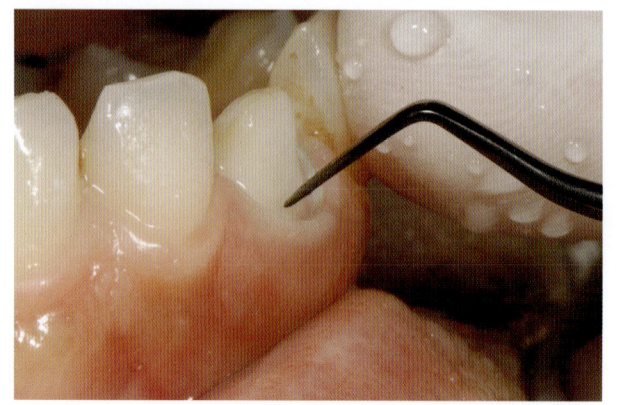

図33、34　軸面からフィニッシュラインまで移行的に形成できているか、インスルメントを用いて手指感覚で確認する。

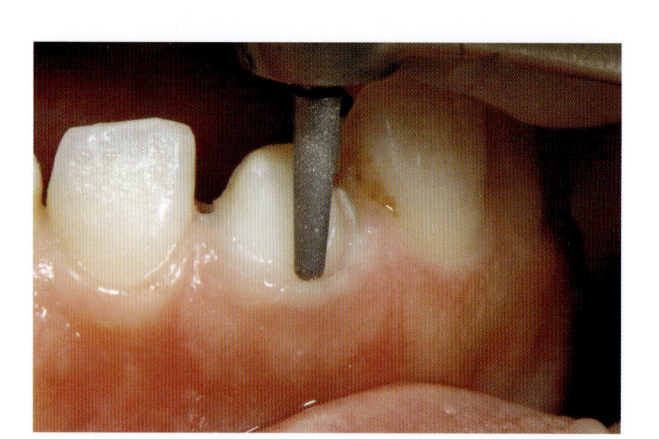

図35　ショルダー面にステップが残存する場合は、SF107RDを用いて修正する。

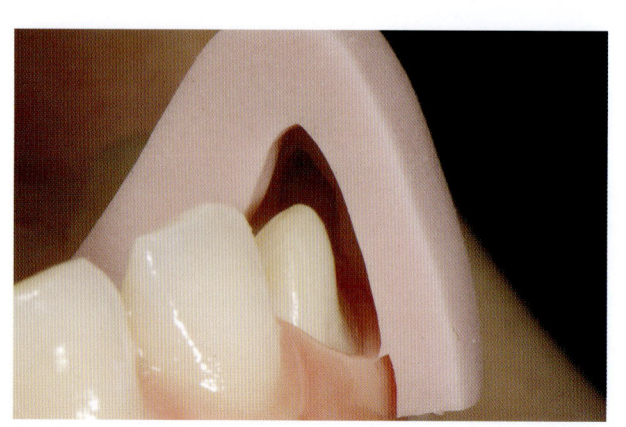

図36　リダクションガイドを用いて唇側面の形成量を確認する。

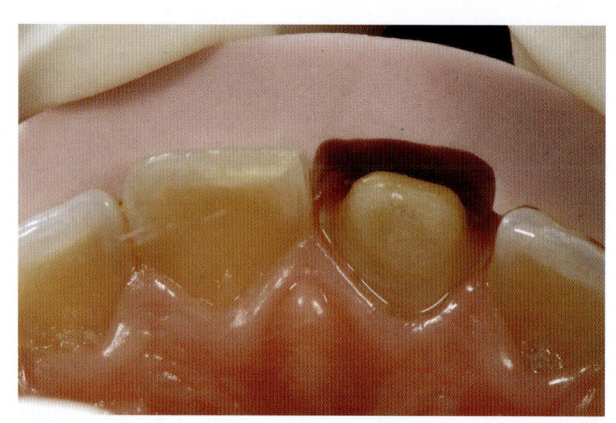

図37　リダクションガイドを用いて唇側近遠心的中央部の形成量を確認する。

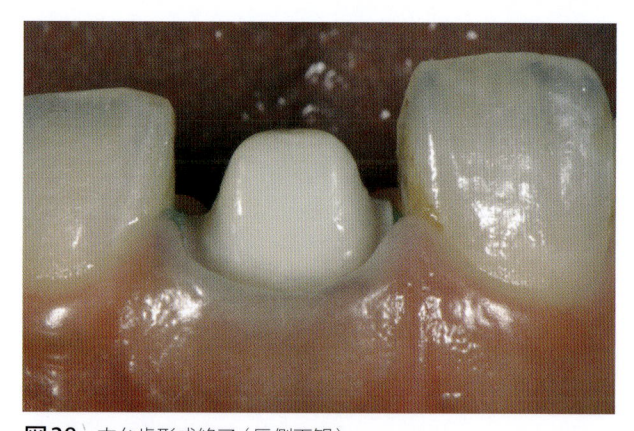

図38　支台歯形成終了（唇側面観）。

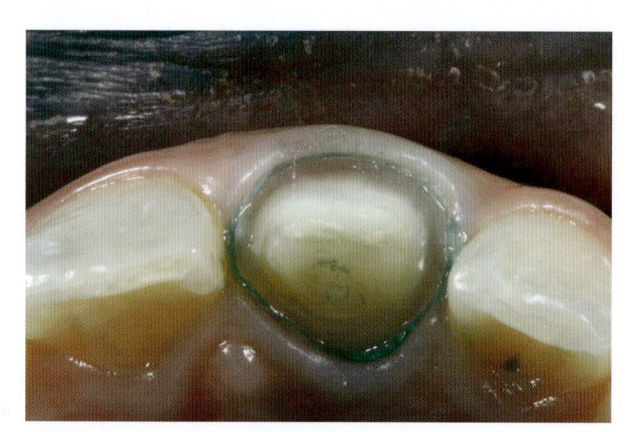

図39　支台歯形成終了（切縁観）。

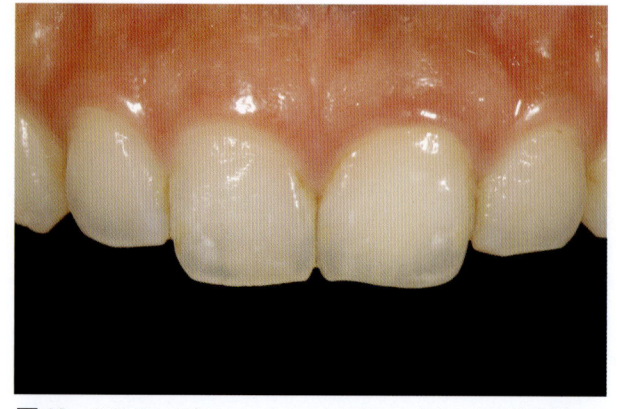

図40　CAD/CAMジルコニアオールセラミッククラウン装着後の正面観。

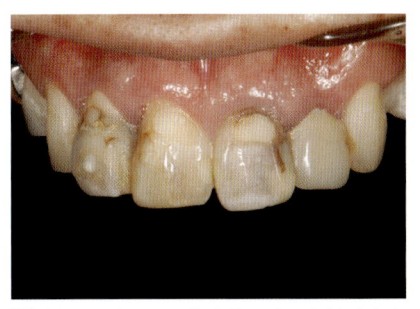

図41 レジンの不良充塡により審美障害を訴えて来院された患者の初診時正面観。

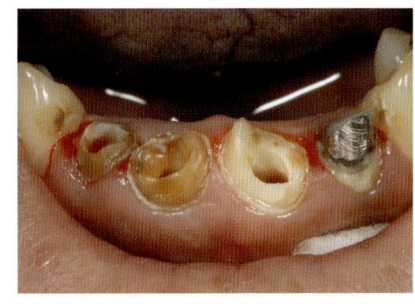

図42 乳頭部に慢性的炎症反応が観察される。

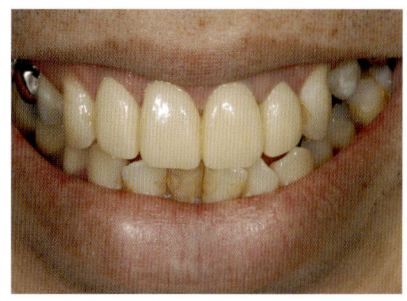

図43 インサイザルエッジポジションとスマイルラインを決定したプロビジョナルレストレーションを装着する。

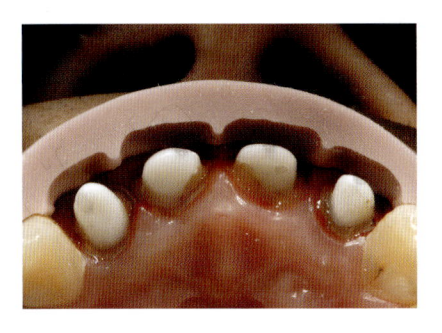

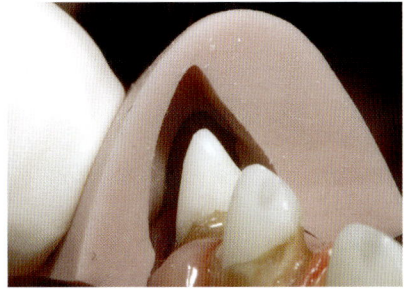

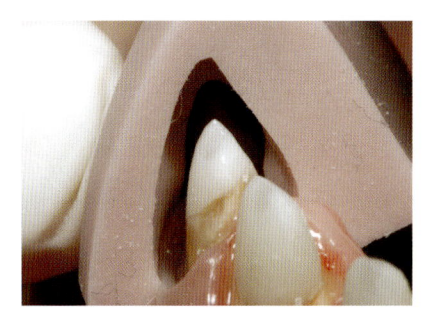

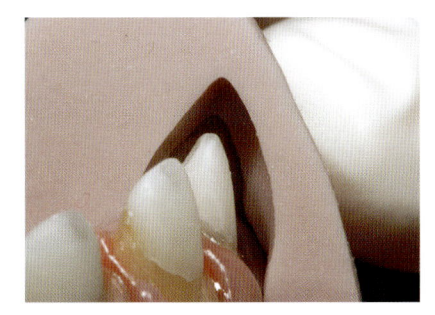

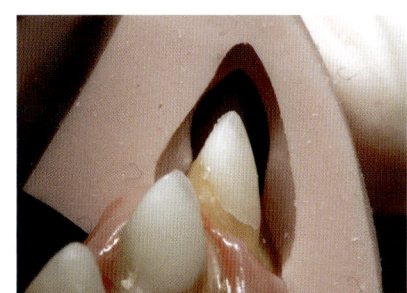

図44～48 プロビジョナルレストレーションから得られたリダクションガイドにより、マテリアルの十分なスペースを目視確認する。

ナーである。筆者も含めて自分の形成面を石膏模型上で確認し、愕然とした経験をおもちの歯科医師も少なくないはずである。己の支台歯形成を棚に上げて修復物が支台歯上でルーズフィットであるとそのシステムを信用しなくなり、形態や色調が悪いからといって歯科技工士を批判するのは本末転倒である。支台歯形成は補綴治療のスタートである。もっと襟を正すべきであろう。

リダクションガイドを用いて形成量を確認し（**図36、37**）、支台歯形成を終了する（**図38、39**）。**図40**にジルコニアクラウン装着後の正面観を示す。色調の調和および左右スキャロップフォームの対称性が得られた。

上顎前歯部症例

レジンの不良充塡により審美障害を訴えて来院された患者の初診時正面観を**図41**に示す。左側側切歯にはテンポラリークラウンが装着されていた。4歯とも失活歯

であった。プロビジョナルレストレーションのために不良充塡物を除去したところ、乳頭部に慢性的炎症反応が観察される（**図42**）。

インサイザルエッジポジションとスマイルラインを決定したプロビジョナルレストレーションを装着し（**図43**）、下部鼓形空隙を徹底的にインターデンタルブラシで清掃してもらう。

歯周組織の成熟を待ち、プロビジョナルレストレーションから得られたリダクションガイドによりマテリアルの十分なスペースを目視確認しながら（**図44～48**）支台歯形成を終了する（**図49**）。作業用模型上で形成面が滑沢に仕上げられているか確認する（**図50、51**）。切縁隅角に厚みと丸みを付与することにより、スキャンデータからも支台歯とジルコニアコーピングの良好な適合状態が確認できる（**図52～57**）。

CAD/CAMシステムによるクラウンの適合精度の可否は、支台歯形成に左右されると言える。ジルコニアクラウン装着後10カ月後の状態を**図58～61**に示す。

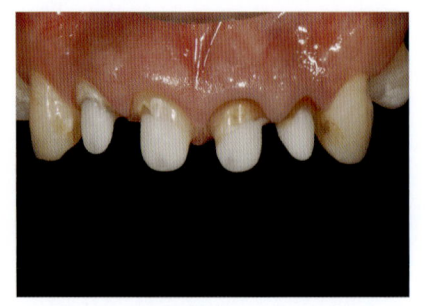

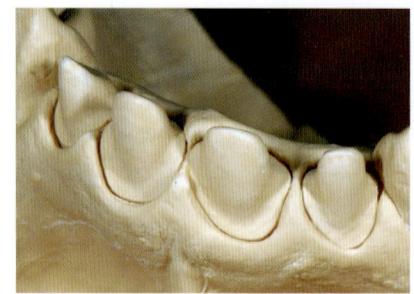
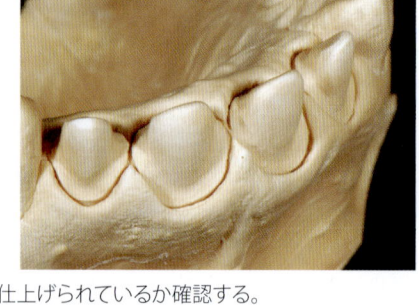

図49　支台歯形成が終了した正面観。

図50、51　作業用模型上で形成面が滑沢に仕上げられているか確認する。

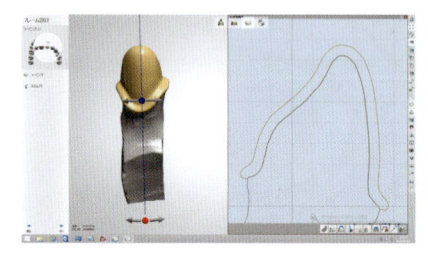
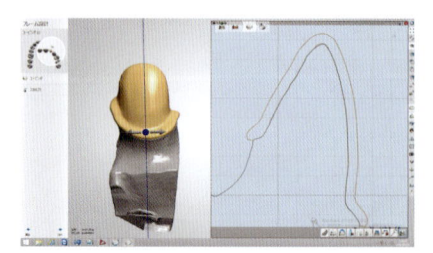
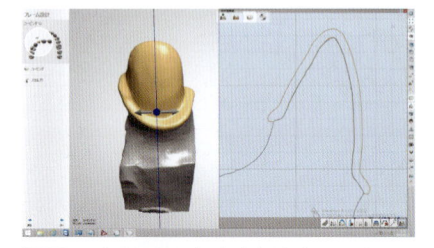

図52　右側中切歯近遠心中央のスキャンデータ。

図53　左側中切歯近遠心中央のスキャンデータ。

図54　左側側切歯近遠心中央のスキャンデータ。

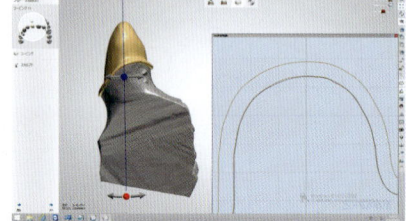
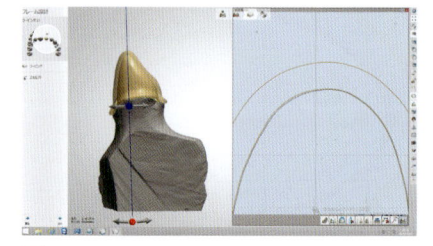

図55　右側側切歯近遠心中央のスキャンデータ。

図56　右側中切歯近遠心切縁隅角のスキャンデータ。

図57　左側中切歯近遠心切縁隅角のスキャンデータ。

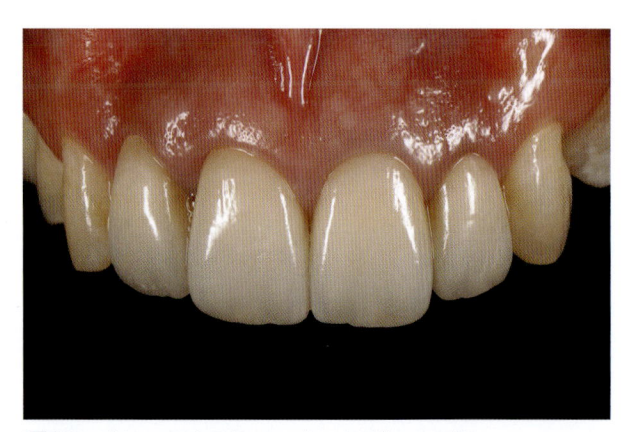
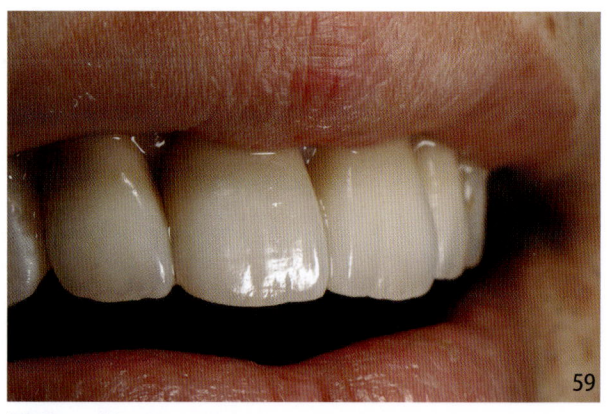

図58　ジルコニアクラウンセット10カ月後の正面観。

図59〜61　同、口元。

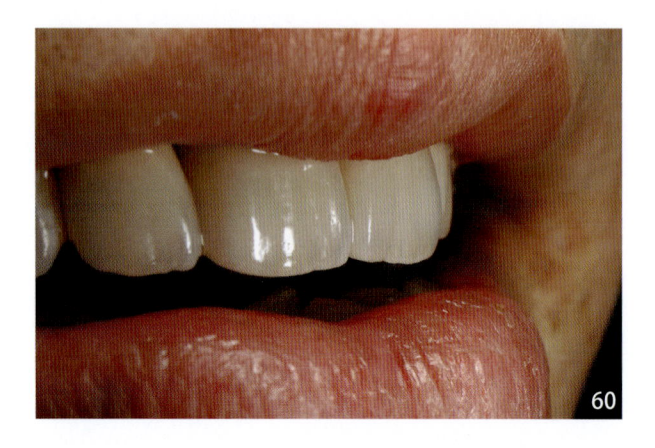
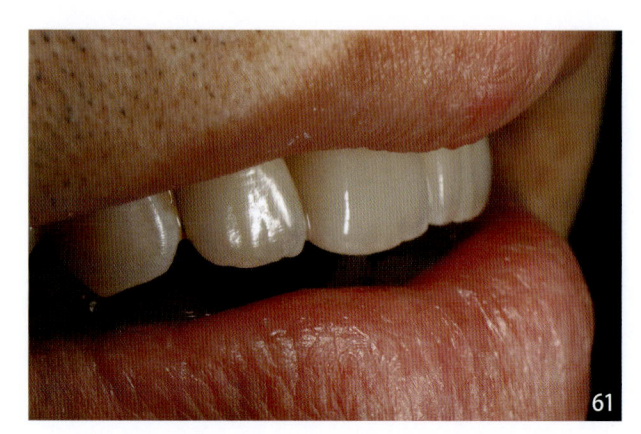

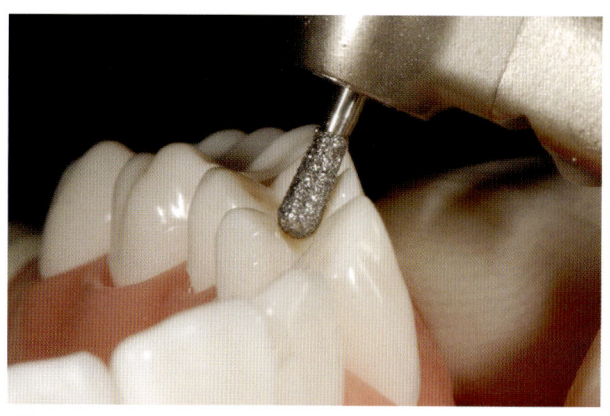

図62 与えるべき咬頭傾斜よりも急角度になるようにバーの傾きを設定し、頬側内斜面を265にて形成する。

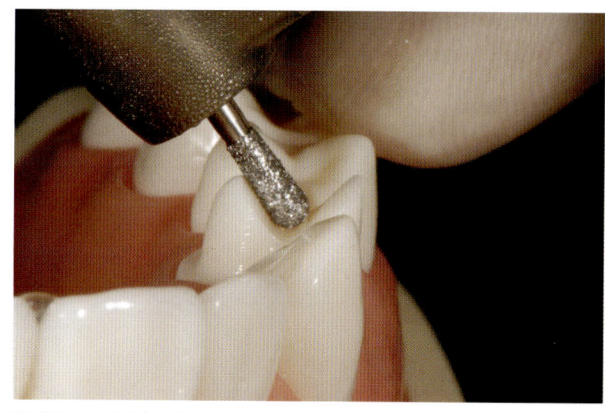

図63 口蓋側内斜面を形成する。

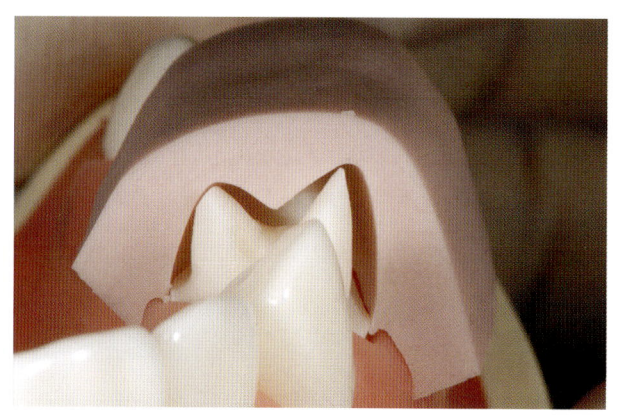

図64 リダクションガイドを用いて、小窩付近の十分なクリアランスを確認する。

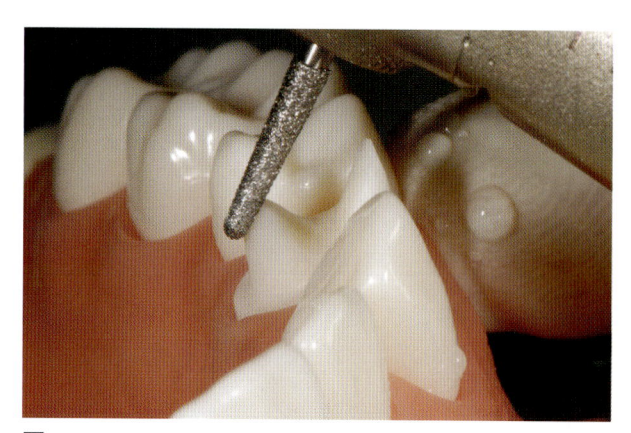

図65 機能咬頭外斜面を2面形成する。

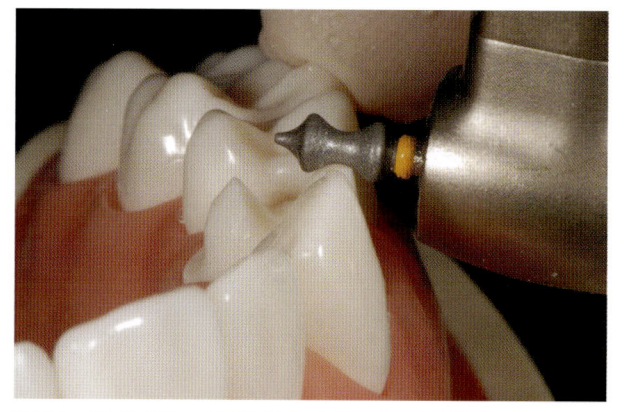

図66 SF151を用いて頬側咬頭の厚みと丸みを付与する。

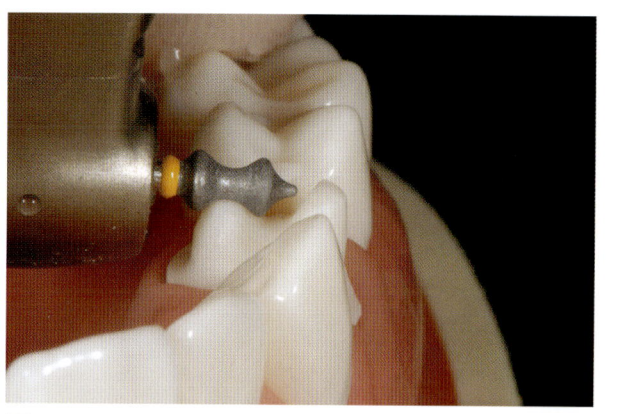

図67 SF151を用いて口蓋側咬頭の厚みと丸みを付与する。

小臼歯部の支台歯形成

　軸面の形成は前歯部に準ずるが、咬合面の形成には265、SF265を用い、与えるべき咬頭傾斜よりも急角度になるようにバーの傾きを設定し、頬側内斜面（**図62**）と口蓋側内斜面（**図63**）を削除する。リダクションガイドを用いて、小窩付近の十分なクリアランスを確認する（**図64**）。機能咬頭外斜面を2面形成し（**図65**）、SF151を用いて頬側咬頭、口蓋側咬頭の厚みと丸みを付与する（**図66**、**67**）。SF106RDを用いて、SF151により得られた切縁の丸みを頬口蓋側面、両隣接面と移行的に調整し、各形成面を滑沢に仕上げる（**図68**、**69**）。咬合面と隣接軸面との線角に丸みを与えるためにはSF151の先端部を用いる（**図70**）。リダクションガイドを用いて（**図71**）、形成を終了する。線角を残さず、丸みをもった形成面に仕上げることが重要である。

第Ⅰ部　保険診療の「CAD/CAM冠」の今

第Ⅱ部　自費診療の「CAD/CAM」の今

第Ⅲ部　CAD/CAMシステムによる臨床応用・技工術式（S-WAVEを中心に）

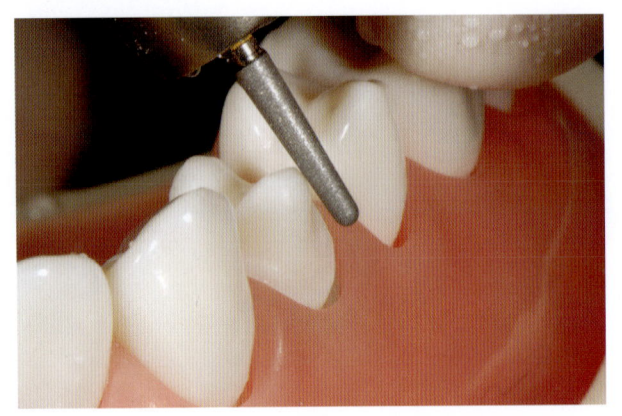

図68　SF151により得られた切縁の丸みを頬口蓋側面と移行的に調整し、各形成面を滑沢に仕上げる。

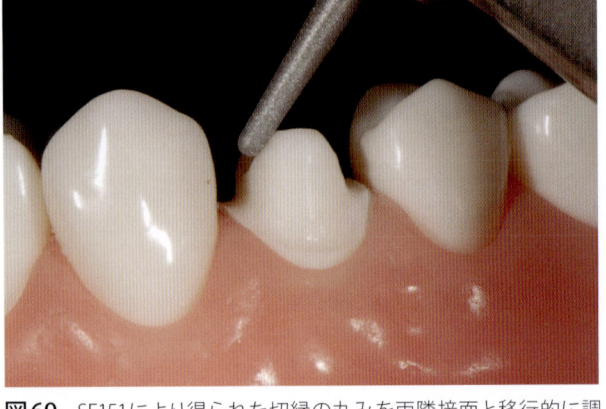

図69　SF151により得られた切縁の丸みを両隣接面と移行的に調整し、各形成面を滑沢に仕上げる。

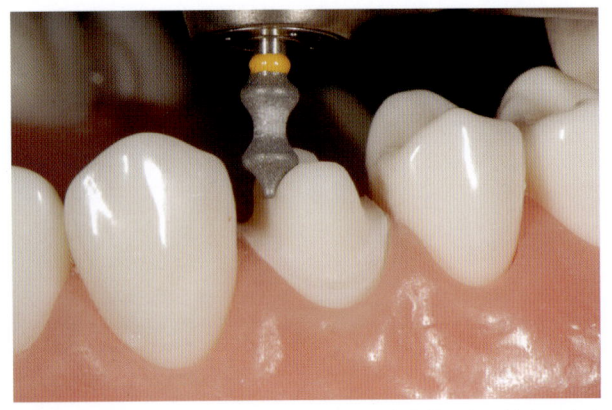

図70　SF151の先端部を用いて咬合面と隣接軸面との線角に丸みを与える。

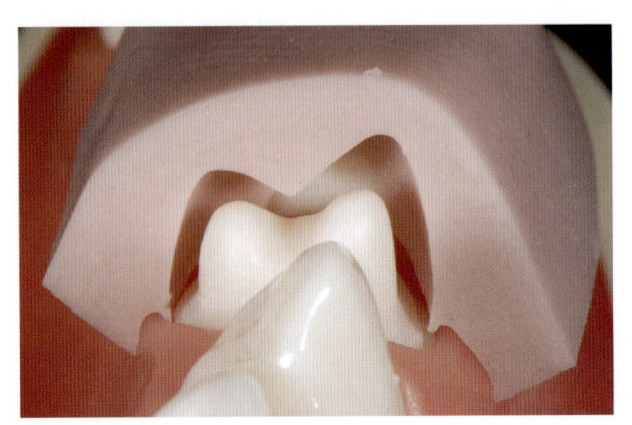

図71　リダクションガイドを用いて形成を終了する。線角を残さず、丸みをもった形成面に仕上げることが重要である。

小臼歯部症例

　上顎右側第一小臼歯に、日々の臨床においてたびたび遭遇する咬頭傾斜のないフラットな咬合面形態のクラウンが装着されている（**図72**）。色調においても反射率の高い彩度の低い状態であった。なぜこのような形態、色調のクラウンが製作されたか製作者である歯科技工士を責めるのではなく、支台歯形態を確認する必要がある。生活歯であるとの理由からか、咬合面の形成量が極端に少ないことがわかる（**図73**）。さらに、頬側、口蓋側マージン部の形成量も極端に少ない。その割に、軸面のテーパーが大きく、最終外形から逆算した支台歯形成とはとうてい思えない状態であった。生活歯であっても、インレー形成の場合は、小窩裂溝部に十分なボックス形成が行われるのに対して、クラウンの形成となると躊躇してしまうようである。歯の解剖を理解していれば、生活歯でも必要かつ十分な形成は行える。

　改めて、CAD/CAMクラウン用の形成を施した（**図74**）。頬側、口蓋側マージン部には、十分なショルダー幅を付与し、軸面のテーパーも適切に修正し、小窩裂溝部にも十分なクリアランスを与えた。加えて、隅角部に十分な厚みと丸みを付与した。**図75**に完成した理想的な形態のクラウンを示す。口腔内に装着された状態を**図76、77**に示す。患者が違和感を感じない高くないクラウンを装着しても、決して機能回復にはならない。

CAD/CAM クラウンの臨床例

上顎両側中切歯症例

　両側中切歯に不良修復物が装着されていることにより審美障害を訴えて来院された患者の初診時正面観を示す（**図78**）。右側中切歯が口蓋側へ転位していることから、唇側のジンジバルレベルが非対称となっている。このままでは、審美性の獲得は得られないため、右側中切歯のプロビジョナルレストレーション唇側歯頚部はややオーバーカントゥアな形態とし、辺縁歯肉を根尖側へ意図的に退縮させ、左右のジンジバルレベルが揃った時点で支台歯形成を終了する（**図79**）。

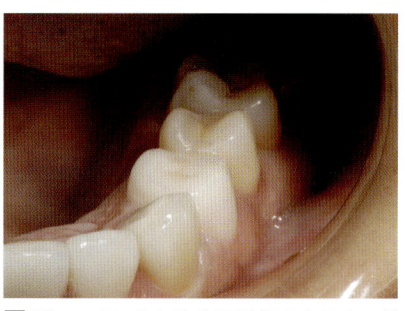

図72 フラットな咬合面形態のクラウンが装着されている。

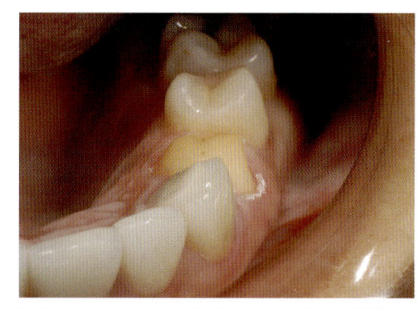

図73 クラウンを除去した支台歯の状態。

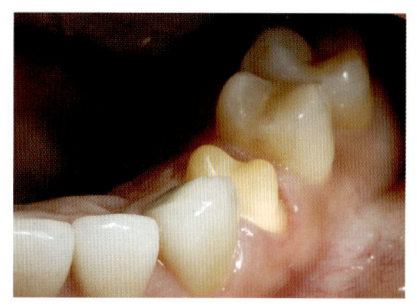

図74 CAD/CAMクラウン用の支台歯形成を施した状態。

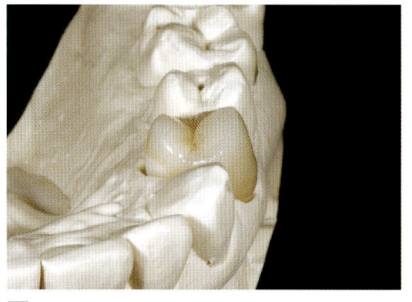

図75 完成したジルコニアクラウン。

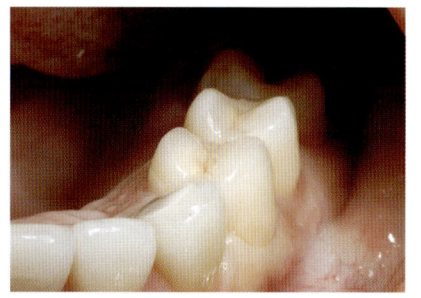

図76、77 色調、形態ともに第二小臼歯に調和した補綴が終了した状態。

図78 両側中切歯に不良修復物が装着されていることにより審美障害を訴えて来院された患者の初診時正面観。
図79 左右のジンジバルレベルが揃った時点で支台歯形成終了。

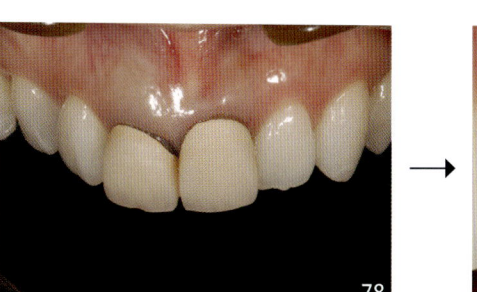

図80 ジルコニアクラウン装着直後の正面観。
図81 同、1年後の正面観。

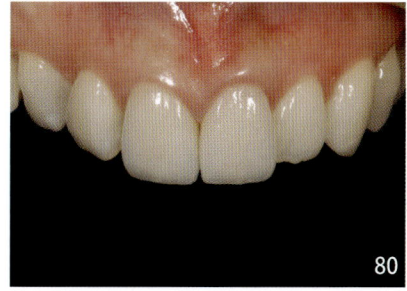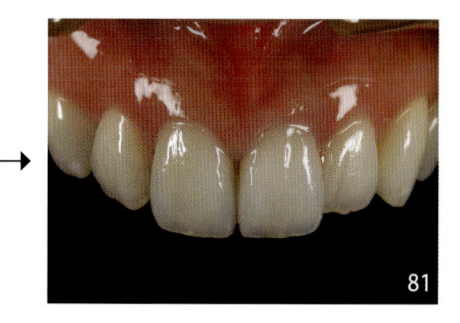

ジルコニアクラウンを装着した直後の正面観を**図80**に、1年後の正面観を**図81**に示す。ジンジバルレベルの対称性、辺縁歯肉の安定が得られている。

上顎大臼歯症例

上顎右側第一大臼歯に全部金属冠が装着されている患者の初診時の状態を**図82、83**に示す。メタルのダウエルコアを除去し、ファイバーポストコアにて築造し、支台歯形成が終了した状態を**図84**に示す。プロビジョナルレストレーション装着後の状態を**図85**に示す。

機能的・解剖学的形態のプロビジョナルレストレーションをチェアサイドで製作しなければ、咬合面のクリアランスを把握することはできないと考える。ジルコニアクラウン装着後6カ月の状態を**図86、87**に示す。

下顎前歯部の補綴矯正症例

下顎前歯部の叢生により審美障害を訴えて来院した患者の初診時正面観を**図88**に示す。右側側切歯は便宜抜髄後、歯軸方向を是正した築造を施し、辺縁歯肉は左右対称となるようにレーザーにて処置を施した（**図89**）。

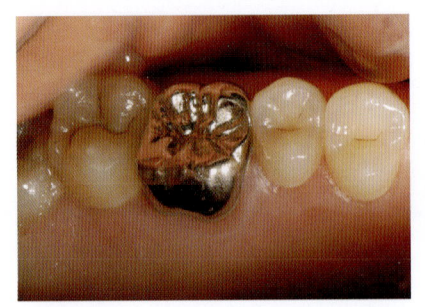

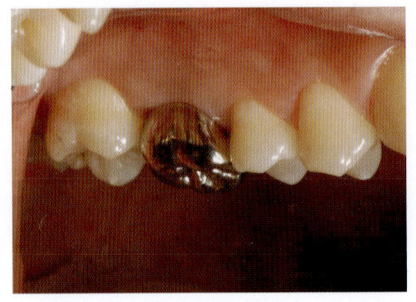

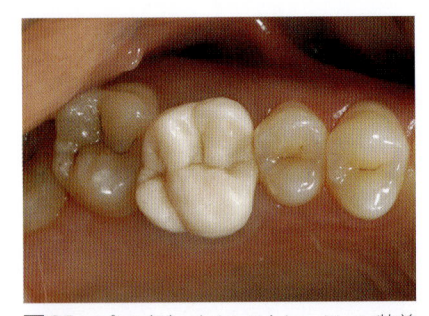

図82、83　上顎右側第一大臼歯に全部鋳造冠が装着されている初診時の状態。

図84　支台歯形成終了後の状態。

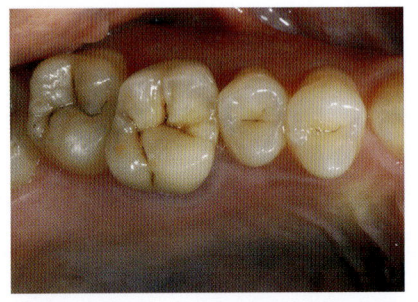

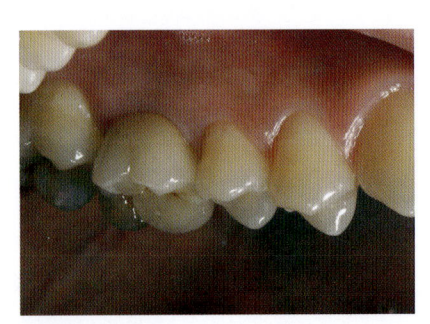

図85　プロビジョナルレストレーション装着後の状態。

図86、87　ジルコニアクラウン装着6カ月後の状態。

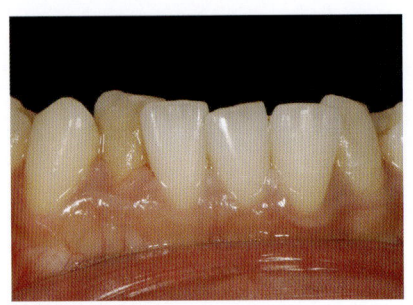

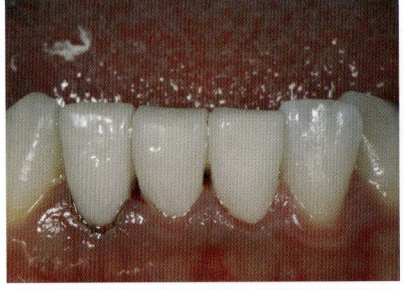

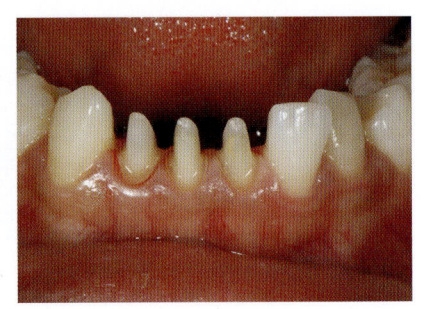

図88　下顎前歯部の叢生により審美障害を訴えて来院した患者の初診時正面観。

図89　両側中切歯および右側側切歯にプロビジョナルレストレーションを装着し、右側側切歯唇側辺縁歯肉はレーザー処置を施した。

図90　支台歯形成終了後の状態。

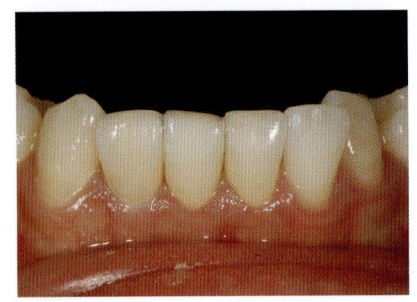

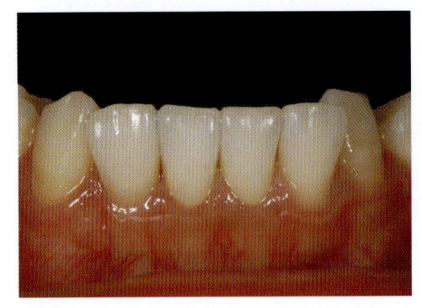

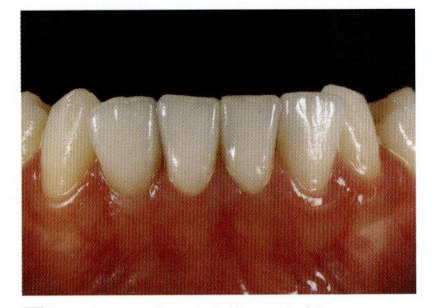

図91　硬質レジンのプロビジョナルレストレーションに置き換え、さらなる歯肉の成熟を図る。

図92　ジルコニアクラウン装着後正面観。

図93　同、1年6カ月後の正面観。

レーザー処置後、約3週間後に歯肉の成熟を待って支台歯形成を施す（**図90**）。硬質レジンのプロビジョナルレストレーションに置き換え、さらなる歯肉の成熟を図る（**図91**）。ジルコニアクラウン装着後正面観を**図92**に、装着1年6カ月後の正面観を**図93**に示す。ジンジバルレベルの対称性、辺縁歯肉の安定が得られている。

上顎両側中切歯症例

　両側中切歯にメタルボンドクラウンが装着されており、色調と形態による審美障害を訴えて来院された患者の初診時正面観を**図94**に示す。右側側切歯が先天的欠損であることから、両側中切歯の歯軸方向が右側下方へ傾斜している（**図95**）。左側中切歯の辺縁歯肉を根尖側へ意図的に退縮させるために、硬質レジンのプロビ

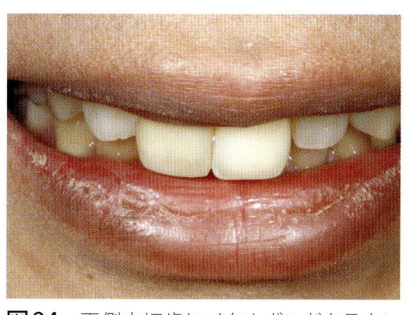

図94 両側中切歯にメタルボンドクラウンが装着されており、色調と形態による審美障害を訴えて来院された初診時正面観。

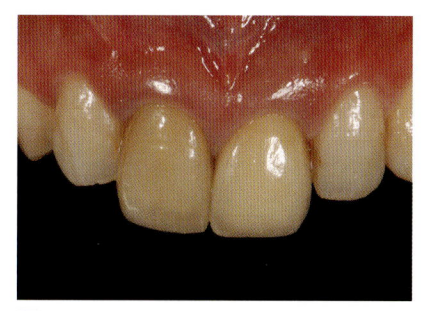

図95 右側側切歯が先天的欠損であることから、両側中切歯の歯軸方向が右側下方へ傾斜している。

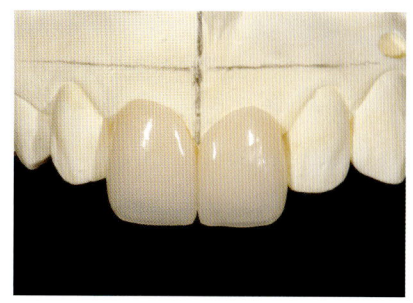

図96 左側中切歯の辺縁歯肉を根尖側へ意図的に退縮させるために、硬質レジンのプロビジョナルレストレーションを製作する。

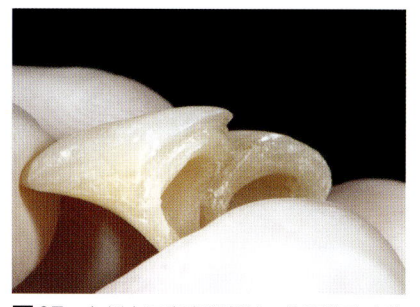

図97 左側中切歯歯頚部は、生理的許容範囲でオーバーカントゥアに調整する。

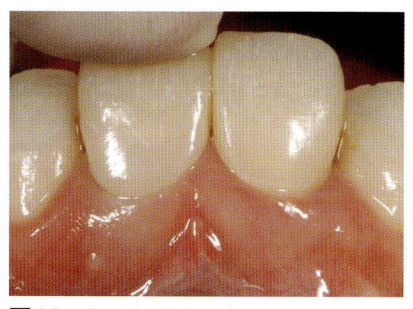

図98 貧血帯の消失具合によりカントゥアを調整する。

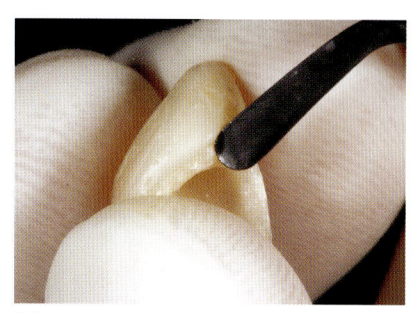

図99 1週に1度のペースで少しずつレジンを添加する。

図100 徐々に辺縁歯肉を根尖側へ移動させる。

図101 ジンジバルレベルが揃った時点で、支台歯形成を終了する。

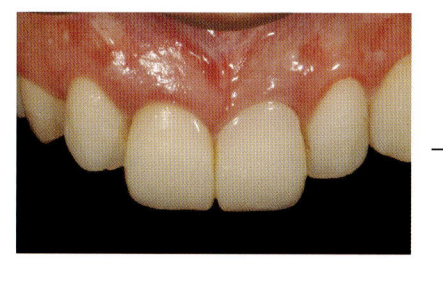

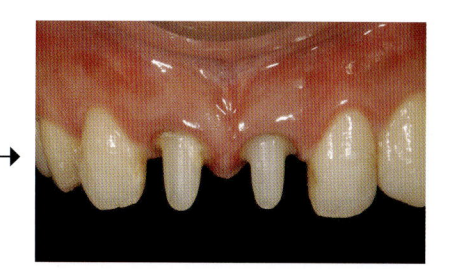

図102 ジルコニアクラウン装着2年7カ月後の正面観を示す。

図103 同、口元を示す。

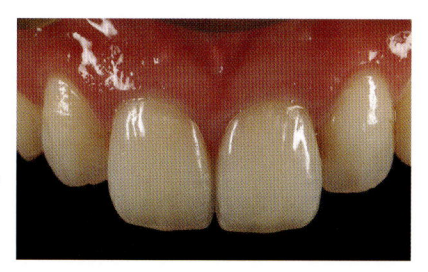

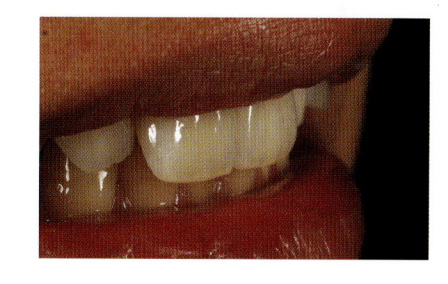

ジョナルレストレーションを製作する（**図96**）。左側中切歯歯頚部は、生理的許容範囲でオーバーカントゥアに調整する（**図97、98**）。歯肉のリバウンド圧による脱離を防ぐ目的から、プロビジョナルレストレーションは連結する。1週に1度のペースでレジンを添加しながら（**図99**）、徐々に辺縁歯肉を根尖側へ移動させる（**図100**）。ジンジバルレベルが揃った時点で、支台歯形成を行う（**図101**）。

　図102、103にジルコニアクラウン装着2年7カ月後の正面観・口元を示す。ジンジバルレベルの調和は維持し、歯周組織も安定している。

上顎前歯部片側症例

　上顎右側中切歯、側切歯に不良修復物が装着されていることによる審美障害を訴えて来院された患者の初診時正面観を**図104**に示す。歯根の変色が著しいものの、セメント‐エナメル境（CEJ）付近のインターナルブリーチングは、内部吸収の危険性が懸念されることから、漂白をせずにメタルのダウエルコアをファイバーポストコアに置き換え、歯肉溝の範囲内で若干深めにフィニッシュラインを設定した支台歯形成を行った（**図105**）。リダクションガイドによるマテリアルのスペースを十分確保した支台歯形成が求められる（**図106〜108**）。

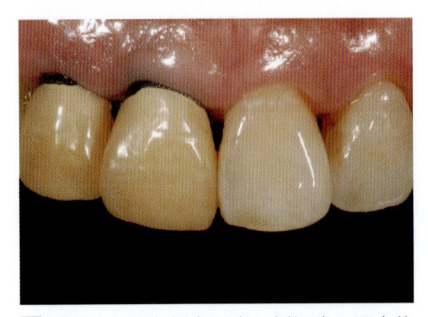

図104　上顎右側中切歯、側切歯に不良修復物が装着されていることによる審美障害を訴えて来院された患者の初診時正面観。

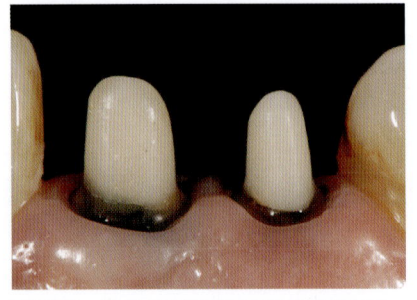

図105　歯肉溝の範囲内で若干深めにフィニッシュラインを設定した支台歯形成を行った。

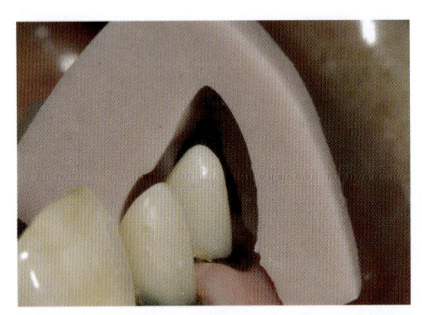

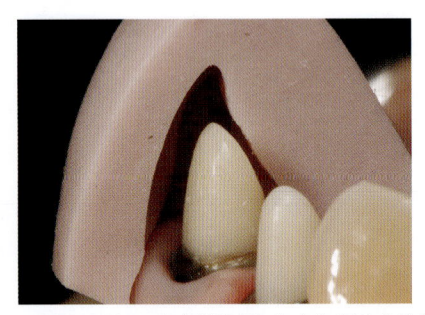

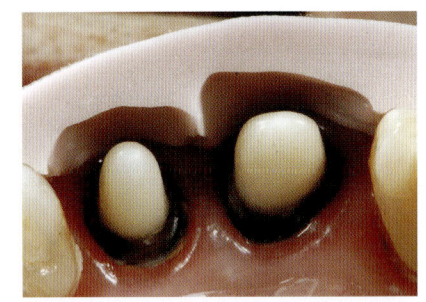

図106 〜 108　リダクションガイドによるマテリアルのスペースを十分確保した支台歯形成が求められる。

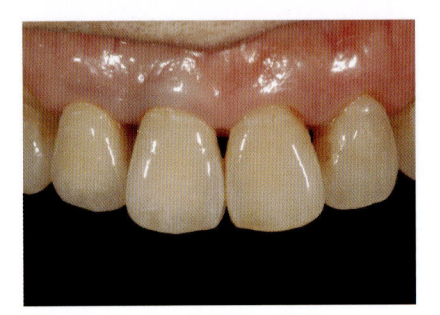

図109　クラウン装着後の正面観。

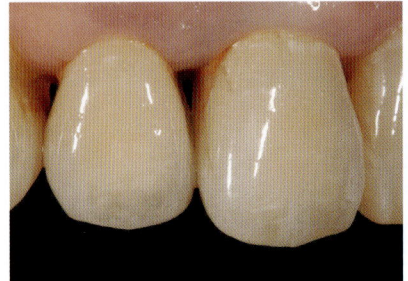

図110　クラウン装着後の側方面観。

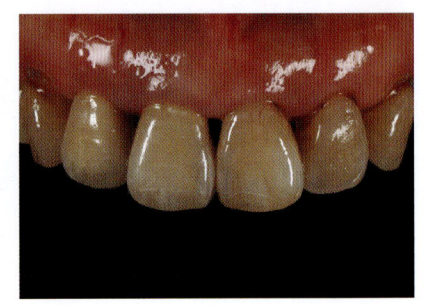

図111　クラウン装着5年7カ月後の正面観。

　ジルコニアクラウン装着後の状態を**図109、110**に示す。**図111**は、クラウン装着5年7カ月後の正面観である。クラウン、歯周組織共に安定している。

上顎前歯部補綴矯正症例

　上顎両側側切歯が口蓋側へ転位し、両側中切歯とともに失活による変色により審美障害を訴えて来院された患者の初診時正面観ならびに切縁観を**図112 〜 115**に示す。両側中切歯の歯冠長も短く、スマイルラインに調和が得られていない。

　補綴矯正治療を目的に、可及的に残存歯質を残すようにコアの形成を行い（**図116**）、プロビジョナルレストレーションを装着した（**図117**）。術前よりも歯冠長を長めに設定し、スマイルラインの調和を図る（**図118**）。前歯部の多数歯補綴においては、スマイルライン、発語、アンテリアガイダンスを参考にインサイザルエッジポジションの決定が必須である。作業用模型上でマテ

リアルのスペースを再確認する（**図119**）。両側側切歯唇側歯頸部のマージンはオベイト型ハーフポンティック形態とするため、作業用模型の同部位を削合し、プレスセラミックス材料に置き換えるためにジルコニアコーピング上にワックスを添加する（**図120**）。ハーフポンティック基底部に流れ込む余剰セメントを除去するためのフロス挿入溝を付与する（**図121**）。

　右側側切歯唇側歯槽骨は水平的な吸収があり、歯冠長が長くなることから、辺縁歯肉を歯冠側にクリーピングさせるように唇側歯頸部のカントゥアはアンダーめのプロファイルとする。一方、左側側切歯唇側歯頸部のカントゥアは若干オーバーめなプロファイルとする（**図122**）。ハーフポンティック部に皮膚鉛筆によりマーキングし（**図123**）、浸潤麻酔下でダイヤモンドバーにより整形する（**図124**）。右側の同部位は粘膜にあまりプレッシャーを与えないように調整する（**図125**）。レーザーにて止血を行い（**図126**）、左側の調整を行う（図

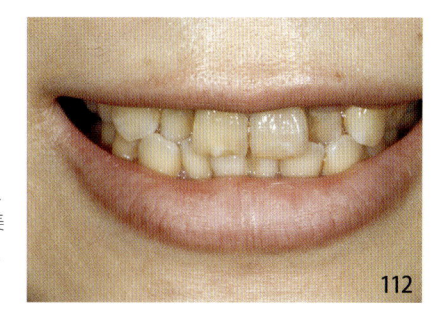

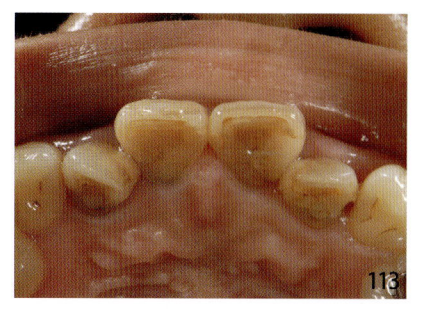

図112　上顎両側側切歯が口蓋側へ転位し、両側中切歯とともに失活による変色により審美障害を訴えて来院された患者の初診時正面観。
図113　同、切縁観。

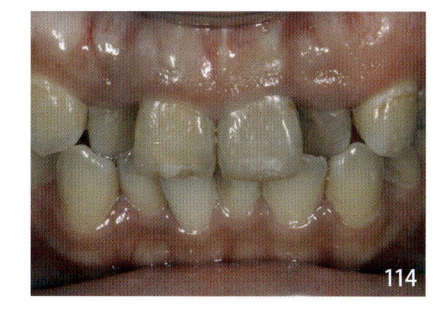

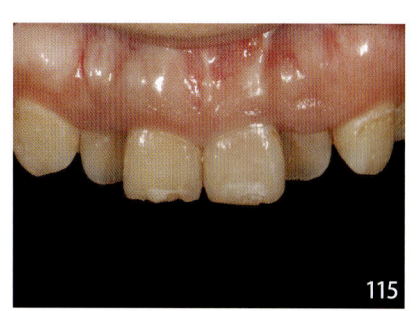

図114　同、正面観。
図115　同、正面観。

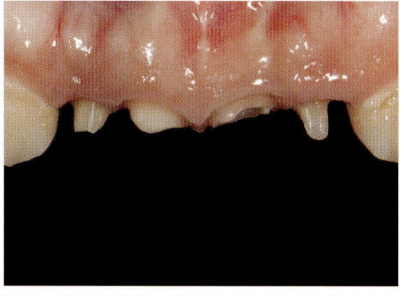

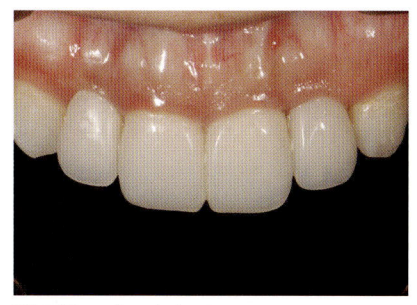

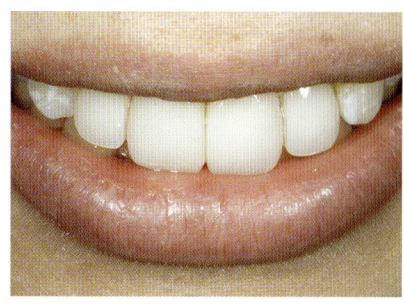

図116　可及的に残存歯質を残すようにコアの形成を行う。

図117　プロビジョナルレストレーションの装着。

図118　スマイルラインの調和を図る。

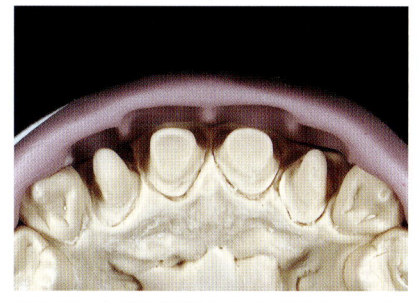

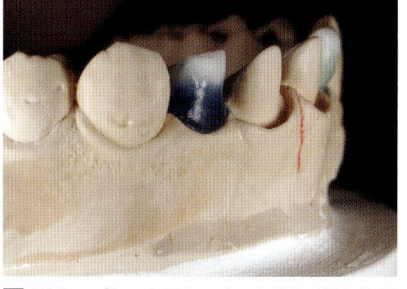

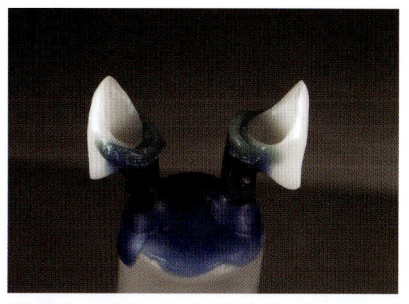

図119　作業用模型上でマテリアルのスペースを再確認する。

図120　プレスセラミックス材料に置き換えるために、ジルコニアコーピング上にワックスを添加する。

図121　余剰セメントを除去するためのフロス挿入溝を付与する。

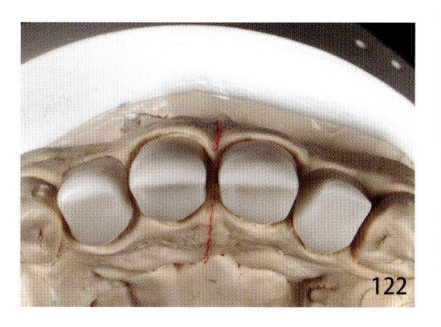

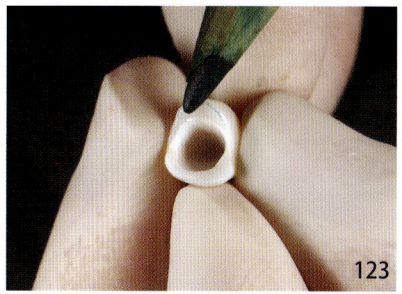

図122　左右側切歯唇側歯頸部のカントゥアは異なる。
図123　ハーフポンティック部に皮膚鉛筆によりマーキング。

127）。同様にレーザーにて止血処置を行い（図128）、4前歯を適合させ（図129）、咬合調整後、いったん仮着により経過観察する。

接着操作には、トライボケミカル処理のためにクラウン内面をCoJet Sand（3M ESPE）によるサンドブラスト処理を行い（図130）、シリケート層を溶着させる。超

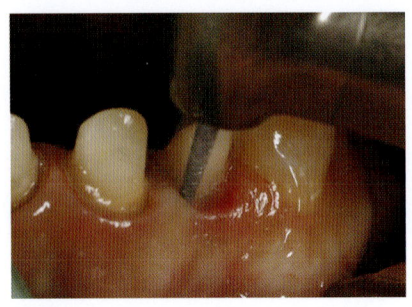

図124　浸潤麻酔下でダイヤモンドバーにより整形する。

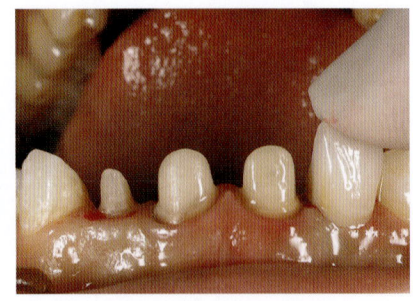

図125　右側の同部位は粘膜にあまりプレッシャーを与えないように調整する。

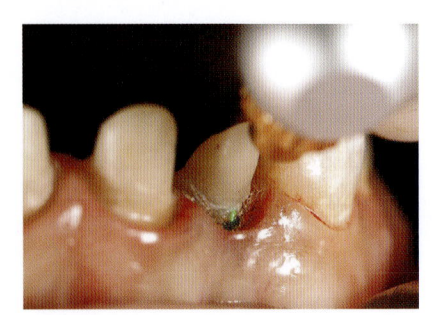

図126　レーザーにて止血を行う。

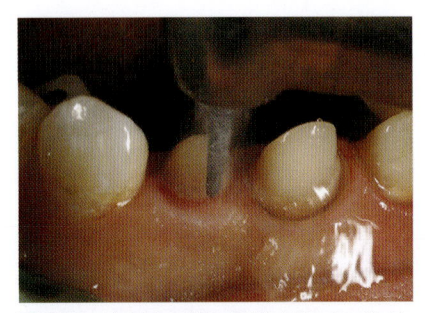

図127　左側も同様に浸潤麻酔下でダイヤモンドバーにより整形する。

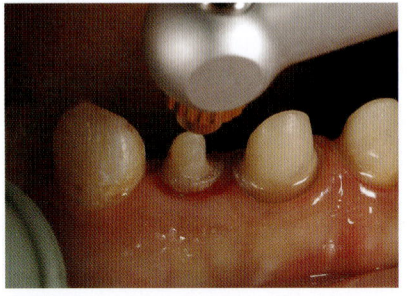

図128　レーザーにて止血を行う。

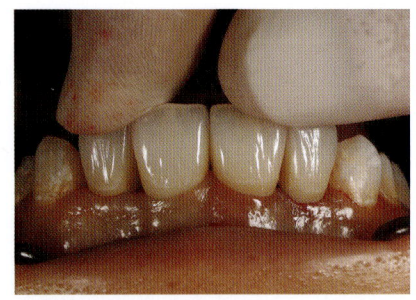

図129　4前歯を適合させる。

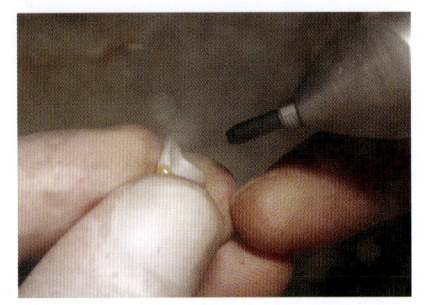

図130　クラウン内面をサンドブラスト処理によりシリケート層を溶着させる。

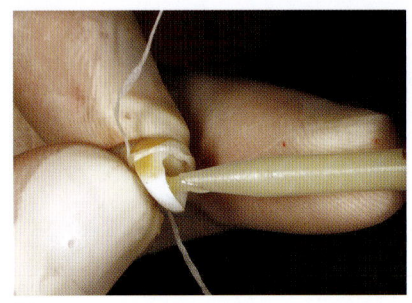

図131　セメントを注入する。

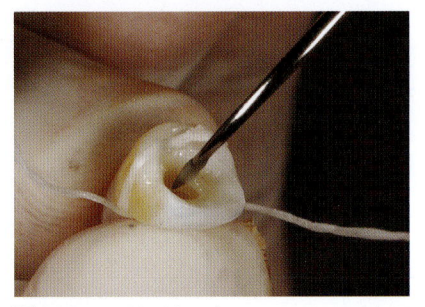

図132　唇側へ流れ出るセメントの量を調整する。

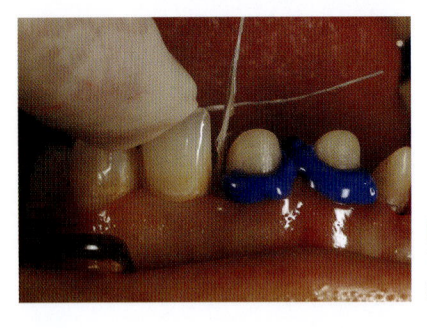

図133　隣在歯を寒天により隔壁した環境で支台歯に圧接し、フロスを引き抜き唇側歯頚部の余剰セメントを確実に除去する。

音波洗浄後、セラミックプライマー処理を施し、セメントを注入する（**図131**）。クラウン外側溝にフロスを挿入したクラウンの唇側のセメント量を調整し（**図132**）、隣在歯を寒天により隔壁した環境で支台歯に圧接し、フロスを引き抜き唇側歯頚部の余剰セメントを確実に除去する（**図133**）。

　4前歯が装着された直後の正面観を**図134、135**に示す。左右側切歯のジンジバルレベルはこの時点では揃っ

ていない。また、中切歯、側切歯間の歯間乳頭も再建されていない。**図136、137**にセット1年7カ月後の正面観を示す。右側側切歯辺縁歯肉は歯冠側へクリーピングし、左側側切歯辺縁歯肉は根尖側に移動して、ジンジバルレベルはほぼ揃っている。また、中切歯、側切歯間の乳頭も再建し、スマイルラインとの調和も得られ、審美的に満足が得られた（**図138、139**）。

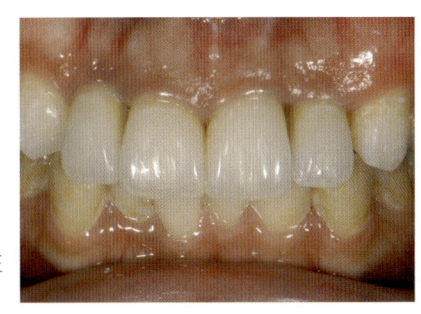
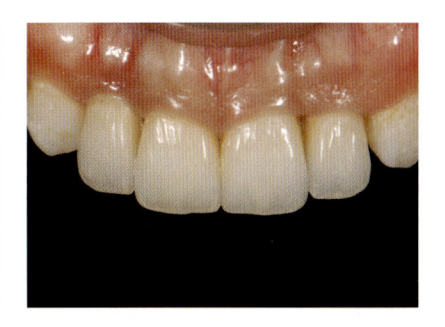

図134、135　4前歯が装着された直後の正面観。

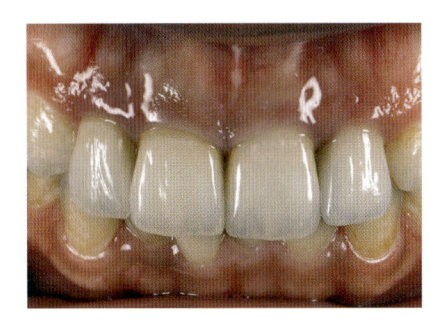
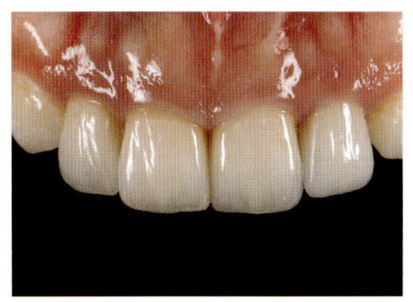

図136、137　装着1年7カ月後の正面観。

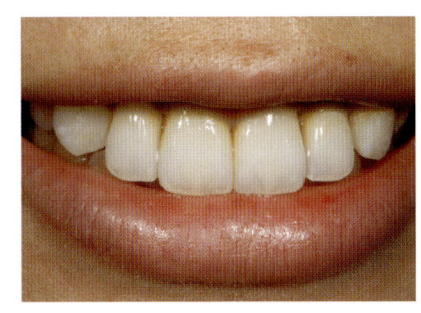
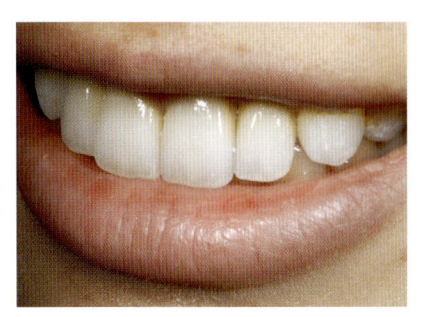

図138、139　同、口元の状態。

おわりに

　患者さんは、最終的に装着されるセラミックス修復物により評価されるため、歯科技工士は研鑽を積み技術向上に日々努力を重ねているが、補綴治療のスタートである支台歯形成面は最終的には隠れるため、努力しようとしない歯科医師が少なくないのも現状である。特に、CAD/CAMで製作される修復物の適合精度は、支台歯形成の良否に左右されるため注意しなければならない。

　釈迦に説法ではあるが、歯科医師が最終的に装着される修復物の概形を理解しなければ、支台歯形成をすることはできない。最終概形から逆算した均一なマテリアルのスペースを確保しなければならないからである。また、リダクションガイドを製作するうえでも、プロビジョナルレストレーションの治療ステージが最も重要であることを理解したい。

　最近、歯周外科処置、歯内療法、補綴治療に拡大鏡、マイクロスコープが用いられるようになってきた。補綴治療においてフィニッシュラインの仕上げに使用するのは有効であるものの、臨床経験が浅く支台歯形態をイメージできていない状態で支台歯形成のスタートから拡大鏡を用いると、隣在歯との関係や支台歯全体像を捉えにくく、"木を見て森を見ず"の形成になりかねないので注意が必要である。

　とはいうものの、歯科技工士は拡大鏡を用いて形成面を20倍前後に拡大して精密な仕事をしている。高度な審美修復治療を行ううえでは、歯科技工士に見られても恥ずかしくない仕事（支台歯形成）をしなければならない。それなりの形成ではそれなりの修復物しかできないことを肝に銘じて、われわれ歯科医師は職人である自覚と誇りをもって生涯努力し続けることが重要である。

① S-WAVE システムの概要と導入の実際

坂上大吾

ディタ

はじめに

ここ十数年でCAD/CAMシステムが歯科界に普及し始め、現在では、個人で導入し多少の経験をした術者にとっては、とても便利なツールとして使えるものになってきた。各メーカーのモデルチェンジと、それに伴うスペックの向上は目まぐるしいものがあったが、市場価格の変動もおのおののシステムに見合う一定の範囲に落ち着きつつある。

本項では、筆者が松風S-WAVEシステムを導入した時期からの歯科技工所内の変化と、現時点での使用可能なマテリアルすべての使用感について、筆者なりにまとめて述べたいと思う。

筆者の歯科技工環境

まず、筆者の仕事環境について触れると、現在、歯科技工所経営20年目で、自費診療のクラウンブリッジ技工が中心になっている。人員構成は歯科技工士3人（経験年数20年、8年、新卒）、パート1人、経理1人の5人で、この先大きな増員は考えていない。

経営者として考えているのは、就業時間の軽減（効率化）、コストの軽減、質の向上、使用できる材料のバリエーションの増加などである。CAD/CAM導入時期は2014年の4月初旬である。

就業時間の軽減

導入前の目的

経験年数の違う術者によるワックスアップにかかる作業時間の差や、鋳造ミスによる時間のロスを小さくできると考えた。

導入後の実際

実際は、CAD/CAM操作をある程度習得するまでは作業時間が2倍かかり、初めの2カ月はソフトの扱い方に慣れる時間と労力がかかった。それ以降はスムーズに扱うことができ、ストレスは軽減した。

当社では歯科技工士全員がCAD/CAMを扱う（専属オペレーターを設けていない）ため、しばしばお互いの作業時間が重なることがあるが、各作業スケジュールを組み直し、スキャン＆設計とミリング作業をずらすことで効率が良くなり、就業時間を延長することはなかった。自分がワックスアップをする時間をミリングマシンに預け、その時間は陶材の築盛にあてるなど、同時進行が無理であった作業が可能となった。感覚としては、それぞれの歯科技工士にアシスタントを設けたようである。

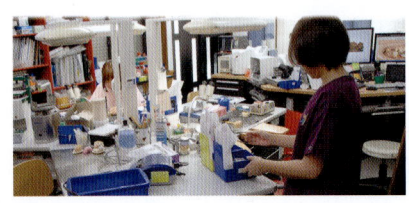

図1 筆者の歯科技工環境。

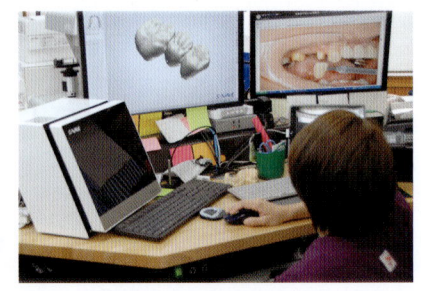

図2 就業時間の軽減と効率化。

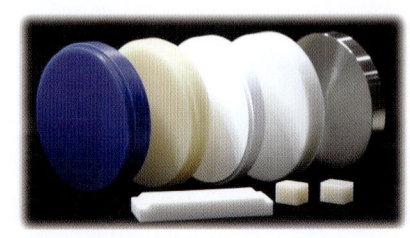

図3 使用できる材料のバリエーション。

また、鋳造ミスや再製作があったときには、パターンのデータが保存してあるためそれを利用することにより、大きいケースほど時間のダメージは少ない。

とはいえ実際のところ、トータルでは通常作業の1.5倍程度はかかってしまう。必要以上の設計や削り出し時の高レベル設定など、材料の種類や手直しの程度の見極めがもっと上手にできると、さらに短縮はできそうである。もしくは専用のオペレーターを増員し、CAD/CAM作業の大半を任せることも考えられるが、それにはさらなる人員コストとコミュニケーションの時間がかかりそうであり、今後の仕事量との兼ね合いで検討したい。

時間とはあまり関係のない話だが、画面上での排列やモデリングをみなで同じ角度で見ることができるため、教育やコミュニケーションツールとしても有効活用できている。

コストの軽減

導入前の目的

・従来はメタルボンド（PFM）の適応だったケースをジルコニアに替え、焼き付け用メタルの購入量を減らしたい。
・PFMでもコバルトクロム合金を使いたい。
・外部委託しているジルコニアを自社で製作し、委託費をなくしたい。
・各メーカーの加工センターは将来、CAD/CAMデータのオープン化に向けて動いている傾向があることから、今あるセンター方式のCADを1つに絞り保守料金の節約をしたい。

導入後の実際

・実際には、PFMをジルコニアに替えられるようなケースを積極的に増やし、焼き付け用メタルの購入量を減らすことが実現している。本数は変わらなくとも、1本あたりの材料費としてはジルコニアのほうが低コストになることが大半である。
・コバルトクロム合金は今後扱いたい材料であり、加工センターでの取扱いが始まることを期待している。
・外部委託費はインプラントアバットメントの一部を除いてなくなり、導入の決め手になった導入コスト＋維持費＋材料費よりも高い外注費をほぼなくすことに成功した。アバットメントの一部に関しても、今後ソフトのアップデート次第で松風S-WAVEシステムで製作可能になることを期待している。

・CADの一本化もソフトのアップデート次第だが、各メーカーの加工センターがどこまで製作物の受け入れを実現するか期待している。
・現在は、月割りでの計算で、導入コスト以上に他コストの削減ができている。

質の向上

導入前の目的

・製作者による歯牙形態付与やデザインの質の違いを、センターの活用により平均レベルを上げて安定させたい。
・コバルトクロム合金を、従来の鋳造法より合金の質が高い削り出しで製作したい。

導入後の実際

モデリング時の作業が、術者が変わってもツールが同じであるため誤差が生じにくい。何よりもワックスワークに関しては、削り出した後にいかようにも手が加えられるため、少々手間がかかりそうなものは7～8割まで機械でワックスパターンを作っておくことで、この部分における術者のストレスが軽減し、その後の作業に、より集中できる。

導入前はジルコニアを中心に考えていたが、今はこのワックスワークがメインとなり使用頻度が高く、とても便利である。経験の少ないスタッフは、反対側のコピーや、タイプの類似する歯牙形態を使うことで、熟練者が労力を使って作り上げるものと同じような形態やカットバックが再現可能となる。

しかし「技術者」としては、実際の技術力の向上とまではいかないことが悩ましいところである。

コバルトクロム合金に関しては、加工センターの早期取扱い開始に期待したい。

使用できる材料のバリエーションの増加

鋳造機に頼っていた当社では、CAD/CAM導入前と比べると、外部委託を除きジルコニア（ジルコニアは色や透明度のバリエーションもある）、削り出しでのコバルトクロム合金、削り出しチタン、PMMAなど使用できる材料が増えた。今後の開発によって、新しい新規素材が登場することを期待している。

第Ⅰ部 保険診療の「CAD/CAM冠」の今

第Ⅱ部 自費診療の「CAD/CAM」の今

第Ⅲ部 CAD/CAMシステムによる臨床応用・技工術式（S-WAVEを中心に）

松風 S-WAVE システムを選択

　筆者はCAD/CAM導入にあたり、松風S-WAVEシステムを選択した。他のシステムには、
・e.maxなどの焼結ずみブロックを削り出せるもの
・チタンブロックまで歯科技工所完結方式で削り出すもの
・ワックスミリングのみのシステム
・材料や機械に独自の規格をもつシステム
・センター加工方式のみ／歯科技工所完結方式のみ／歯科技工所完結方式＋センター加工方式
・メーカーの対応が国内（日本語）／海外（外国語）
・センターが海外にあるシステム
など、さまざまな仕様や形態があり、選択の際に迷うところである。筆者がシステムの選択で重要視した点は次のとおりである。

①どこまで必要かのか

　まず、自分の歯科技工所ではどこまでが必要かを考慮して選択した。

　当社でのe.maxの加工についてはプレスシステムがあり、乾式のミリングマシンのみでワックスパターンを削り出し、模型上で熟練した歯科技工士の手による詳細な調整をし、1つのインゴットで1つ以上の補綴装置を作り出す方法を採用した。乾式・注水式の両タイプのミリングマシンは、普段のメインテナンスに労力がかかりそうなので採用しなかった。

②メタルミリング

　歯科技工所でのメタルミリングに関しては、ミリングマシンの軸ぶれなどの故障の軽減、ミリングバーの消耗頻度の軽減を考え、センター加工方式を選択した。

　材料や機械に独自の規格をもつシステムには一貫性もあり魅力を感じる。しかし当社では、他との共通規格をもつシステムを多くのメーカーが開発・製作しているため、材料の選択幅の範囲が広く優位に感じた。

③技工所完結とセンター加工の選択が可能

　国内メーカーであると、素材の認可や流通の早さも期待できる。松風S-WAVEシステムは、歯科技工所完結方式とセンター加工方式の2つのサービスが用意されている。

　筆者が思うところ、ジルコニアによる補綴装置製作の時間短縮や労力軽減を図るため、単冠から5本以内の連結冠やブリッジは歯科技工所内で製作し、それ以上の大きなケースは加工センターに任せる方法を採れば、効率的であり安心感もある。

④オープンシステム

　オープンシステムなので、STLデータで受付可能な他メーカーの加工センターも将来、利用可能になるだろう。

　他にも3shapeやCERECなどの口腔内カメラでのスキャンデータの受け取りもできるようになると、それらにも対応可能となるだろう。

　他社のオープンシステム（STLデータ）とも組み合わせて使用することも可能である。

⑤サポート体制

　システムを使用し操作に困ったときなどの松風社の対応も、電話とインターネット環境を使い、各クライアント担当者による遠隔サポートが受けられ、迅速かつ丁寧に解決できる。これは導入後、とても重要な要素であり非常に心強い。

　それでは、松風S-WAVEシステムの概要を紹介しよう。

図4　松風S-WAVE CAD/CAMシステム概要。

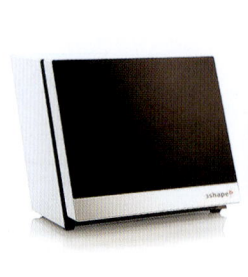 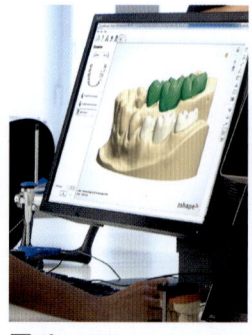 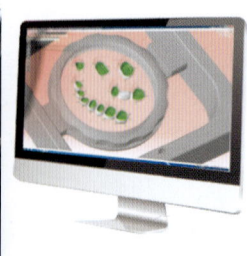 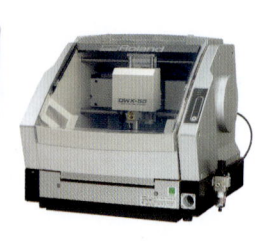 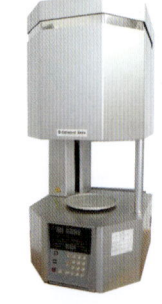

図4a　Scanner「D900」　**図4b**　CAD「Dental System 2014」　**図4c**　CAM「GO2dental」　**図4d**　Processing machine「DWX-50」　**図4e**　Furnace「Esthemat Sinta」

松風 S-WAVE CAD/CAM システム概要

Total Smart solutions for CAD/CAM system

歯科技工所完結方式の構成

■計測機
松風S-WAVE Scanner D810、900（3shape）
ソフト：Dental System（3shape）

■切削加工機
DWX-50（Roland DG Corporation）
ソフト：GO2dental（GO2cam）

■焼結ファーネス
Esthemat Sinta（Shenpaz Dental）

計測機、切削加工機、焼結用ファーネスはそれぞれ個別での購入も可能であり、歯科技工所としては組み合わせを選択することができ導入しやすい。

計測機購入時にモニターが、切削加工機購入時には専用のパソコンとモニターおよび集塵機が別途必要になる。

筆者の歯科技工所では限られたスペースを有効に使うため、モニター、キーボード、マウスにハブを間に入れ、1台のPCを計測機と切削加工機の兼用としている。

歯科技工所完結方式での加工材料

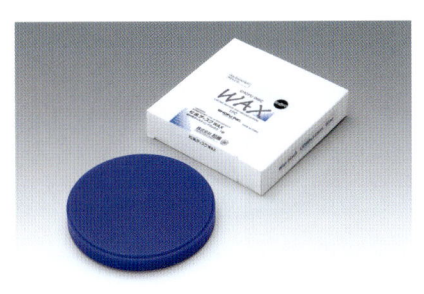

図5a 松風ディスクWAX。
φ98×厚み（14、20mm）。

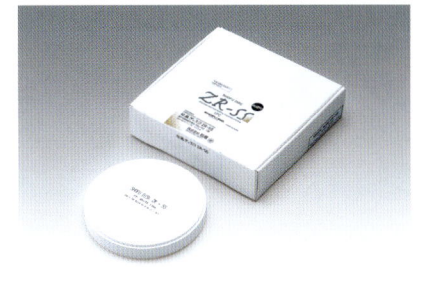

図5b 松風ディスクZR-SS（ジルコニア）。
φ98×厚み（14、18、26mm）。
HTホワイト（色調1色）、
カラード（色調3色）。

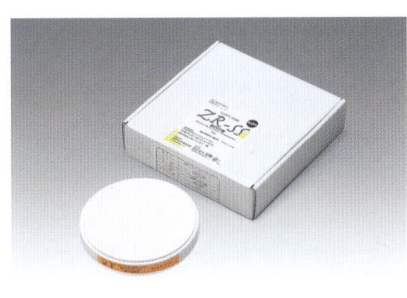

図5c 松風ディスク ZR-SS ルーセント。
φ98×厚み（14、18mm）。
色調　・パールホワイト
　　　（単層：W2 〜 A1用）
　　　・5Lライト
　　　（5層マルチレイヤー：A2用）
　　　・5Lミディアム
　　　（5層マルチレイヤー：A3 〜 A4用）

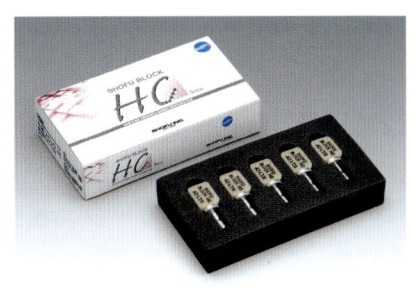

図5d 松風ブロックHC（ハイブリッドレジン）。
Sサイズ（12×16×10mm）、
Mサイズ（14×18×12mm）。
色調11色。

松風 S-WAVECAD/CAM 加工センター（京都）

加工センターの構成

■松風超音波加工機
■レダース・ミリングマシン
■松風 S-WAVE スキャナー
■歯科用 CAD/CAM マシン DWX-50
■ Esthemat Sinta

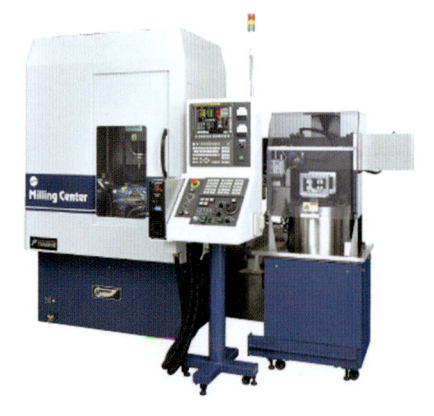

図6　歯科用CAD/CAMマシン DWX-50。

加工センターでの加工材料

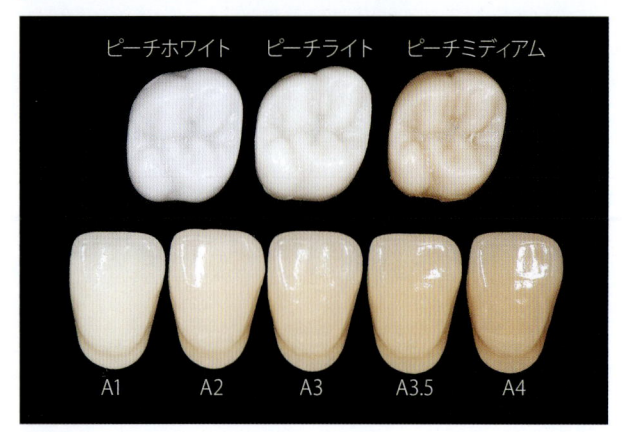

図7a　松風ディスクZR-SS（カラード）3色。
コーピング、フルクラウンの単冠、連結冠、ブリッジ（7歯まで）。

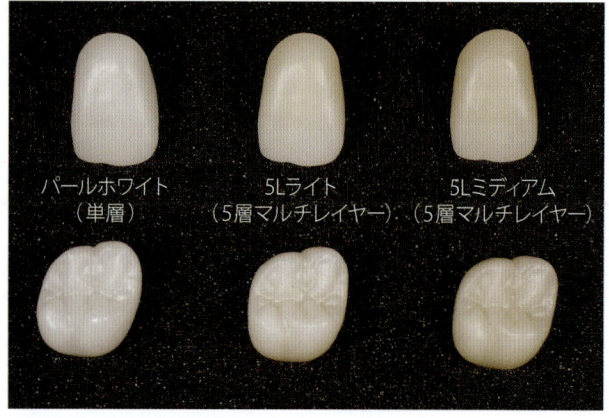

図7b　松風ディスク ZR-SS ルーセント3色。
コーピング、フルクラウンの単冠、連結冠、ブリッジ（3歯まで）。

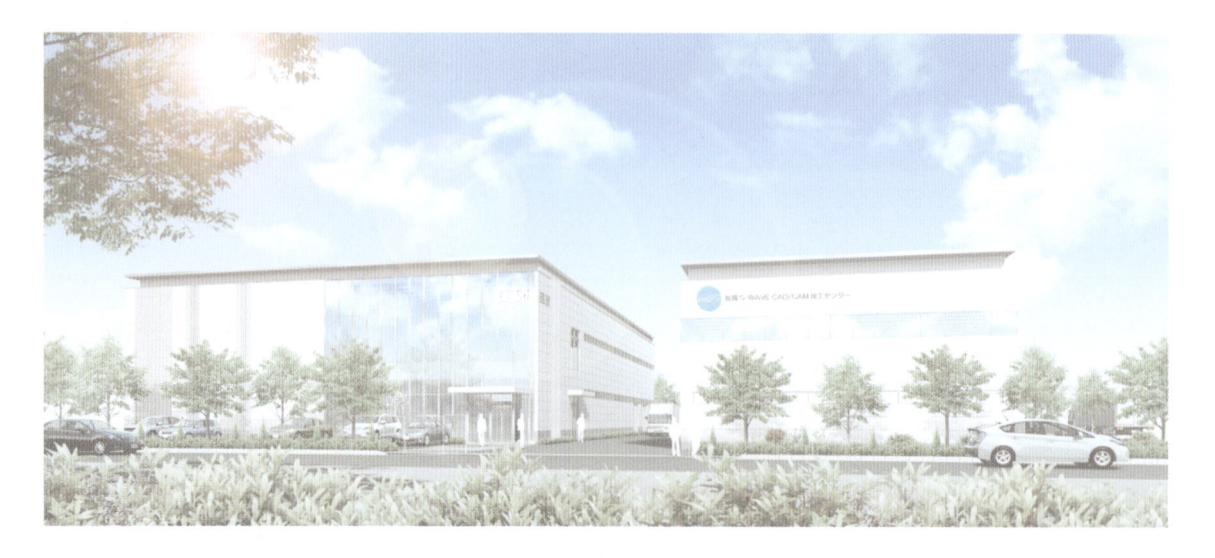

計測機（Scanner）

松風S-WAVE Scanner D900

3shape社（デンマーク）製で、歯科用CADシステムのマーケットリーダーとして、2005年のスキャナー発売以来60カ国以上で数千台の

売上げがあり、この経験と実績を筆者は信用している。サポートは、トレーニングを受けた松風社担当者が日本語で対応している。

D900 の特長

カメラ・レーザー

　D700、D800シリーズでは2台のカメラと検出用の赤色LEDによりデータを取得していたが、D900では4台のカメラとノイズの少ない青色LEDになり、マージンラ

インなどエッジ部分の形状再現性が向上しつつ、さらにスキャニング時間も単冠支台歯ベースでおよそ10秒以上短縮され、テンポ良く作業ができる。

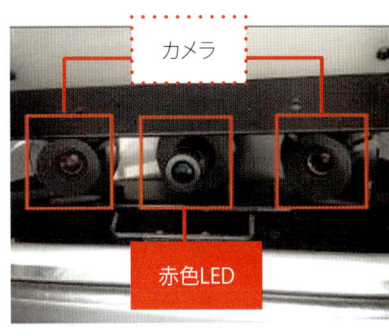
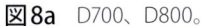

図8a　D700、D800。

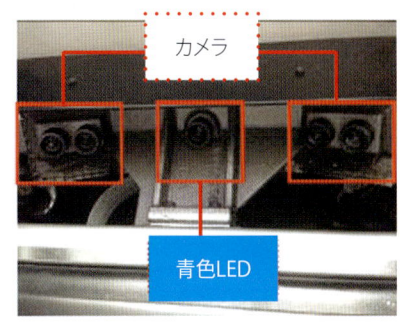

図8b　D900。

マルチダイブレート

　トリミングした支台歯をD900では最大7歯まで一括してスキャニングできるため、多数支台歯症例の各支台歯模型を自動的に連続で計測し、時間短縮が可能である。

従来機では、1歯ごと自動的にアームを入れ替えながらスキャニングを行なっていたので時間がかかるうえ、アーム部分の故障の心配もあった。

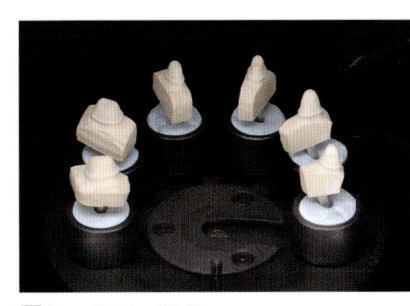

図9a　D710、D810。

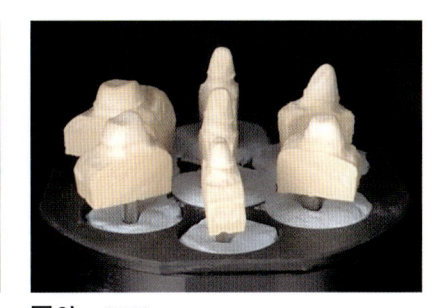

図9b　D900。

カラーテクスチャースキャニング機能

D800シリーズではモノクロで筆記跡を読み取っていたが、D900からカラーで読み取ることが可能となり、模型への手描きデザインイメージなどをよりわかりやすく示すことができる。

歯科医院が導入した3shape社のTRIOSなどの口腔内スキャナーで取得し送られてきたデータでも、カラーのリアルな状態で作業ができる。

精度がもっと上がれば、印象や咬合状態を実際に採得せず、臨床での模型作成なしで、多くの補綴装置製作が可能になる時代がくるだろう。

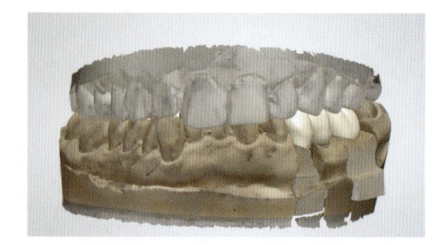

図10　D900から、カラーで模型を読み取ることが可能となった。

CAD ソフト Dental System 2014

切り替えにより2Dから3Dの注文フォーム（個別情報入力画面）を利用でき、直感的で、よりわかりやすく注文内容を選択できる。

64ビット版になったことでスキャニングやモデリングの動作がスムーズになり、マルチレイヤーのブリッジのような大きなサイズの症例でも、メモリ不足によるエラーが生じにくくなった。

筆者が助かっているのが、アルゴリズム（コンピュータで計算を行うときの計算方法）を強化したため、模型全体の画像とさらに詳細に撮った支台歯の画像を合成する作業時の正確性が上がり、処理速度も早いところである。

6種類のデジタル咬合器は半調節性になっており、各数値の設定が可能である。実際の咬合器レベルのような使い勝手とはいかないが、おおよその運動経路を見ることやファセットなどをつけることもできる。

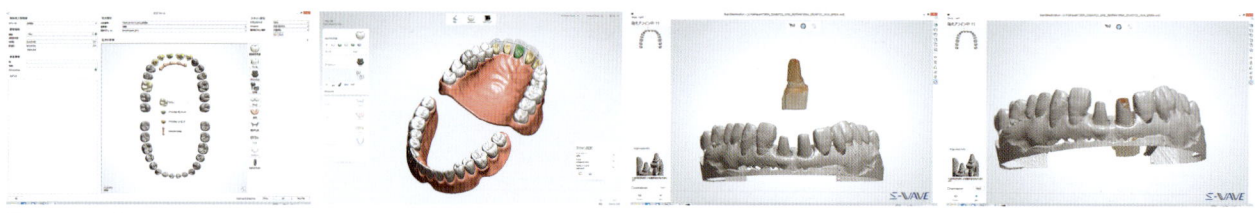

図11a〜d　CADソフトDental System 2014の画面。

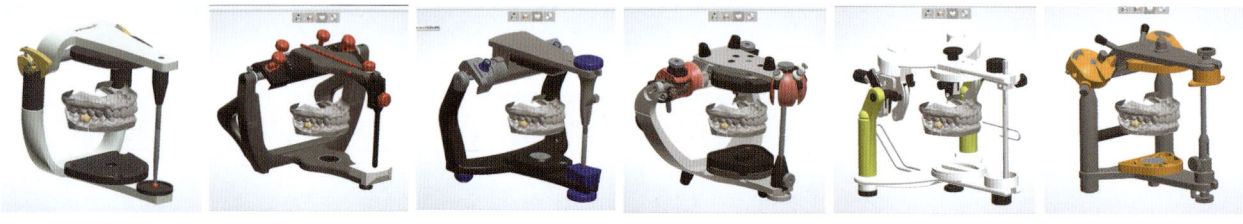

図12a〜f　バーチャル咬合器。

図13a〜j　CAD上でデザイン可能な修復物の種類。

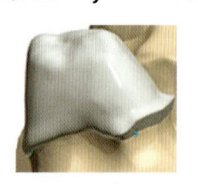 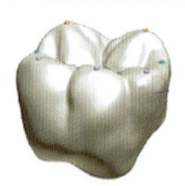 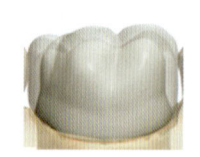 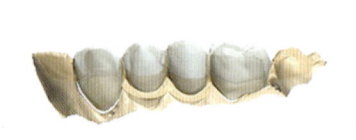 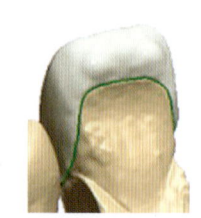

a：コーピング。　　**b**：クラウン。　　**c**：アナトミカルコーピング。　　**d**：テンポラリー。　　**e**：ベニア。

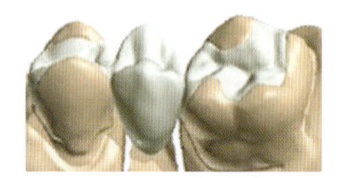 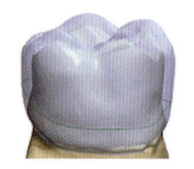 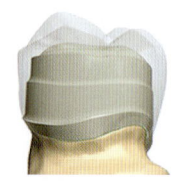 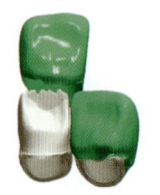 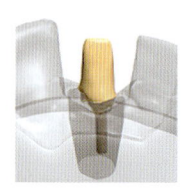

f：インレー、インレーブリッジ。　　**g**：ダブルスキャン。　　**h**：テレスコープ。　　**i**：マルチレイヤー。　　**j**：コア。

デジタル切削加工機（Processing machine）

DWX-50

Roland DG Corporationの製品で国内生産である。選択により5軸制御切削が可能であり、オートツールチェンジャーなどの機能も備える。コンパクトなデザインで重量は約50 kgであるが、ぶれることな

く高精度な切削が可能である。使用する際には、別途バキューム装置を必要とする。

特長

松風 CAD/CAM ミリングバー

従来からある超鋼合金ミリングバーと、新しく発売されたダイヤモンドコーティングミリングバーの2種類である。ともに先の丸いボールエンドタイプで、刃先直径

2.0、1.0、0.6mmの3つの太さがそろっている。この2種類はジルコニア以外では使い分けが必要である。各ミリングバーの切削数量の目安は、以下のとおりである。

表1 松風CAD/CAMミリングバーの仕様

形態	仕様	
BE-2.0-4（ボールエンド） BE-2.0-4-DC（ボールエンドダイヤモンドコーティング	作業部径	φ2.0mm
	軸径	φ4.0mm
	全長	50mm
BE-1.0-4（ボールエンド） BE-1.0-4-DC（ボールエンドダイヤモンドコーティング）	作業部径	φ1.0mm
	軸径	φ4.0mm
	全長	45mm
BE-0.6-4（ボールエンド） BE-0.6-4-DC（ボールエンドダイヤモンドコーティング）	作業部径	φ0.6mm
	軸径	φ4.0mm
	全長	45mm

表2 松風CAD/CAMミリングバーの適応材料

	セミシンターシジルコニア	PMMA	ワックス	ハイブリッドレジン
ボールエンド	○	○	○	×
ボールエンド ダイヤモンドコーティング	○	×	×	○

超鋼合金バー

ジルコニア：2ディスク（30 〜 40歯）
PMMA ：2ディスク（30 〜 40歯）
ワックス ：目安なし

ダイヤモンドコーティングバー

ジルコニア ：10ディスク（150 〜 200歯）
ハイブリッドレジン：100ブロック（100歯）

筆者は、目安の量を超えるあたりで加工面の面粗れやマージンのチッピングなどがないようであれば、自己判断で交換せずに使用している。

メインクランプ2キット

　クランプとは、ディスクなどの材料を加工機に固定するための部品である。

　筆者が使って便利だと思うものの一つが、ボルト締めのメインクランプ2キットである（別売品）。標準の部品は手締めの仕様になっており、取り付ける材料のずれや加工中に材料が動くトラブルがあり、加工物の不良やバーの破損、加工機の損傷を防ぐため、メインクランプ2キットに交換した。女性スタッフでも簡単で正確に材料の取り外しが可能である。

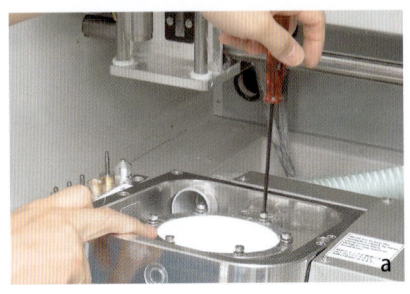 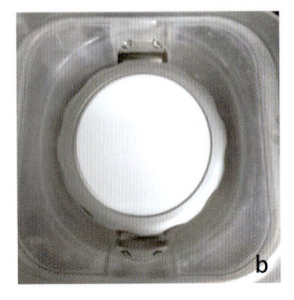 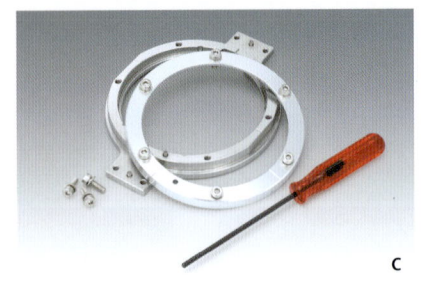

図14a 〜 c　メインクランプ。
b：メインクランプ（回転式：標準仕様）、**c**：メインクランプ2キット（ネジ式：オプション）。

ジグアダプター

　松風ブロックHCなどのピンタイプの材料を加工機に取り付けるためのアダプターである。これには一度に7つのブロックを装着できる。

　DWX-50対ジグアダプター、ジグアダプター対ピンは、どちらも正しい位置にクランプで取り付けられる溝が付けられていて装着が簡便である。

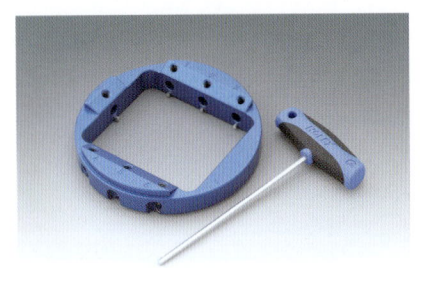 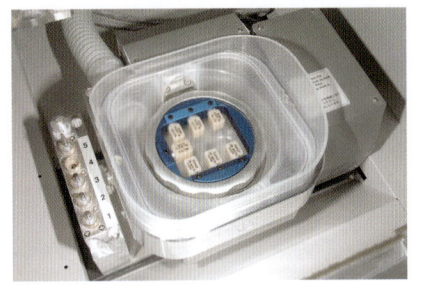

図15a、b　ジグアダプター。

CAM ソフト GO2dental

　松風S-WAVEシステムのなかで特に特長のあるものが、このGO2cam社（フランス）のGO2dentalである。松風社がDWX-50専用にカスタム化したCAMソフトで、計測機の松風S-WAVEスキャナーや松風社製の材料との連携がスムーズに行える。

　設計した補綴装置の種類の選択、マージンラインの修正、使用材料の選択が自動で読み込み可能になり、テンポ良く切削加工機を動かすためのNCデータの製作ができる。他社のSTLデータは、切削方向修正やマージン位置修正などの作業が必要であるが、本ソフト（GO2dental）は簡単に修正できる。

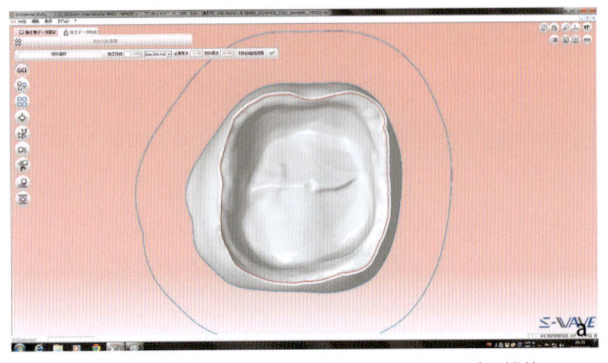 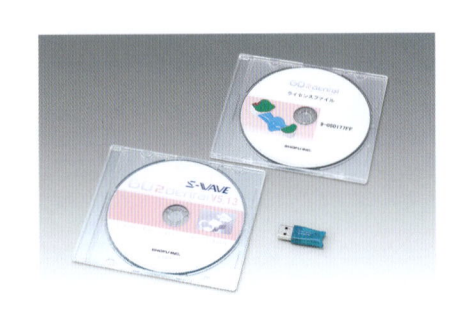

図16a、b　CAMソフトGO2dental。**a**：オートマージン機能。

切削加工時間

切削加工時間の平均値を示す（**表3**）。

ただし、削り出す材料の大きさ（厚み）や、コネクターの数、加工物の設置位置、加工精度の選択、ミリングバーの送り速度などで多少の違いが出る。

加工物のデータが複数ある場合には、ミリングバーの種類ごとに加工の順番を整理する機能があり、加工中のバー交換回数を減らし加工時間の短縮につながっている。この機能は一度に複数の加工をするときに非常に有効である。

表3 切削加工時間の平均値。

形態	加工時間（分）			
	セミシンター ジルコニア	ワックス	PMMA	ハイブリッド レジン
前歯コーピング	20	15	20	25
大臼歯フルクラウン	30	20	30	40／30（小）
インレー	13	10	13	20

（松風研究開発部データ）

オートネスティング

便利な機能の一つで、加工物をディスク材料へ自動で効率良い場所へ配置することができる。非常に助かる機能で、これにより時間の短縮と材料の無駄を最小限にすることが可能となる。

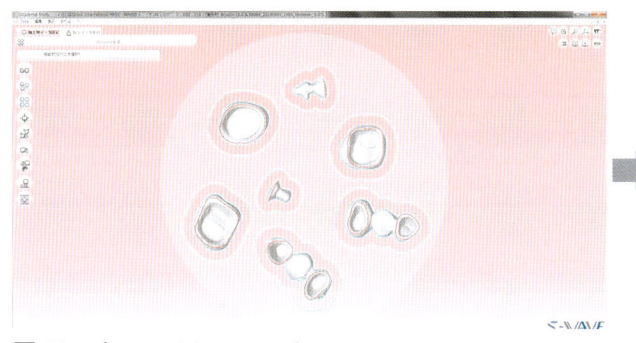
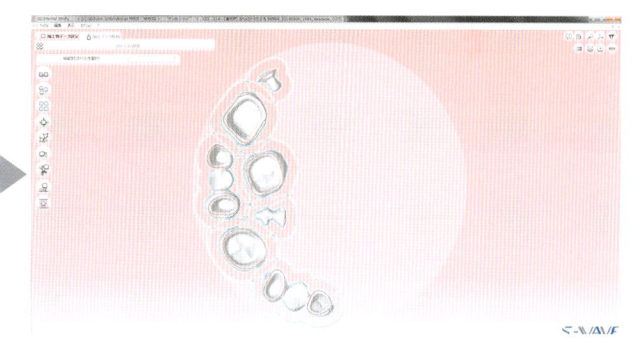

図17a、b オートネスティング。

コネクターカット

加工時に加工物が落下しないように付与するコネクターを切断する機能で、「半分程度カットする」、「完全にカットする」、「カットしない」の3種類から選択できる。ディスクやピンから加工物を取り外す作業を、より確実に簡単に行うために便利な機能である。ディスクから取り外す際、バーがぶれたりして切削物を傷つけることもしばしばあるので、この機能はとても便利である。

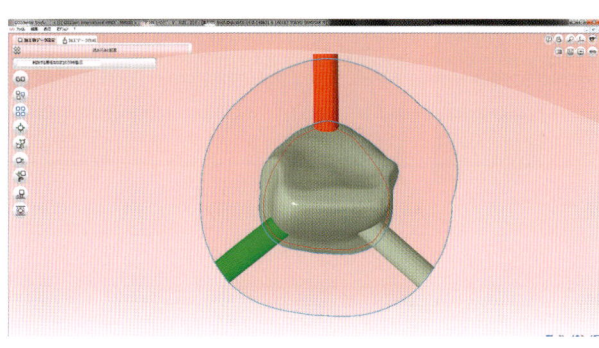
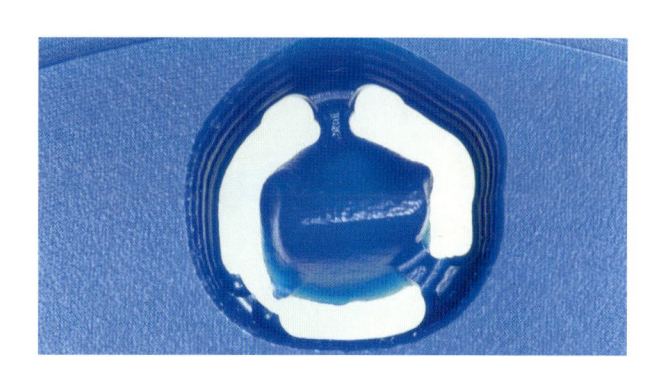

図18a、b コネクターカット。

メタコネクター

　多数歯連結などの大型加工物をファーネスで焼結するときに、変形を防止するために必要なものである。しかし、ディスクの加工範囲を広く設計する必要があるため、できればメタコネクターは使いたくない。

　それにはメタコネクターを使わなくとも、変形が少なく、少ない調整で合格ラインに達する連結体を作ることができるジルコニアの材料が望まれる。

　現在のところ筆者の経験からは、松風ディスクZR-SSがそれにあたる。製品発売時はHTホワイト1色のみであったが、2014年9月にカラードタイプ※が3色追加で発売され、さらに便利になった。

　しかし、初めは機械や材料に対しての期待が大きいが、使っていくと歯科技工所や個人がテクニックを煮詰めていくことが必要になると強く感じるようになってきた。

※カラードタイプ3色：107ページ参照。

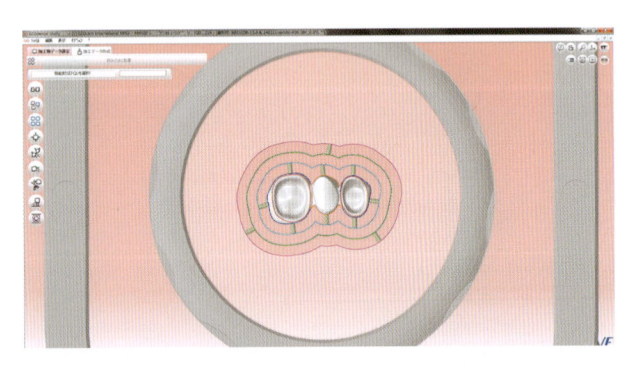
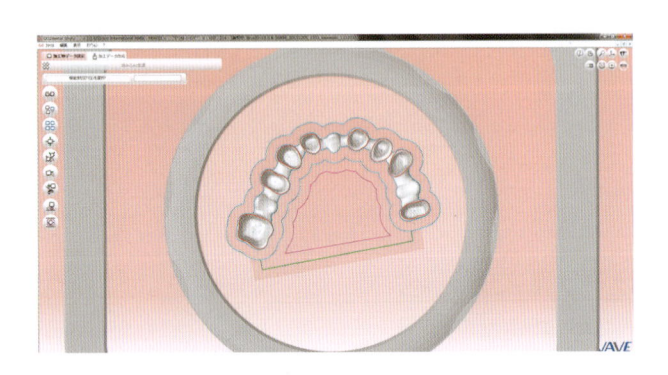
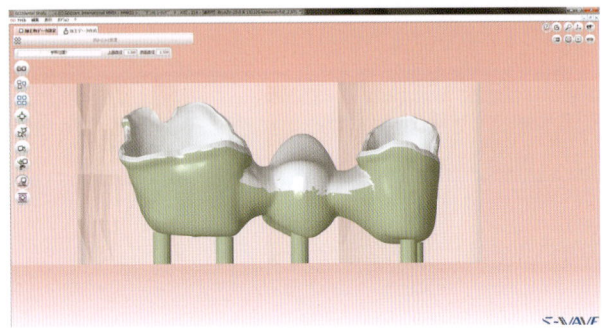

図19a～c　メタコネクター。

オートマージンカット

　ワックス加工物のマージンを、0.5mmあるいは1mmに選択しカット可能である。これにより、マージン部分の締め直し作業が楽になる。

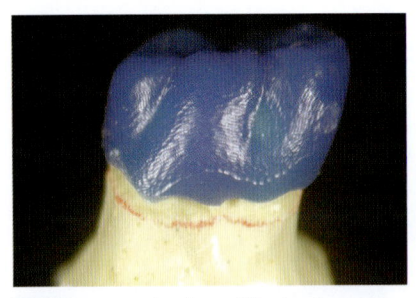
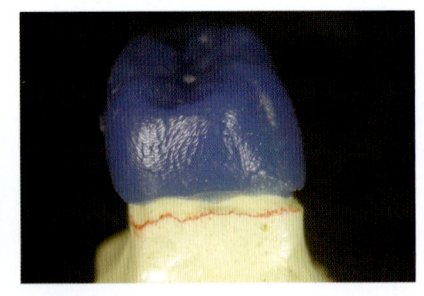
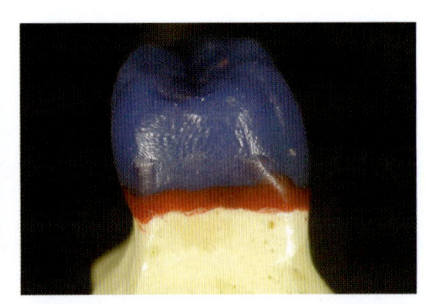

図20a～c　オートマージンカット。

その他

　特に筆者が感じることが、加工面がきれいなことである。内面の加工にも0.6mmのミリングバーを使用しており、適合精度も高いと感じる。

ワックス（松風ディスク WAX）

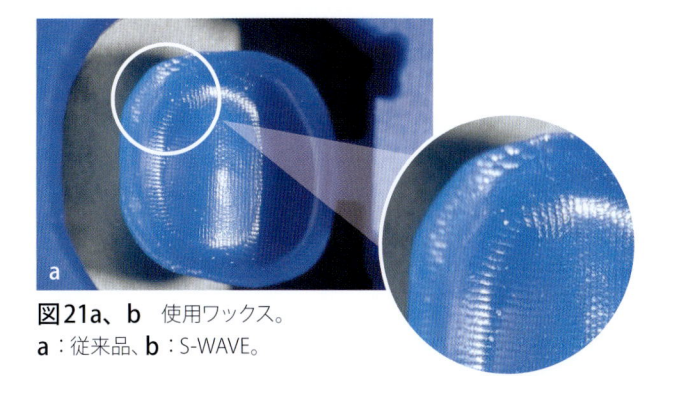 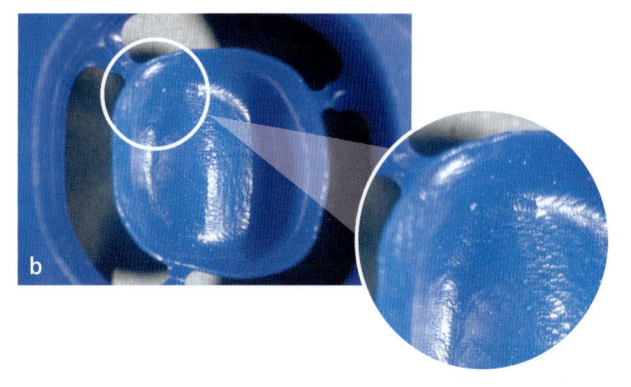

図21a、b 使用ワックス。
a：従来品、b：S-WAVE。

ジルコニア（松風ディスク ZR-SS）

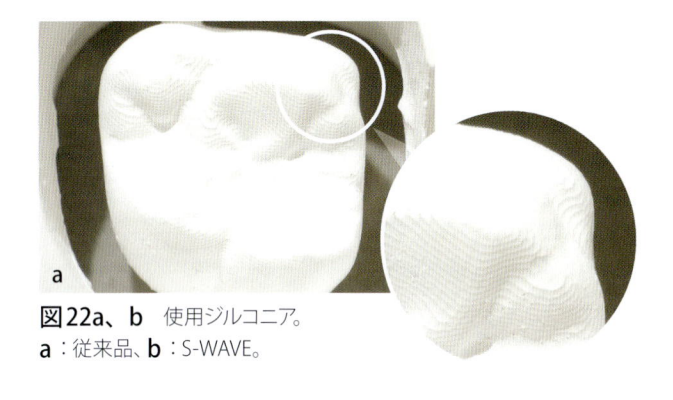 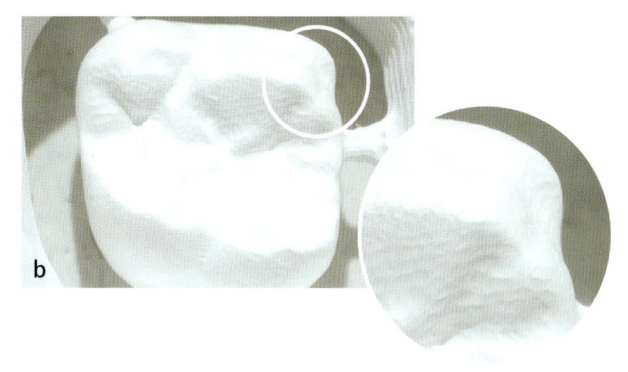

図22a、b 使用ジルコニア。
a：従来品、b：S-WAVE。

ハイブリッドレジン（松風ブロック HC）

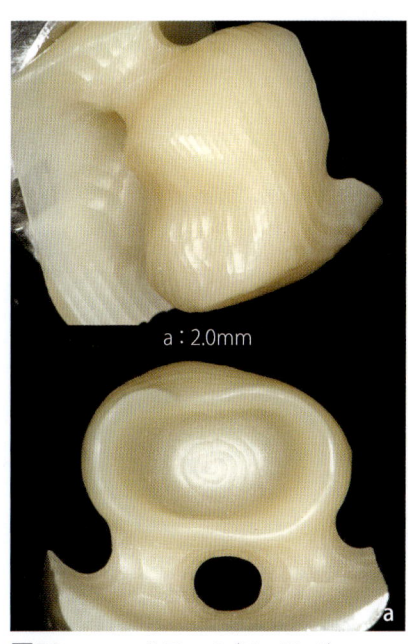 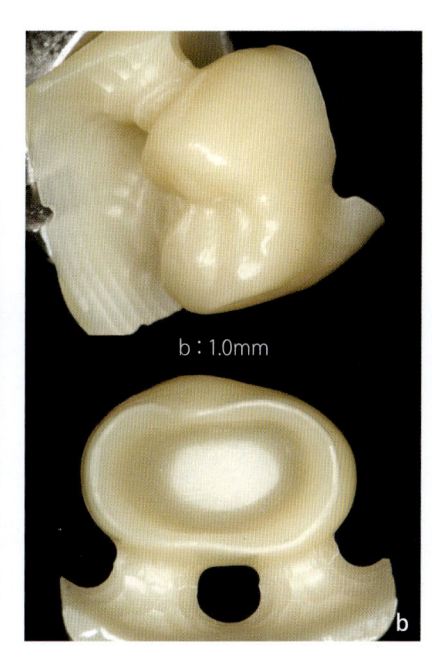 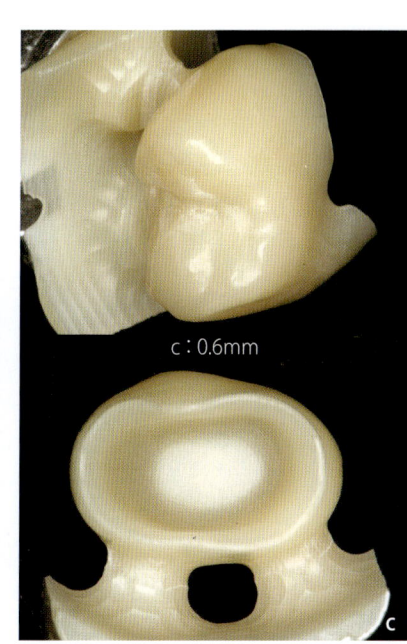

a：2.0mm　　　b：1.0mm　　　c：0.6mm

図23a ～ c 使用ハイブリッドレジン。
a：2.0mm、b：1.0mm、c：0.6mm

　写真を見るだけでおわかりいただけると思う。標準でこの仕上がりである。

　ワックスは、エバンスで少しなでてティッシュペーパーで拭くときれいになる程度である。

　ジルコニアは半焼結状態で形態修正後、シリコンポイ

ントPBで滑らかにする程度できれいになる。

　松風ブロックHCでは、筆者の場合、模型での調整がすめばバフ研磨で完了できるほどのものである。しかし欲は出るもので、0.6mm以下の細いバーがあればと思うのである。

ミリングバーの径

内面は0.6mmのミリングバーにより再現性が高く、その結果、適合精度が上がる。単冠ケースと連結ケースとでは支台歯のテーパー具合や平行具合で気をつけなくてはならない。そこはスペース付与の仕方で調節可能である。

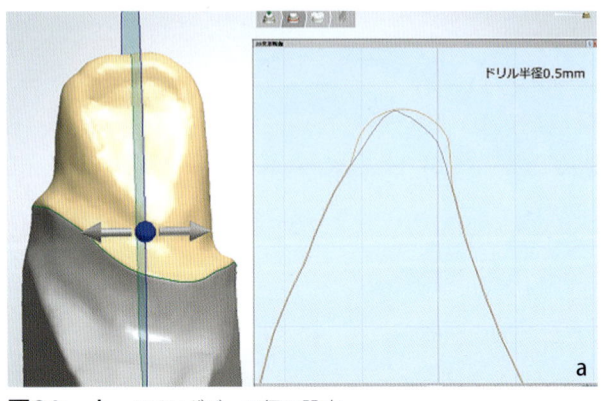

図24a、b　ミリングバーの径の設定。
a：1.0mm、**b**：0.6mm。

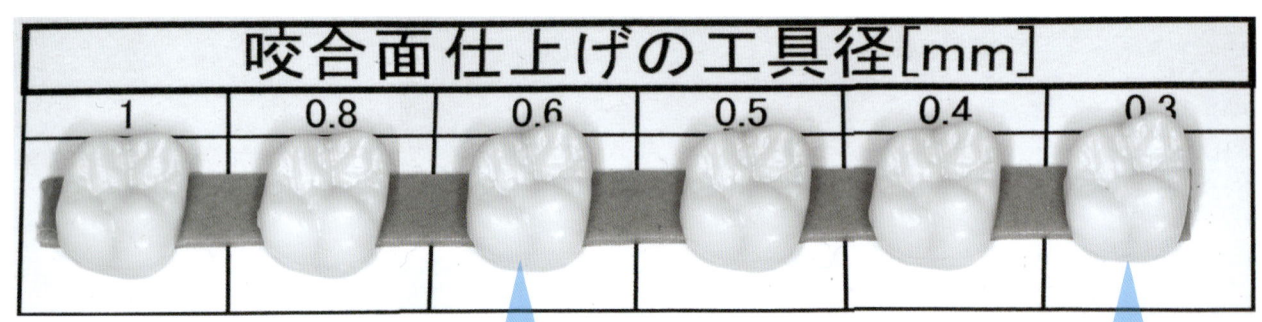

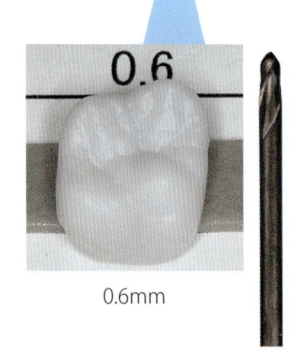

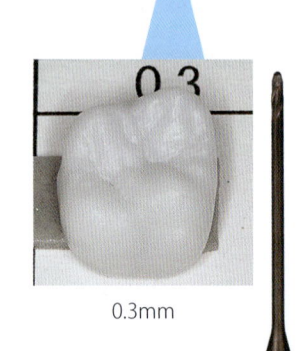

0.6mm　　　　　　0.3mm

図25a ～ c　ミリングバーの径と加工時間、および精度を比較した検証実験（松風研究開発部独自試験）。

では、0.6mm以下のバーを使うとどうなるだろうか（**図25**）。

咬合面のグルーブを見ると、確かに若干細かくなる。しかし切削時間はこのバーを使う場面では倍近くかかるようである。機械は決められた位置まで切削しようとするため、半分の太さのバーではその分、時間がかかると

わかった。

筆者は、そこまでの細かさを必要とする部分は手で調整するほうが早いと思う。機械での加工により、ある程度のきれいな切削面で、しかも遅くはないので、臨床的な良いレベルを本システムでは設定されていると感じている。

ジルコニア焼結用ファーネス

Esthemat Sinta

Shenpaz Dental Ltd（イスラエル）の製品で、高温域での安定のため200Vの電源を必要とする。マッフル部分の断熱材に十分な厚みがあり、上下左右と焼結皿を囲み熱の逃げや外からの影響も少なく、設定値どおりにプログラムを遂行できる。松風社から販売されているジルコニアのプログラムがあらかじめ登録されており、それも併せて99個のプログラムが設定できる。

特長

焼結プログラム終了までに必要な時間
■Bruxzir（単冠）と松風ディスクZR-SSカラード（連結冠、ブリッジ）で、約10時間30分。
■松風ディスクZR-SS（単冠）で約8時間30分。

　筆者は1日のスケジュールのなかで効率を考え、夜間に焼結プログラムを遂行している。このときコンプレッサーも同時に使用するため用意が必要となる。

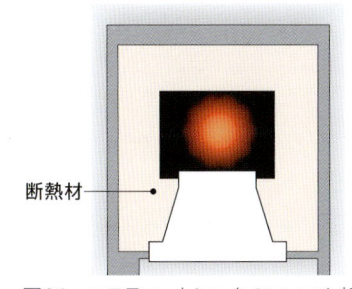

断熱材 →

図26　エステマットシンタのマッフル部。

デギャッシング機能

　松風ディスクZR-SSカラードなど、初めから金属酸化物の入ったジルコニア材料を焼結する際に発生するガスをマッフル内から排除し、他のジルコニア焼結物への着色を防ぎ、マッフルへの負担も軽減するためのデギャッシング機能がある。

　しかし、その働きは十分でもキャパシティを超える量や焼結回数も増えてくると、焼結皿や中に敷いてあるジルコニアビーズにも着色してくる。

　メーカーではビーズの変色がジルコニア焼結物に着色などの影響を与えることはないと説明しているが、焼結時の影響を少なくするため、定期的な交換が必要であろう。非常に便利なカラーリングリキッドを使用する場合も、同様の注意が必要と筆者は考えている。

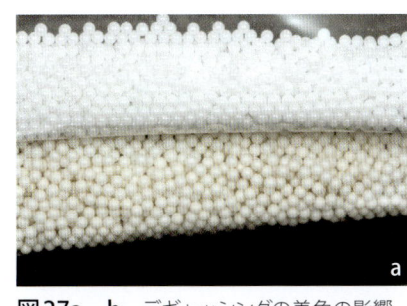
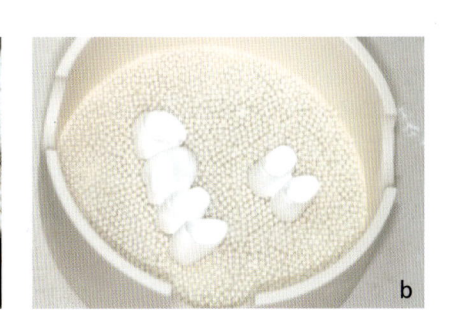

図27a、b　デギャッシングの着色の影響。
a：使用回数が少ないビーズ、b：繰り返し使用し、変色したビーズ。

スキャンと模型の注意点

計測機によるスキャンをするうえで大事なファクターが、模型の状況（サイズ・位置）や材質による表面の状態である。

台（マウンティングプレートも）を含めた模型自体の高さ

模型全体を計測機の計測範囲内に収めなければ読み込めないことはもちろん、スキャン表面の粗れ、またはデータの抜けの原因になることもある。これらは、精度の高いデータを得るうえでは気をつけたい部分である。

高さは単一支台で3〜22mm、歯列の場合は10〜44mm以内に収める（図29〜31）。スキャンプレートからはみ出すような大きい模型は、スキャンしたい主な部分を優先してスキャンプレート内に収める（図32）。

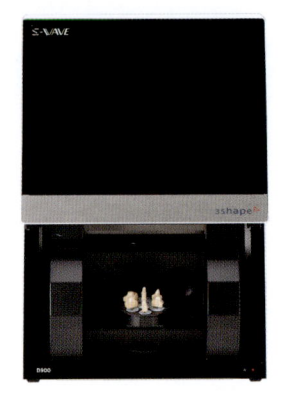

図28　松風S-WAVE Scanner D900。

マウントした模型全体の高さに注意

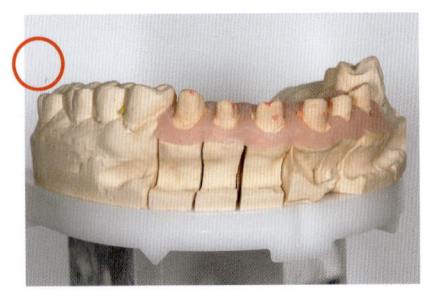

図29a　当社の模型。

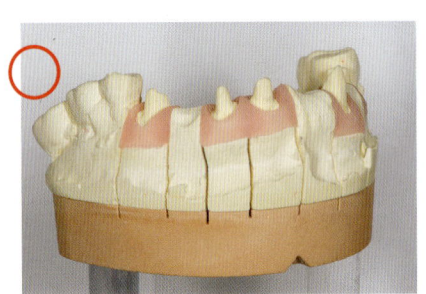

図29b　当社の模型。

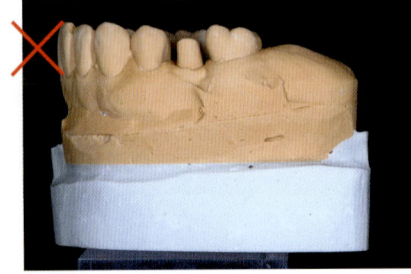

図29c　台と模型が高い。

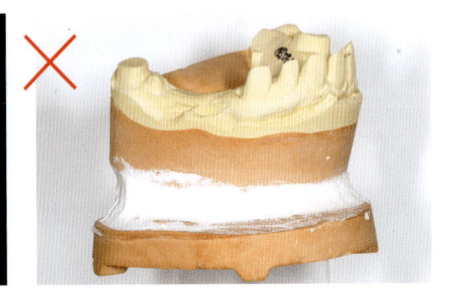

図29d　マウンティングされていて高い。

計測範囲を越えたためデータに抜けが見られる

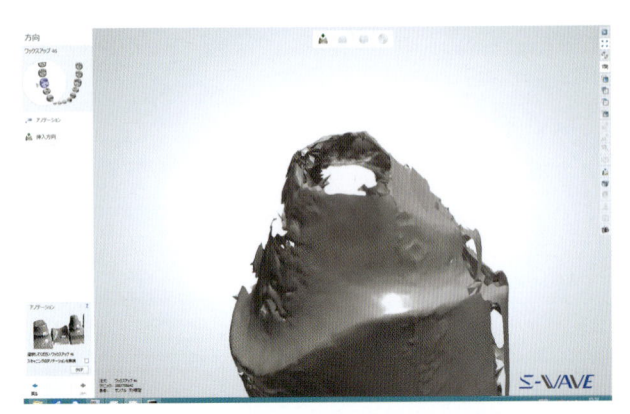

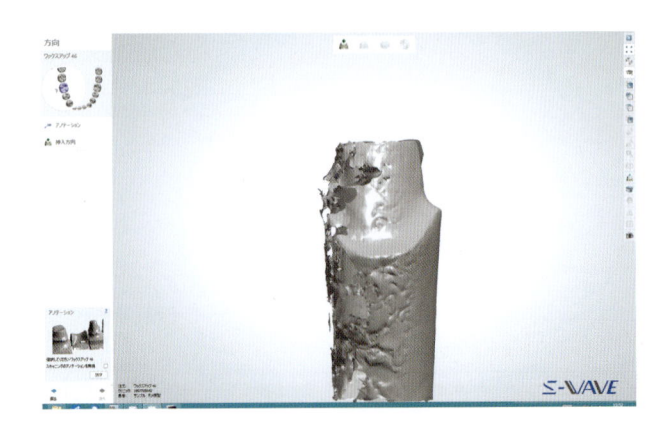

図30a、b　計測範囲を越えたためデータに抜けが見られる。

模型全体の高さが原因で表面が粗れたスキャンデータ

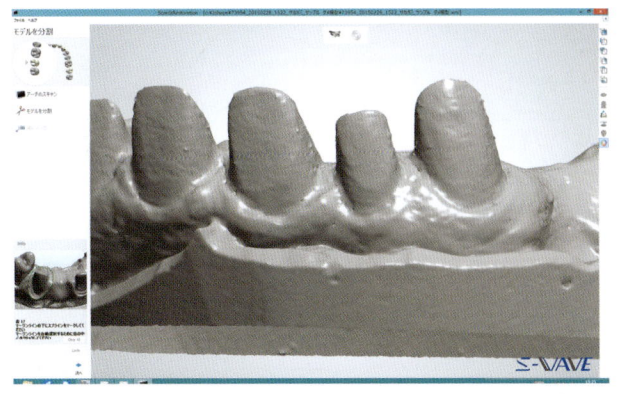
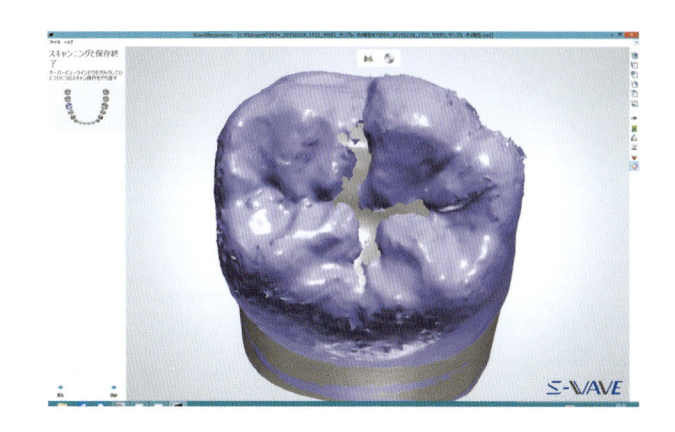

図31a, b 模型全体の高さが原因で表面が粗れたスキャンデータ。

スキャンプレートと模型の位置関係

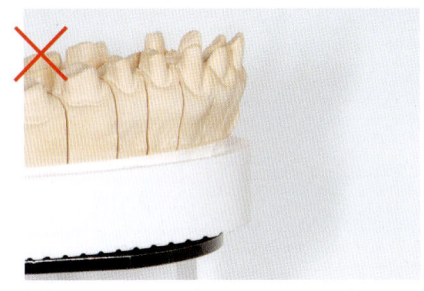
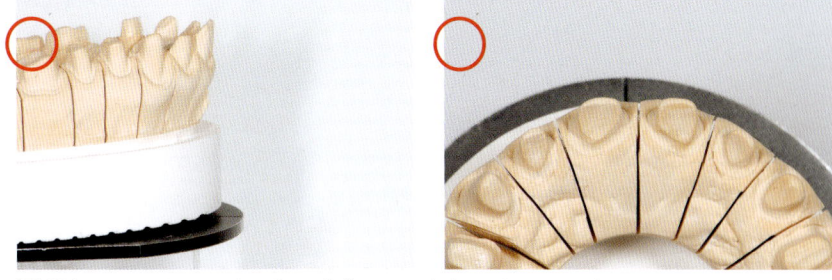

図32a 模型がプレートからはみ出している。

図32b、c スキャンしたい部分がプレートに収まるようにセットする。

支台歯の処理状態

まず、模型表面にワックスやガムシリコーンの残渣などのスキャンを阻害するものがないことに注意する。

次に、支台歯の表面処理に用いる表面硬化剤に気をつける必要がある。CAD/CAMでの製作以外でも気をつけなければいけないことでもあるが、塗布層に厚みをもつ製品の場合、そもそもサイズが変わってしまうということに注意したい。

それ以外に、表面が光沢をもつ状態（過度なコーティング、メタル色のスペーサーなど）や、メタルや研磨されたジルコニアなどのアバットメントでは、光を照らしスキャニングする方式では、光の拡散による精度の低下が起きると思われどうも不安がある。

また、アンダーカット処理のために用いられる材料（レジン、ワックスなど）では、光を透過するものが多いので気をつけたい（**図33、34**）。

材料表面の光の反射と透過による影響

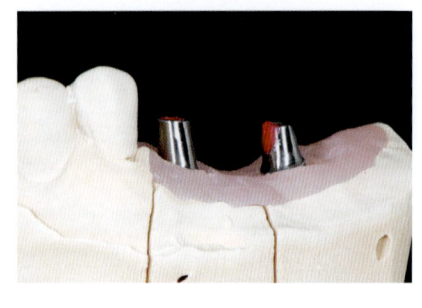
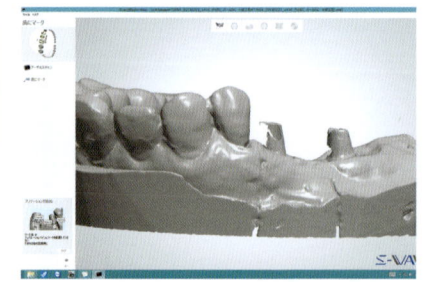

図33a、b　光沢をもつメタルアバットメント。

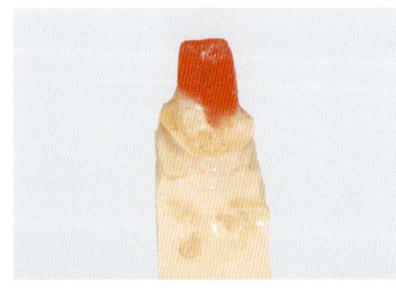
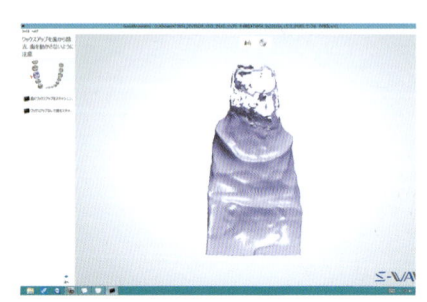

図34a、b　透過性のあるレジン。

これらを解消するには表面をマットにすることや、凹凸を明確に見えるようにするため、オクルーザルチェックなどに用いる白色のスプレーが有効である。しかし、これも過度に吹きつけると厚みが出るため注意が必要である。

筆者の使用する松風S-WAVEスキャナー D900はLEDの光が青色であるため、補色に近いオレンジ・黄色のスプレーを使用したものや、オレンジ・黄色の模型材は、スキャンの精度を高めるのに有効であると考えている（図35、36）。

表面処理による改善効果

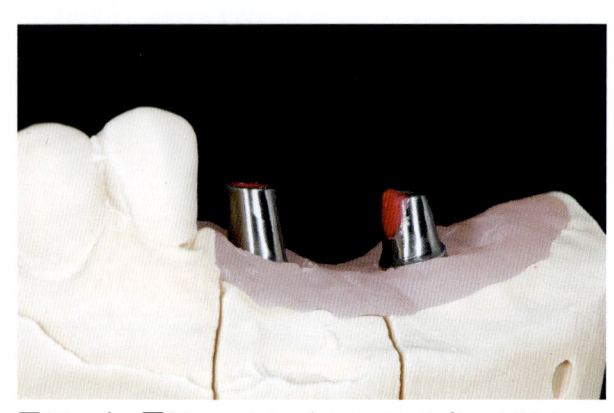
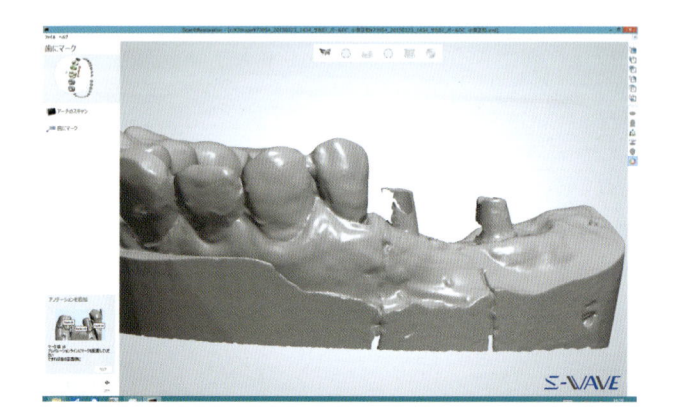

図35a、b　図33aのメタルアバットメントにスプレーを施した。

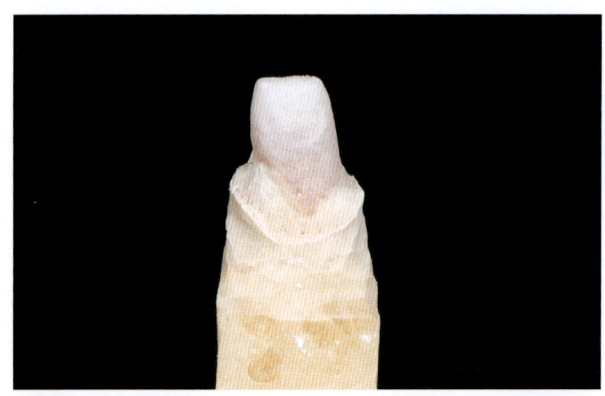
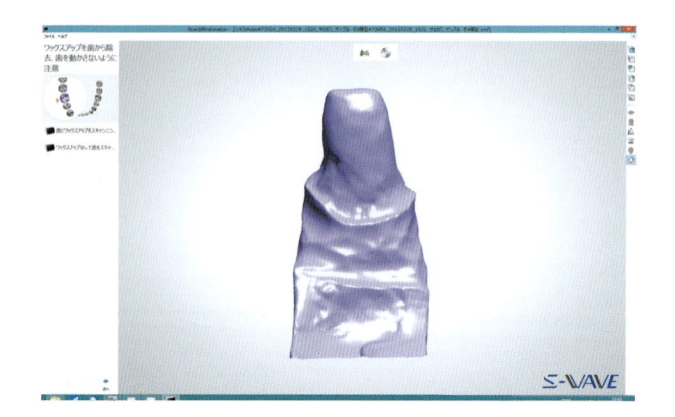

図36a、b　図34aの透過性のあるレジンにスプレーを施した。

モデリングのポイント

着脱角度

　単冠で軸面同士でのアンダーカットがある場合ももちろん考えられることだが、ブリッジでは各支台歯の着脱方向を決定し、この着脱方向の角度差が17°を超えた辺りからブリッジとしてのアンダーカット部分にマージンの浮き上がりが生じる。各支台歯の着脱方向を調整しても払拭できなければ、再形成が必要な場合がある（図38）。

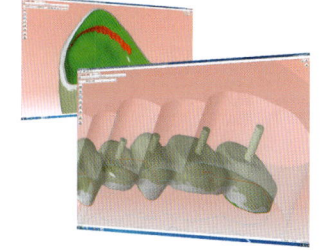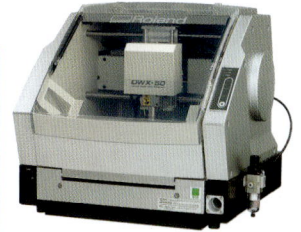

図37a、b

着脱方向の角度差による影響

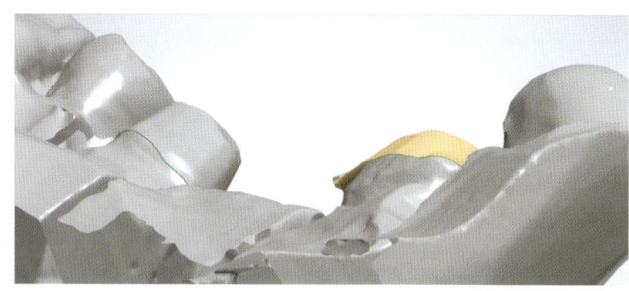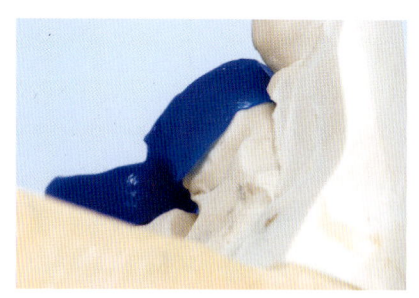

図38a　設計時にアンダーカット部の浮き上がりが確認できる。

図38b　チェアサイドとの確認に用いるワックスパターン。

支台歯へのモデリング

　クラウンをCAD/CAMで製作した場合、支台歯への調整が多少なりとも出てくる。では適合性を上げるために、支台歯の形を変えるモデリングで工夫できるだろうか。

　ほとんどの場合、調整時の初めに強く当たってくる場所は、支台歯の先端や軸面の角である。ここをデザイン上でわずかに補正すると、主に調整作業はマージンと軸面に集中でき、特に連結冠やブリッジのケースには有効である（図39）。

支台歯のモデリング量、大きさ

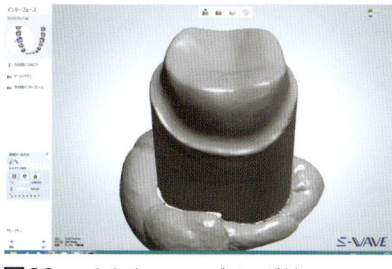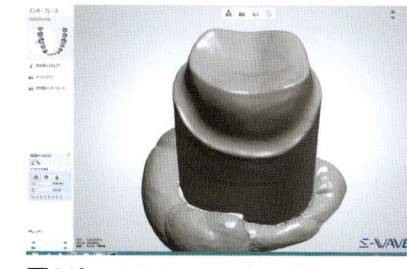

図39a　支台歯へのモデリング前。

図39b　支台歯へのモデリング後。

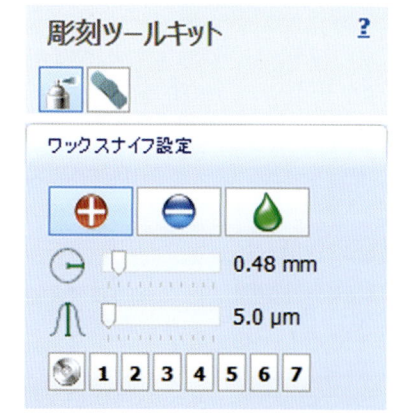

図39c　支台歯へのモデリング時のワックスナイフの設定値。

インターフェイス

　支台歯へのモデリングと併せて適合精度に対してアプローチできるのが、インターフェイスの設定である（**図40**）。出荷時には松風の推奨する基本値（以下、プリセット値）が組み込まれており、ほとんどのケースがこのプリセット値で問題なく適合する（**図41**）。

　しかしながら少し慣れてくると、独自の適合感を再現したくなってくる。当社ではプリセット値をカスタマイズしているが、カスタマイズのするしないのどちらが良い悪いではなく、好みのようなものであると考えている。

　感覚としては、

・プリセット値は、マージン辺りのスペースと軸面から支台トップまでのスペースをはっきりと分け、マージンの辺りを大きくし、マージン付近で"キュッ"と締めるイメージである。

・当社の設定値は、マージン辺りのスペースも軸面から支台トップまでのスペースも、プリセット値より狭くし幅をもたせてなだらかに移行させ、マージンの辺りは調整を少なくさせるために狭くし、軸面で緩く把持

するイメージで設定している（**図42**）。

　支台歯形成の形によっても使い分けをしている。
　たとえば

・臼歯のような軸面角度が少ない場合
　→プリセット値のようなタイプ

・前歯のような軸面角度が大きい場合
　→当社タイプ

・極端に軸面角度の少ないケース
　→混合タイプ

という具合である。

　また、インプラントアバットメントの場合、スペースが少ないとクラウンの破折原因になるため、スペースを多めにとることもある。

　このように、適合感を高めるためには、基本の数値を決めておいて、支台歯の癖によって少しずつ調整する必要がある。もちろん、連結の場合にも同様の注意が必要になる。

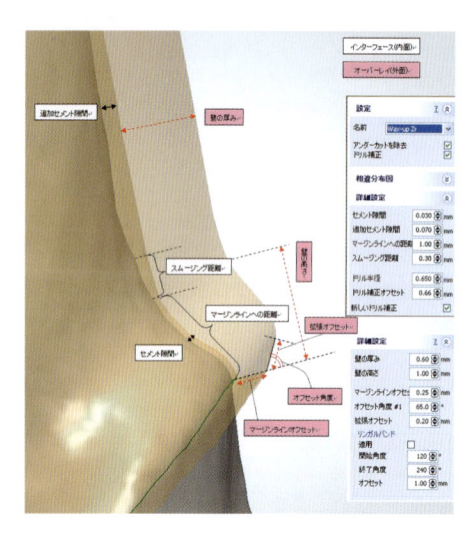

図40　インターフェイスの詳細部位。

プリセット値

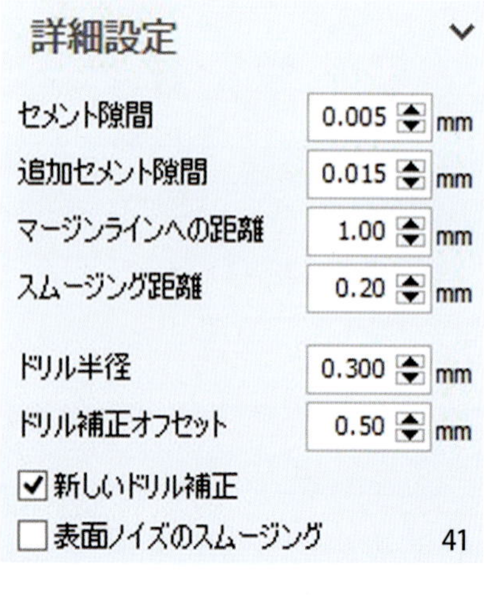

詳細設定		
セメント隙間	0.005	mm
追加セメント隙間	0.015	mm
マージンラインへの距離	1.00	mm
スムージング距離	0.20	mm
ドリル半径	0.300	mm
ドリル補正オフセット	0.50	mm
☑新しいドリル補正		
☐表面ノイズのスムージング		41

当社カスタマイズ設定値

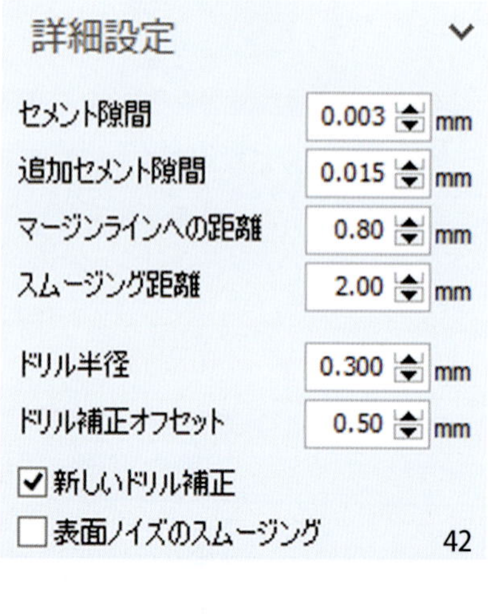

詳細設定		
セメント隙間	0.003	mm
追加セメント隙間	0.015	mm
マージンラインへの距離	0.80	mm
スムージング距離	2.00	mm
ドリル半径	0.300	mm
ドリル補正オフセット	0.50	mm
☑新しいドリル補正		
☐表面ノイズのスムージング		42

図41　松風社基準のプリセット値。

図42　当社カスタマイズ・プリセット値（クラウン；きつめの適合の値）。

松風 S-WAVE CAD/CAM システムのマテリアル

松風ディスク WAX

　CAD/CAMでの松風ディスクワックス（**図43**）の削り出しは、鋳造やプレスのためのパターン作りとして便利である。特に大きなケースでは時間の節約につながる。

　また筆者は、必要であればジルコニアやPMMAの削り出し前に、ワックスで確認用の削り出しをする目的にも利用している。ジルコニアに比べコストもかからず、ミリングバーの摩耗も極小ですみ、また、それに手を加えワックスパターン自体をスキャンし、ジルコニアやPMMAに置き換えることも可能であるため、さらに納得のいく加工物ができる（**図44〜46**）。

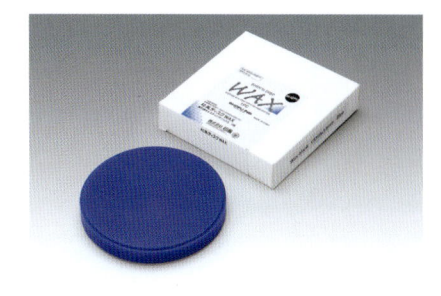

図43　松風ディスクWAX。

松風ディスク WAX の使用例
―ロングスパンのパターン製作

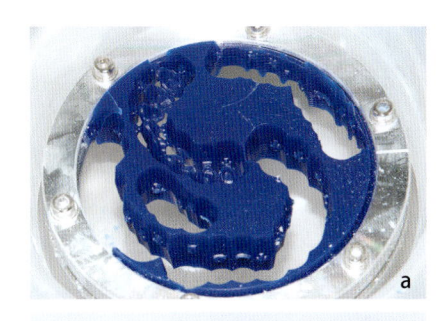
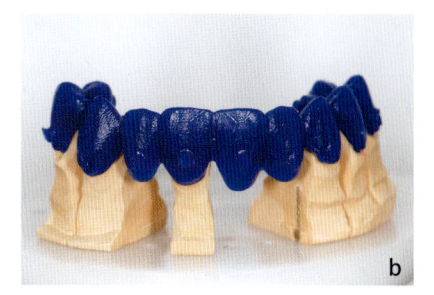
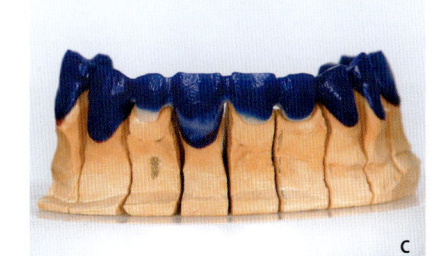
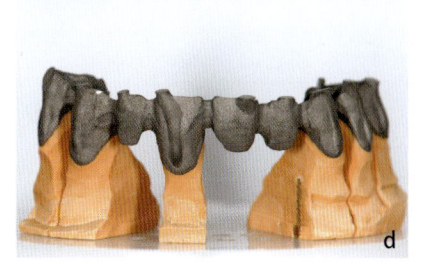

図44a　加工機で削り出した直後。
図44b　模型への適合確認。
図44c　手でのカットバック、マージン調整。
図44d　鋳造後の確認。

松風ディスク WAX の使用例
―e.max の単冠フレーム製作

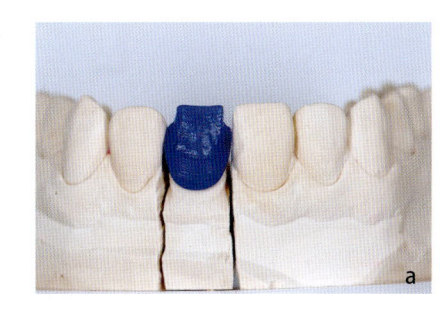
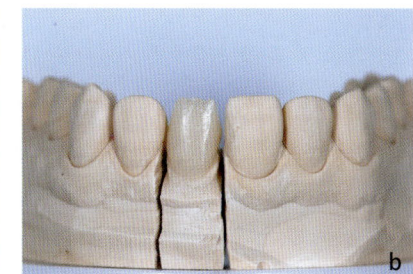

図45a　模型上での修正、調整。
図45b　プレス後の確認。

松風ディスク WAX の使用例
― 3+3 プロビジョナルレストレーションの製作

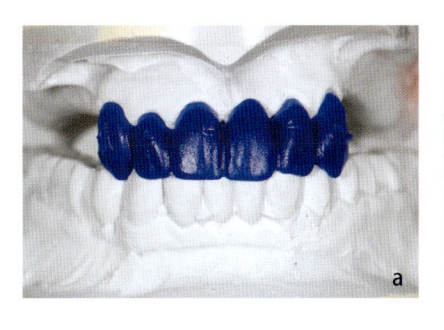
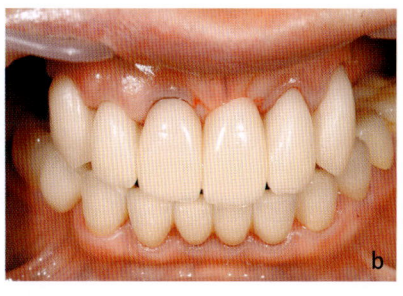

図46a　模型上での修正、調整。
図46b　レジンに置き換え、口腔内に仮着。
（症例写真提供：田中歯科）

第Ⅰ部　保険診療の「CAD/CAM冠」の今

第Ⅱ部　自費診療の「CAD/CAM」の今

第Ⅲ部　CAD/CAMシステムによる臨床応用・技工術式（S-WAVEを中心に）

　今後、診断用ワックスアップに用いることのできる白色半透明のワックスが、松風ディスクWAXと同等の特性をもったまま製品化されることを望む。

　次に、実際にワックスを加工機で削ってみた評価を述べたい。

　削るということは少なからず摩擦熱が発生し、ワックスパターンの複雑な形態、厚みの強弱によっては変形させる不安がある。しかし、このワックスは熱に対する融点の対応、ミリングバーによる削り出しの衝撃に対する強度などを考慮した設計となっており、模型に対しての適合性は良い印象を受ける。この特性は、融点の異なる複数のワックスを配合することで実現された。

　手でカービングした感触は、強度があり硬いという印象である。筆者は、大きく削る場合にはある程度まではナイフ（コリコリといった感覚）やハンドピース（サラサラといった感覚）でのカービングを推奨する（図47a）。手間に感じるかもしれないが、手法さえわかれば慣れるまでさほど時間はかからない。

　松風ディスクWAX自体を溶かして盛り上げたりすると、CAD/CAM用であるためわれわれが従来のワックスに対して抱く感覚と違い、溶けづらく重い感覚があり、さらに延びる性状であることを実感する（図47b）。

　しかし、インレーワックスともなじみは良く、筆者は松風ディスクWAXは切削中心で、付け足す部分があればインレーワックスで盛り上げるという使い分けをしている（図47c〜e）。

ディスク WAX の操作感

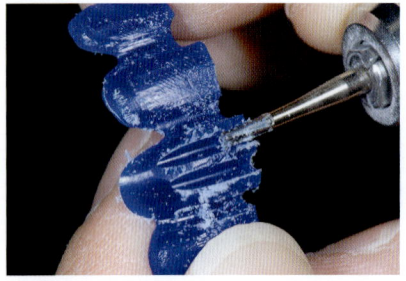

図47a　大きく削る場合はハンドピースでの加工も有効である。

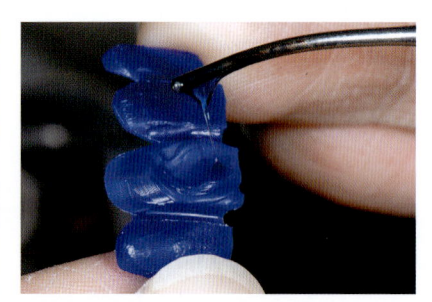

図47b　延びる性状である。

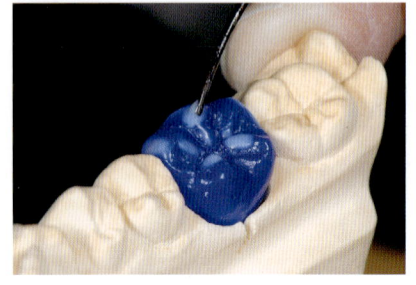

図47c　インレーワックスで盛り上げる。なじみは良い。

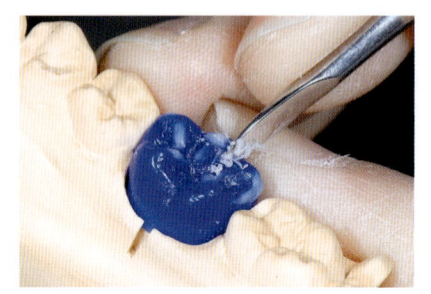

図47d　硬い感触である。

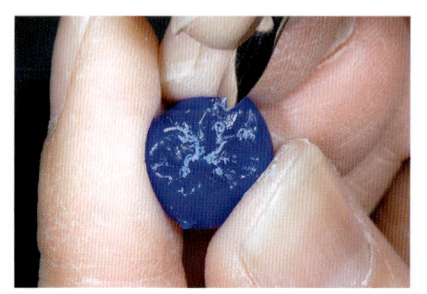

図47e　慣れてくると、スムーズにカービングできる。

ジルコニアディスク

　松風のジルコニアマテリアルのラインナップは4種類ある。下記に簡単に特長を示す。

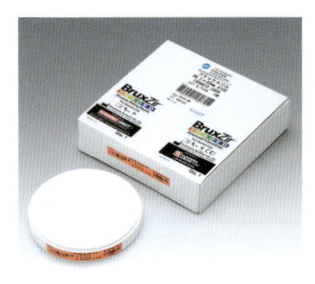

図48　ブラックスジル。

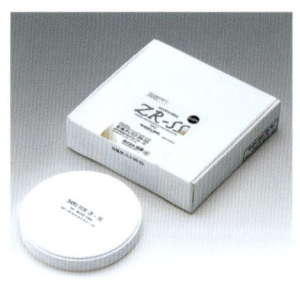

図49　松風ディスクZR-SS。

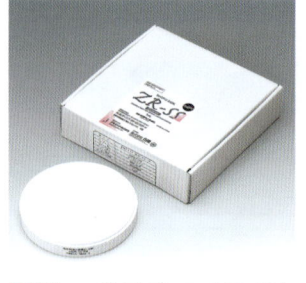

図50a　松風ディスクZR-SSカラード。

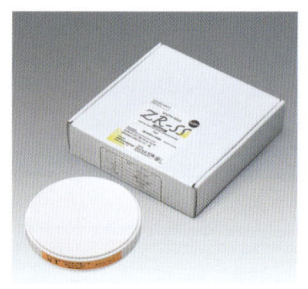

図50b　松風ディスク ZR-SSルーセント。

ブラックスジル（Glidewell 社；アメリカ）（図48）
- 単冠のみ
- カラー 5色：HTホワイト、#100、#200、#300、#400
- 焼結温度：1,530°C

松風ディスク ZR-SS（Jyoti Ceramic Industries 社；インド）（図49）
- 単冠からブリッジまで可能
- カラー 1色：HTホワイト
- 焼結温度：1,450°C

松風ディスク ZR-SS カラード（アキタ・アダマンド；日本）（図50）
- 単冠からブリッジまで可能
- カラー 3色：ピーチホワイト、ピーチライト、ピーチミディアム
- 焼結温度：1,450°C

松風ディスク ZR-SS ルーセント
- 単冠から3本ブリッジまで可能
- カラー 3色：パールホワイト、5L ライト、5L ミディアム
- 焼結温度：1,450℃
  ＊光透過性が一番高い

この3種類のジルコニア材料を、GO2dentalとDWX-50を用いてブリッジのフレームを製作し、違いを比較した。

ブラックスジルは単冠ベースでの適合は良いが、ブリッジではメタコネクターを使用していても変形が認められる（図51）。

それに対して、松風ディスクZR-SS、松風ディスクZR-SSカラードは良好な適合が認められる。当社ではこの2種類のマテリアルに関してメタコネクターは使用していない（図52）。

日常の使用のなかで気になるところと言えば、松風ディスクZR-SSカラードは加工機での削り出し時にチッピングがときどき起きることである（図53）。これはミリングバー（図54）の刃先の摩耗具合にも影響されるためと思われるが、下記のように少し工夫をすれば改善する。

インレーなどの症例でチッピングが顕著に見られるときに当社で行なっていることを以下に挙げる。

3種類のジルコニアでブリッジを製作

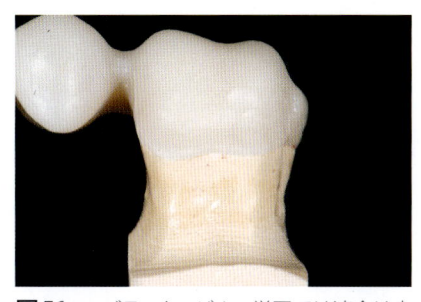

図51a ブラックスジル。単冠では適合は良い。

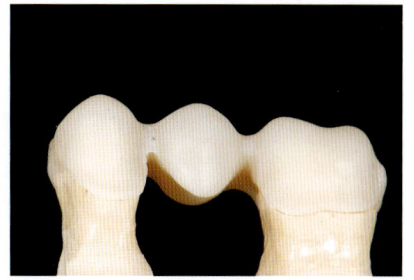

図51b ブリッジだと若干のかたつきがある。

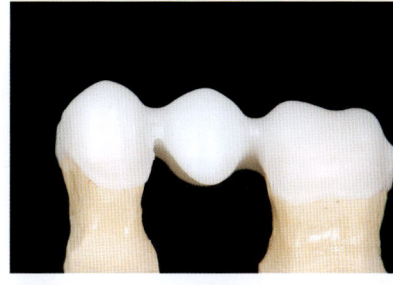

図52a 松風ディスクZR-SS。かたつきはない。

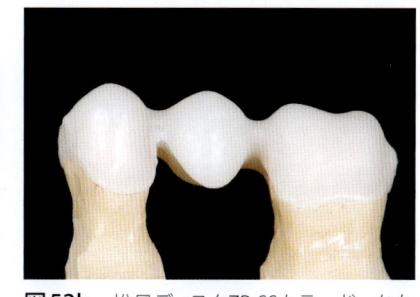

図52b 松風ディスクZR-SSカラード。かたつきはない。

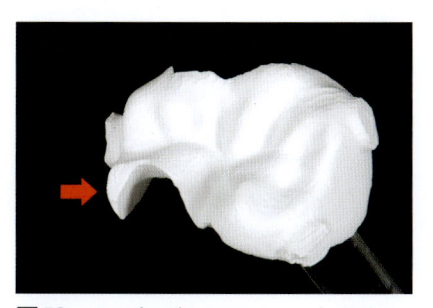

図53 チッピングしたインレー。（➡部）

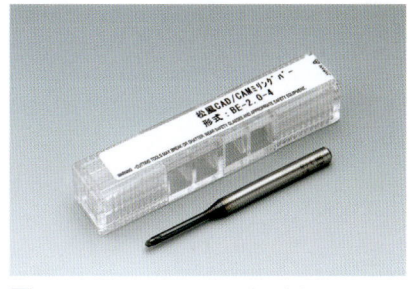

図54 松風CAD/CAMミリングバー ボールエンドダイヤモンドコーティング

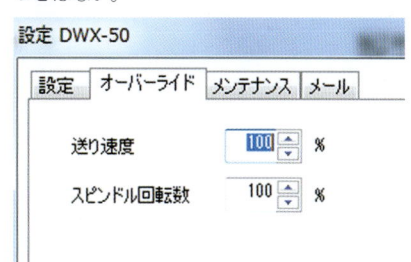

図55 回転数、送り速度の変更設定。通常は100%である。

①規定時間内であっても、新しいダイヤモンドコーティングタイプのミリングバーに交換する。

②1本につき10分前後切削時間が増えるが、加工機の回転数と送り速度を50%に調整する（**図55**）。

　これらの工夫により、ある程度チッピングせず切削が完了できる。それでもチッピングが起きる箇所があるのであれば、モデリングまで戻り厚みを増やすほかはないと考えられる。

　そもそもインレーやアンレー、ラミネートをクラウンとは別の機械で削るのは、手間がかかり時間効率がわるい。このような場合は、加工材料選択の時点で一般歯科材料モードに設定するとよい。ミリングバー回転速度は松風の材料と同じだが、ミリングバー送り速度が10%程度ゆっくりで、初めから切削量が10%ほど少ない設定にしてあり、この設定を選択した加工対象のみ、多少時間はかかるが少し優しく削ってくれる。まずこれで切削するというのも一つのアイデアだ（**図56**）。

一般歯科材料モードの選択

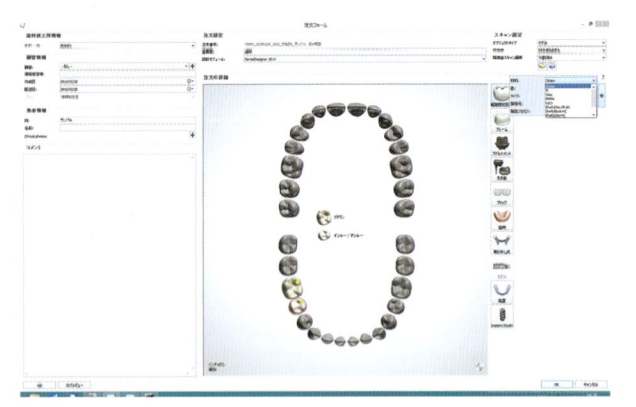

図56a　メニュー選択の全体画面。

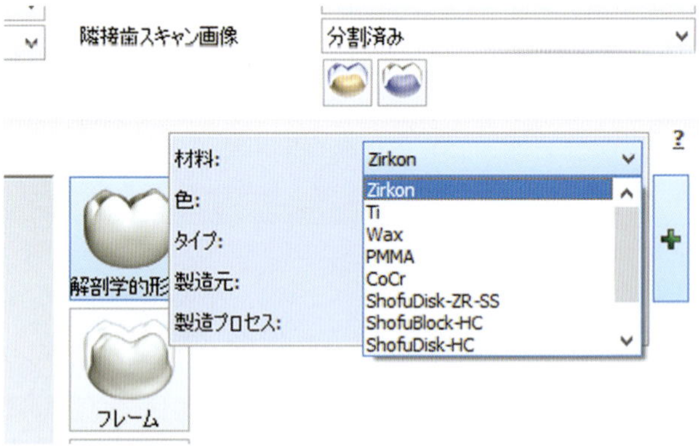

図56b　図56aを拡大した状態。ここで選択する。

　ミリングバーの回転数などの設定変更と言えば、「工夫とアイデア次第で加工物表面をもっと滑らかにできないか」という気持ちが湧き上がる。そこで、CAMソフト（GO2dental）の設定を「表面粗さ1/2、送り速度80%」と、「表面粗さ1/10、送り速度80%」の極端に違う条件※にして、2種類のクラウンを作り検証した。

　ところが、写真のようにほとんど見分けがつかない。ということは、表面の滑らかさに関して通常加工に使用している設定条件は、加工機（DWX-50）のパフォーマンスを出し切っている状態と考えられる（**図57**）。

※本稿のために松風社から特別に設定を変更してもらい検証した。通常のソフトに当設定値を入力することはできないのでご注意いただきたい。

CAMソフトの設定による影響を検証

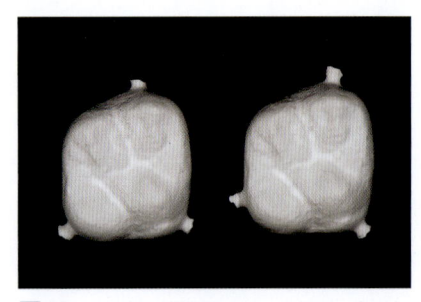 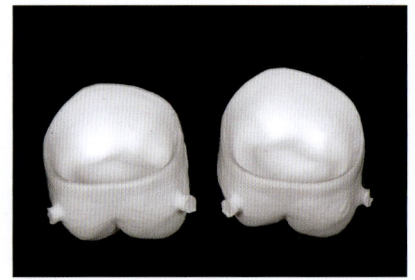

図57a　左側：表面粗さ1/2、右側：表面粗さ1/10。

図57b　左側：表面粗さ1/2、右側：表面粗さ1/10。

調整用研削・研磨材

焼結前

　焼結前のディスクから切り離すところから、シンタリングファーネスに入れるまでに行う作業と、それに伴い筆者が使用するハンドピース用の研削・研磨材を紹介する。

　切削が終了した後、加工機からディスクを取り外す。加工後のディスクに対して作業を行う際は、バキュームが装備された作業机のような、粉塵などをしっかりと回収できる環境を準備することをお勧めする（図59）。

　まず、ディスクから切り離す作業には松風社の技工用カーバイドバー アジャストカーバHPAC39か、細めのダイヤモンドポイントを使用する。その際には、研削材の"ビビリ"が起きやすく加工物に傷を付けてしまったり、チッピングさせてしまうことがあるため注意したい。このときは、高速回転で切り離し作業を行うほうが安定しやすい（図60）。

　ディスクから切り離した後に表面を、松風シリコンポイントPBを使用して滑らかに仕上げる。慣れてきたら、マージンはスコープ下である程度まで落としておくと、後々の調整が楽である（図61）。

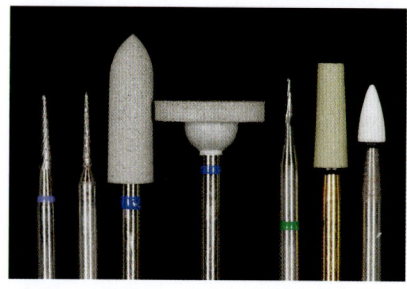

図58　筆者が主に使用する研削・研磨材。左端から使用していく。

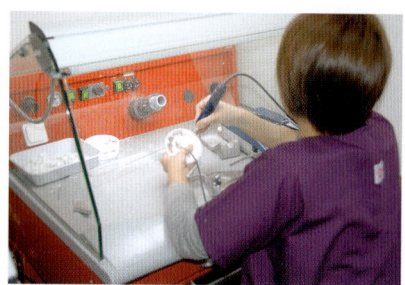

図59　バキューム机での作業。

コネクターの処理

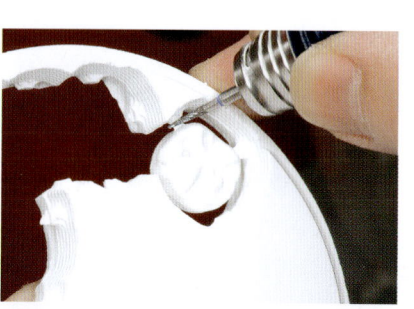

図60a　高回転で切る。

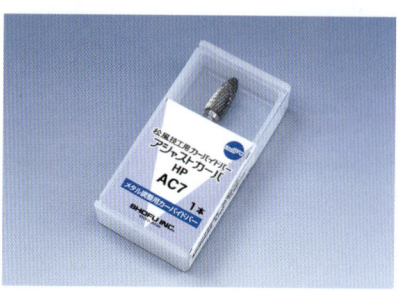

図60b　アジャストカーバ。

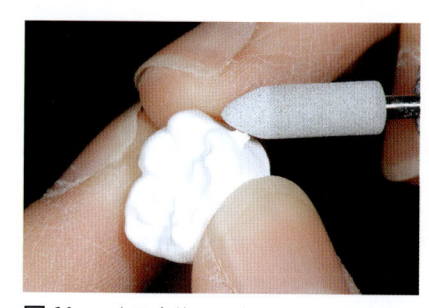

図61a　表面全体の研磨。

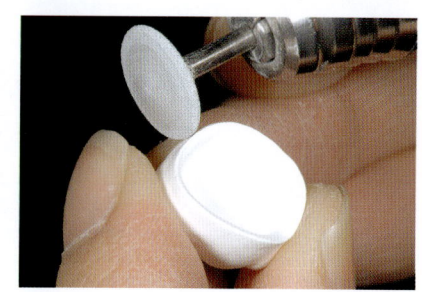

図61b　マージン部の厚みを調整。

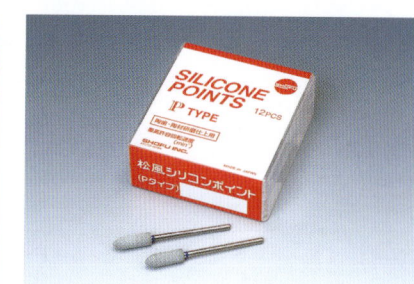

図61c　シリコンポイントPB。

　図62は、2015年に発売された松風シリコンポイントPZRで、シンタリング前の調整用シリコーンポイントである。

　このシリコンポイントPZRは、シリコンポイントPBよりも硬めの設定に仕上げてあり、研磨面は滑沢になりやすく研磨時間も短縮される（図62）。

　咬合面などカービングを施したい場合、裂溝は松風社の技工用カーバイドバー アストロカーバHPAS03を用いて付与し、それ以外はビトリファイドダイヤやホワイトポイントなどで調整する（図63）。

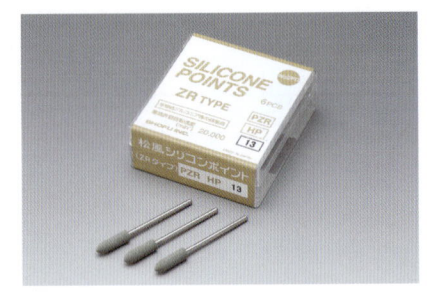

図62　松風シリコンポイントPZR。

咬合面の調整

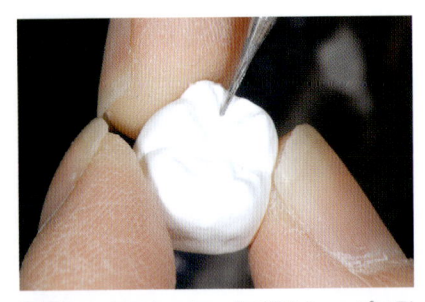

図63a　アストロカーバで溝をシャープに彫る。

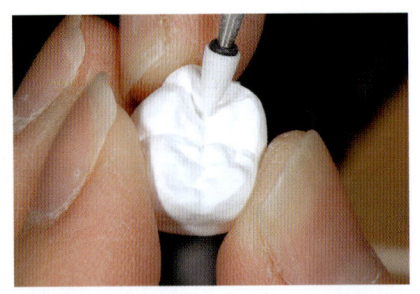

図63b　咬合面全体をならす。

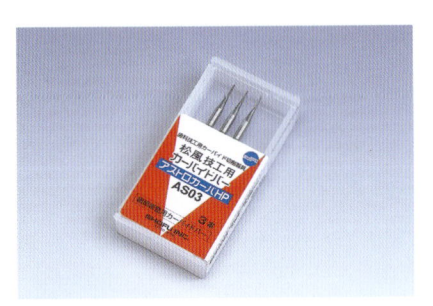

図63c　アストロカーバ。

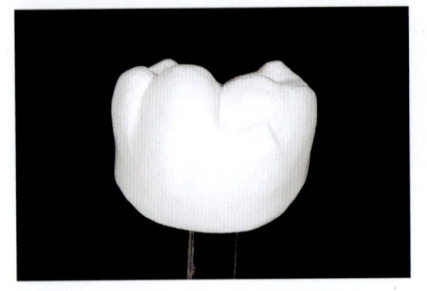

図63d　カービング後（頬側面観）。

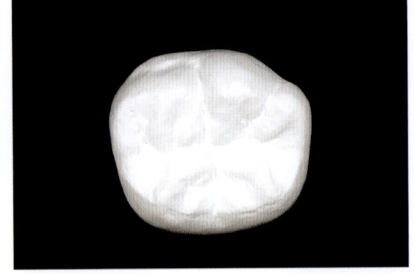

図63e　カービング後（咬合面観）。

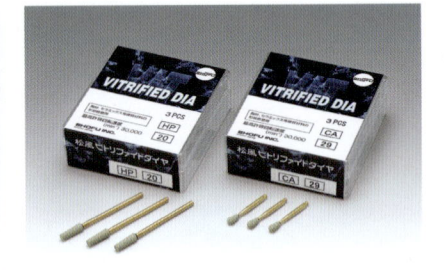

図63f　ビトリファイドダイヤ。

焼結後

　調整のポイントと、フレームの内面マーカーの工夫について紹介したい。

　シンタリングファーネスでの焼結後、支台歯への適合性を向上させるため、多少の調整が必要になる。

　フレーム内面との当たりをマーキングする際には、鉛筆の芯をダイヤモンドポイントで削り粉状にしたものを使用するとよい。粉状にした鉛筆の芯を綿棒で軽くタッピングするように支台歯側に付け、当たりを見る（図64）。

　筆者の使用している調整用の研削材は、ビトリファイドダイヤ、カーボランダムポイントファイン、シリコンポイントPBで、大きく削る場合にはビトリファイドダイヤ、通常はカーボランダムポイントファインを使用する。

　調整後の補綴装置内面は50μmのアルミナを用いて3気圧でサンドブラスト処理する。

　補綴装置表面の滑沢にする部分にはシリコンポイント

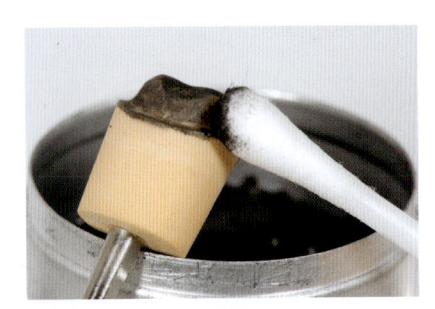

図64　鉛筆芯の粉でマーキングする。

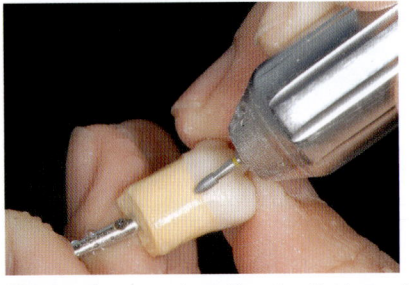

図65a、b　マージン調整には、ダイヤモンドポイントFG SF313Rを注水下で用いる。

PBを使用し、最終研磨には研磨材（ロビンソンブラシとデュラポリッシュダイヤなど）を用いて仕上げている（ステインなどを施している場合には、削り取らないよう注意が必要）。

マージン調整においてはシリコンポイントPB、もしくはタービン用のダイヤモンドポイントFGスーパーファインを注水下で用いている（**図65**）。

ステイン、グレージングのポイント

アナトミカルジルコニアクラウンや、インレーなどのステイン法で仕上げる場合に工夫している点を紹介する。

筆者は、表面にe.maxグレーズペーストを塗布し、その上からステインでキャラクターを与え、870°Cで焼成し定着させている。

この方法は、レイヤリングのケースで舌側面にジルコニアが露出するフレームデザインにも使用でき、レイヤリング前にジルコニアの部分に同じ処理をする。もちろん焼成の際は、乾燥時間・予熱・冷却時間に細心の注意をはらう必要がある（**図66、67**）。

焼成前

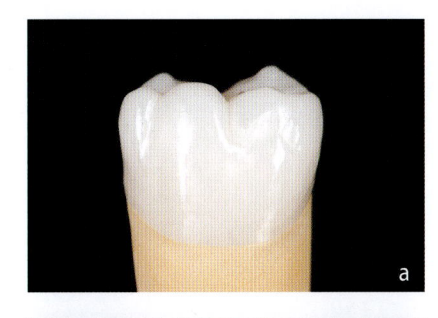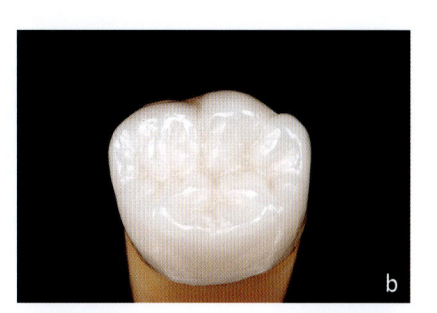

図66a、b ステイン前（a：頬側面観、b：咬合面観）。

焼成後

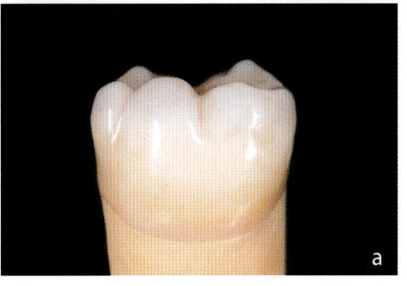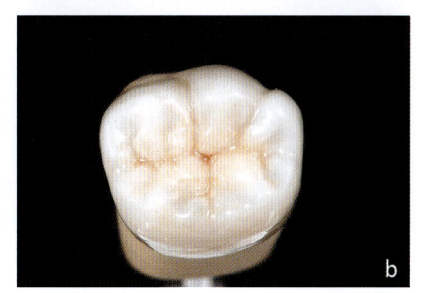

図67a、b ステイン焼成後（a：頬側面観、b：咬合面観）。

COLUMN

CAD/CAMシステムは、機械任せで人が触らなくとも完成状態の良い補綴装置を作ってくれるわけではない。CAD/CAMはあくまでも道具であり、なおかつ知識や経験のある歯科技工士の存在があるからこそ、良い道具になると思う。

それは日常、自分にとっての使いやすい道具や材料の選択、使用方法に対してはらっている注意と同じである。今までどおり完成度の高い補綴装置を製作するためには、精度の高い模型（印象採得、咬合採得なども含め）の追求と、CAD/CAMで作った加工物をさらに調整し、仕上げを施す歯科技工士の知恵と手が必要である。

ワックスアップを学習しながらCAD/CAMで行うという歯科技工初心者の仕事環境は、今はまだ違和感や職域が侵される不安感があるかもしれないが、分業を考えると筆者の会社でもCAD/CAM専門の歯科技工士の存在が必要になってきている。

いつも同じことをしていて違う結果が出ることを待っていても、いつもと同じ結果が出るだけだろう。文献や書籍を読み、講習会や講演会に参加して、目標となる人物や会社があれば、自分のできる範囲でベンチマーキングすべきで、少しでも変化していくべきだと思う。

新しい機器の導入も変化だと思い、筆者はCAD/CAMの導入に踏み切った。そうすればいつもと違う結果が出てくるのではないか…。

松風 S-WAVE カスタムアバットメント（チタン）

前述のように、加工センターにおけるメタルミリングのサポートが、高強度のチタン合金によるカスタムアバットメントの加工から開始された。インハウス方式の設備への負担を考慮すると、加工センターでメタルを取り扱うメリットは筆者にとって大きい。

以下に、実際にカスタムアバットメントを製作するための加工センター利用方法について説明したい。

松風 S-WAVE システムを導入している歯科技工所

筆者のように、松風のインハウスシステムを導入している場合も、加工センターの利用にはユーザー登録手続きが必要である。

※登録は歯科技工所のみ可能である。

松風 S-WAVE システムを導入していない歯科技工所

CAD/CAM自体を導入していない歯科技工所でも、ディーラーへ資料請求のうえユーザー登録手続きを踏めば、次の方法で製作が可能になる。

※登録は歯科技工所のみ可能である。

①模型を送付してデザインは加工センターに任せる。

②各メーカーのワックスアップベースやテンポラリーシリンダーなどにレジン（ワックス）アップしたアバットメントを加工センターに送る。

対応メーカー（2016 年 2 月現在）

京セラメディカル、ノーベル・バイオケア・ジャパン、ストローマン・ジャパン、デンツプライ三金（アストラテック）、バイオメット・ジャパン、松風バイオフィックスなど、主要メーカーのシステムに対応し、今後も順次対応メーカーは増えていく計画ということであり、期待している。

製作時に必要なもの

- ■メーカー純正品のインプラントアナログ（アナログ内蔵の模型）
- ■メーカー純正品のスクリュー
- ■スキャンボディー（加工センターより購入）（図68、69）

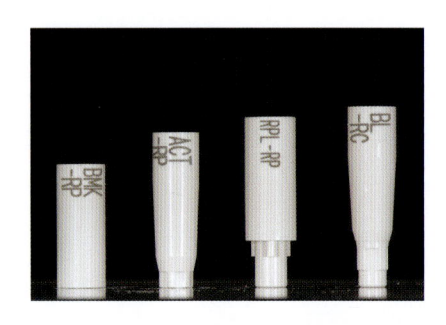

図68　各社スキャンボディー。

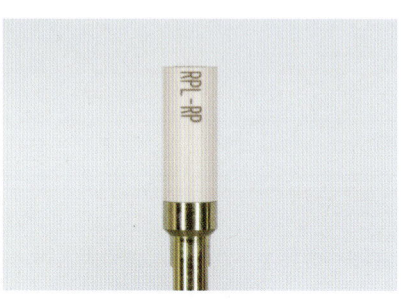
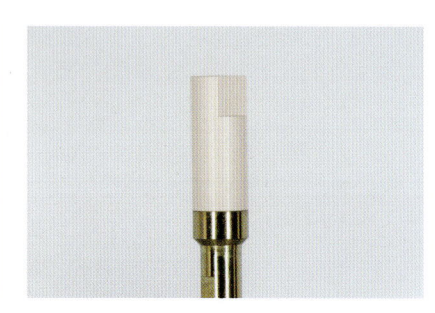

図69a 〜 c　アナログとスクリューは用意する。

S-WAVEを導入している歯科技工所は、インターネットにて加工センターのホームページ※から設計したデータを送ることで製作可能であり利便性が高い。

※松風S-WAVECAD/CAM加工センターホームページ：http://www.swave-cadcam.jp

製作方法には2通りある。

①模型上にレジン（ワックス）アップし、ダブルスキャン

②デジタル設計

S-WAVEユーザーである当社では、効率を重視し主にデジタル設計で製作している。

製作可能なサイズ

■直径12mm以下、高さ16mm以下（**図70**）。

■デジタル設計の途中に確認することもできる（**図71**）。

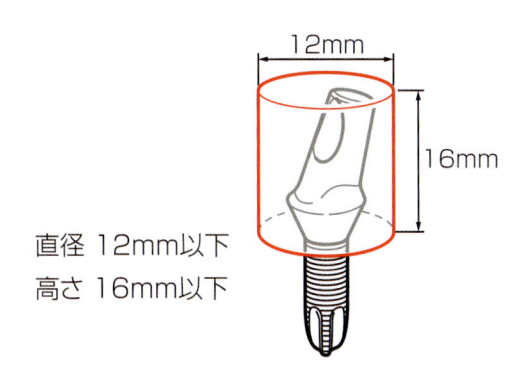

直径 12mm以下
高さ 16mm以下

図70 製作可能なサイズ。

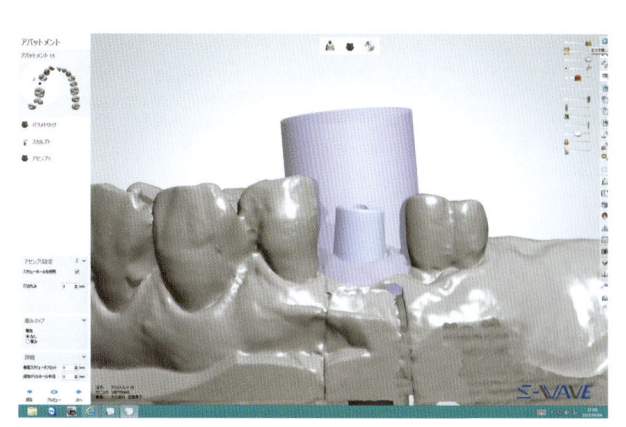

図71 製作サイズの確認。青の円筒内に入っていないと製作できない。

規定値

■立ち上げ角度10°以上。

■アクセスホールからの最低厚み0.6mm以上（**図72**）。

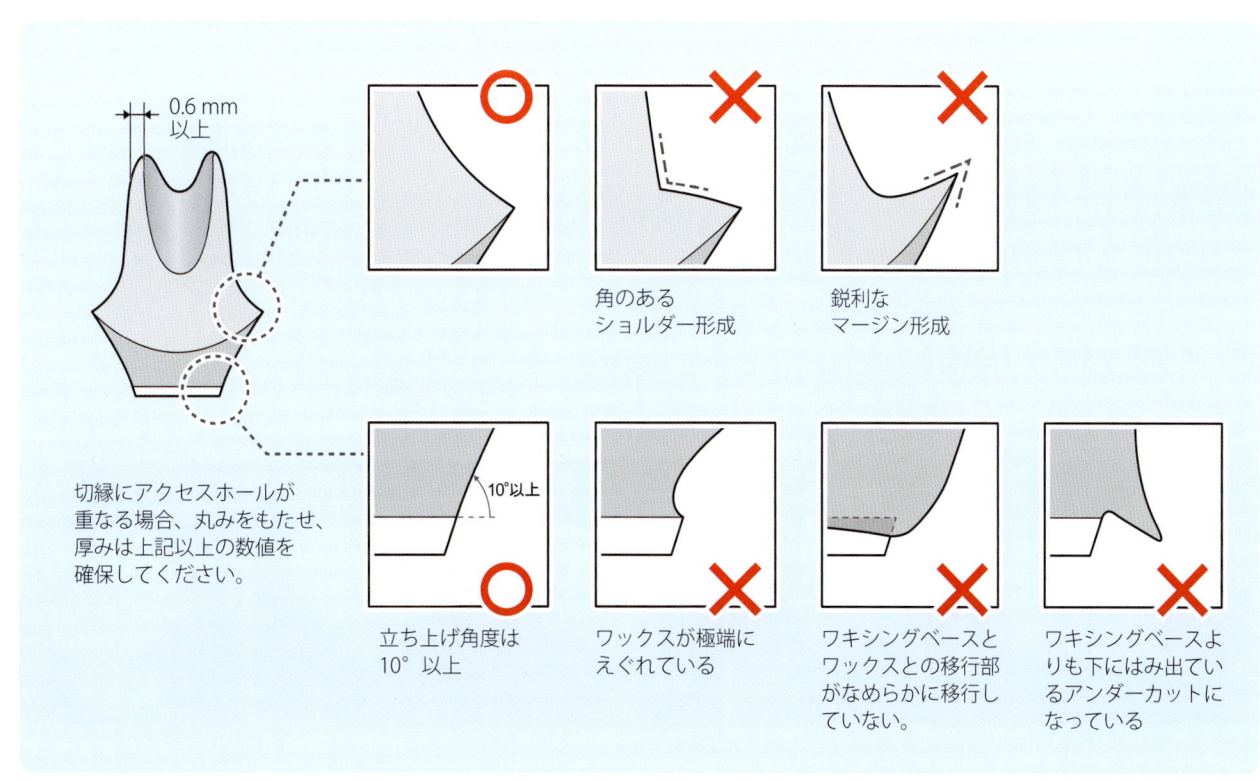

0.6 mm
以上

切縁にアクセスホールが重なる場合、丸みをもたせ、厚みは上記以上の数値を確保してください。

角のある
ショルダー形成

鋭利な
マージン形成

立ち上げ角度は
10°以上

10°以上

ワックスが極端に
えぐれている

ワキシングベースとワックスとの移行部がなめらかに移行していない。

ワキシングベースよりも下にはみ出ているアンダーカットになっている

図72 規定値。

　ソフトの操作については説明書などで確認していただき本稿では割愛する。

　ここでは、製作された製品を観察してみたいと思う。あらかじめ、各メーカーのインプラント部と接触する箇所とホールはできあがっている。インゴット1つからアバットメント1つが製作され、接触箇所のサイズや形は純正品と同じ数値で製作されている（**図73**）。

　センターから納品された加工品を見てみると、ミリング表面はかなりきれいである。少し研磨するだけで完成でき作業効率がとても良い（**図74、75**）。

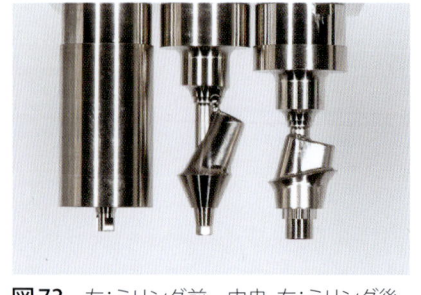

図73　左：ミリング前、中央・右：ミリング後。

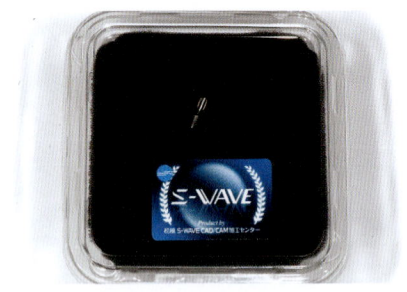

図74a　納品パッケージ。

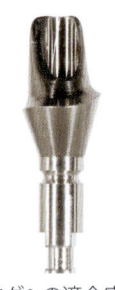

図74b　アナログへの適合感も良い。

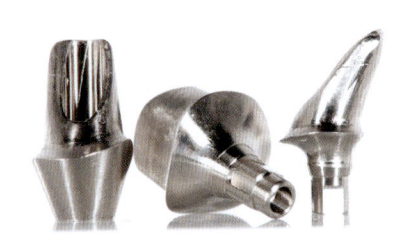

図74c　いろいろな形状がある。

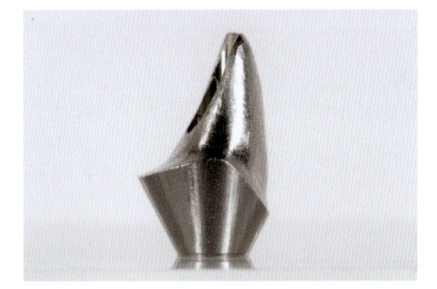

図75a　研磨前。

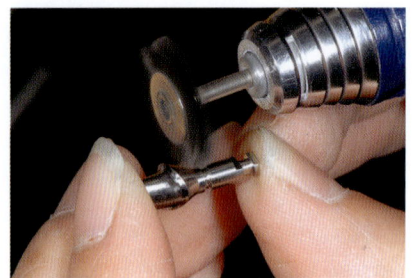

図75b　研磨中。

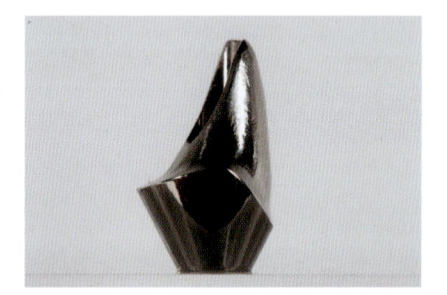

図75c　研磨後。

チタンベース

　アバットメントの応用として、外装をジルコニアで製作する場合の内装のチタンベースも、2015年秋より取り扱いが開始されている。合着による一体化が基本になるが、サポートが開始されれば外装のデザインや材料も選べ製作物の範囲が広がり、アバットメント以外にもスクリュー固定のクラウンやブリッジなどにも応用ができ、とても便利である（**図76 〜 79**）。

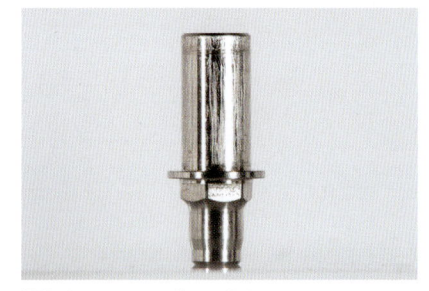

図76a　チタンポスト単体。

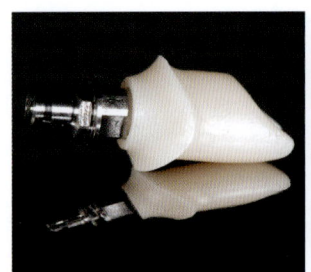

図76b　適合感も良い。

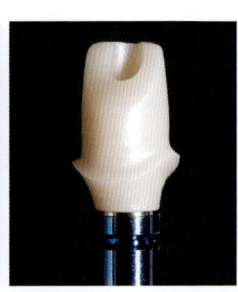

図77　ジルコニアアバットメント。

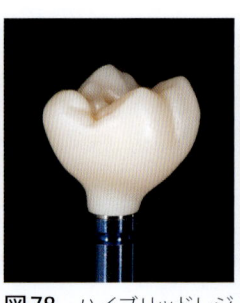

図78　ハイブリッドレジンブロック・クラウン。

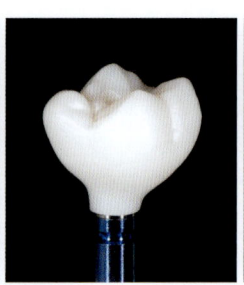

図79a　ジルコニアクラウン。

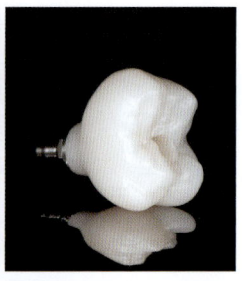

図79b　合着後。

グラスファイバー強化型レジンディスク TRINIA（トリニア）

フレーム専用の新素材として、2015年5月に取り扱いが開始されたレジンディスク「トリニア」について、その特長と製作ステップを提示する（図80）。

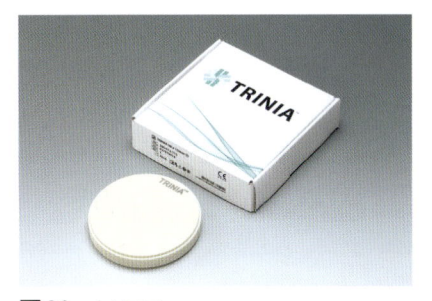

図80　トリニア。

TRINIA とは
- ■販　売：松風
- ■製造元：Bicon, LLC.（アメリカ）
- ■色　調：1色アイボリー
- ■サイズ：2種類、φ98mm×厚み（15mm、25mm）

グラスファイバー強化型レジンディスクとは、シート状に織り込んだガラス繊維が何層も重ねてあり、それに樹脂を含浸させたガラス繊維強化プラスチックである（図81）。

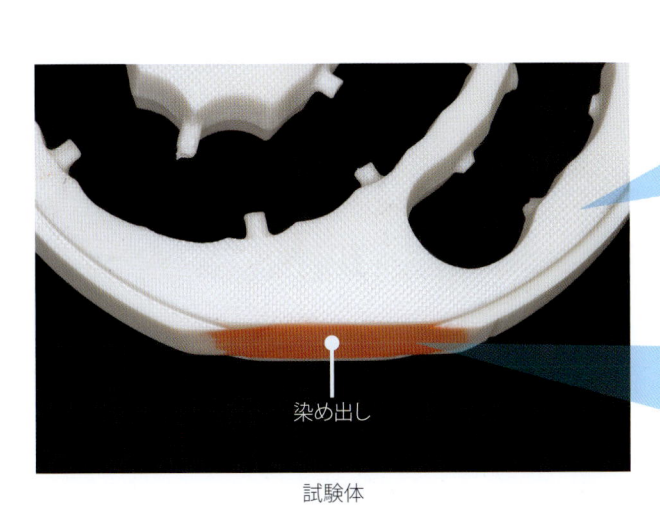

染め出し

試験体

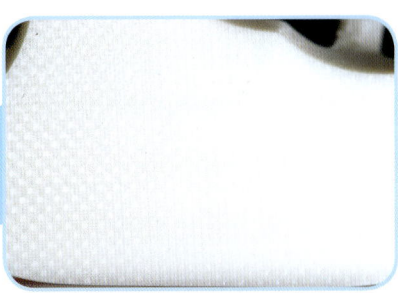

網状なのが確認できる

断面の染め出し
横方向に数層のファイバーが確認できる

図81　トリニアの構造。

諸物性
- ■曲げ強度：405MPa
- ■弾 性 率：15.1GPa
- ■たわみ量：0.85mm

※ISO6872：2008　歯科—セラミック材料（3点曲げ試験）

トリニアはハイブリッドレジンである松風ブロックHC（ハイブリッド型レジンブロック）やセラマージュ（ハイブリッド型硬質レジン）に比較して、2倍以上の曲げ強度を示す高強度材料である。メーカーはレジン材料特有の靭性があり、破折しにくい特性をアピールしている。

比重
トリニアに対する各種マテリアルの比重を比較した数値を下記に示す。

- ■ジルコニア　　　　　　　　　3.5倍
- ■チタン　　　　　　　　　　　2.6倍
- ■コバルトクロム合金　　　　　5.1倍
- ■焼付用プレシャスメタル　　　10.4倍
- ■白金加金　　　　　　　　　　9.2倍
- ■12％金銀パラジウム合金　　　6.7倍

フレームとして使用する各種マテリアルと比較して非常に軽い（比重が小さい）ため、顎にかかる負担を軽減することができるのではないかと期待している。

加工はDWX-50にダイヤモンドコーティングされたミリングバー「松風CAD/CAMミリングバー」を用いて行う。参考の数値として、大臼歯のコーピングであれば約20分で加工可能である。

トリニアはガラス繊維と樹脂が幾重にも複数方向に織り合わされた構造で、レジン材料でありながら曲げ強度は400MPa以上で靭性があり、金属に比べて軽い。色はアイボリーで歯冠材料とのマッチングも不安が少ない。加工には特別な器具など必要なく、加工時間もジルコニアやハイブリッド型レジンブロックとほぼ変わらない。

このようなことから松風では、クラウンのフレーム製作からインプラント上部構造のフレームまでの利用を推奨している。

製作上の注意点

トリニアを使用するうえで製作上の注意点がいくつかあるため、一つひとつ取り上げて説明したい。

①適応症例

■天然歯

　単冠／大臼歯を含まない3本ブリッジまで

■インプラント上部構造

　単冠／カンチレバーのないブリッジ

②フレームの厚み

■天然歯（図82）

　咬合面1.0mm以上、軸面0.7mm以上

■インプラント上部構造（図83）

　咬合面2.0mm以上、軸面1.0mm以上

③連結部の面積（縦長の楕円形状）

■天然歯（図84）

　前歯7mm²以上

　臼歯10mm²以上

■インプラント上部構造（図85）

　前歯21mm²以上

　臼歯21mm²以上

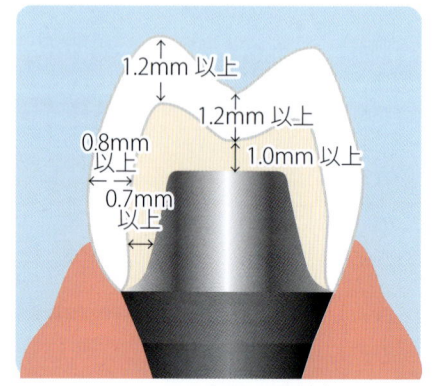

フレームの厚み：天然歯

図82　フレームの厚み：天然歯。

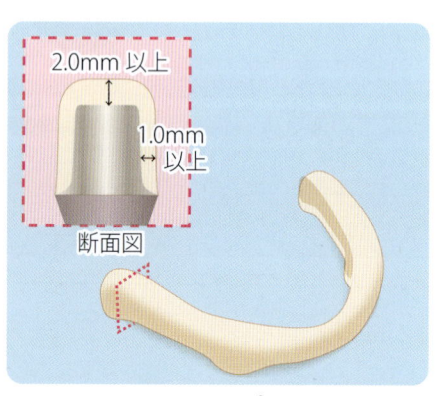

フレームの厚み：インプラント上部構造

図83　フレームの厚み：インプラント上部構造。

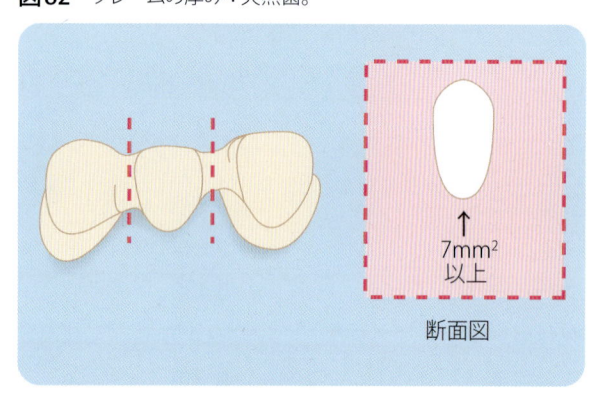

連結部の面積：天然歯

図84　連結部の面積：天然歯。

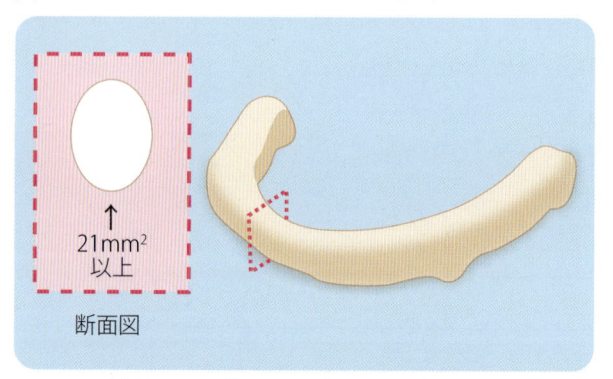

連結部の面積：インプラント上部構造

図85　連結部の面積：インプラント上部構造。

④光重合タイプの歯冠材料を使用

　セラマージュなどの、加熱重合を必要としない光重合タイプの歯冠材料を使用すること。トリニアは100℃以上に加熱すると変形が起きるため、注意が必要である。

⑤トリニアを露出させない

　トリニアを露出させず、すべての面を歯冠用硬質レジンなどで覆う。グラスファイバーが入っているため、対合歯を傷つける可能性があるからである。

　ポンティック基底面に関してはハイブリッドレジンの研磨システム（シリコンポイントPB→デュラポリッシュダイヤ）に準ずるステップで研磨し、十分に研磨されていることを条件に露出可能とされている。

　筆者は、レジン系表面滑沢硬化剤のレジングレーズによる表面処理は最低でも行いたいと考えている。

⑥サンドブラスト処理

　サンドブラスト処理はアルミナを弱圧（0.1〜0.2MPa）であて、スチームクリーナーをかけた後に超音波洗浄器を用いて十分に洗浄をする。

⑦切削

　切削時は、クロスカットタイプファインのカーバイドバーを使用する。ダイヤモンドポイントも使用可能だが、あまり押し当てると発熱によって焦げることがあるため注意が必要である。

⑧レジン築盛時の表面処理

　セラマージュなどのハイブリッドレジンを築盛するときには、トリニアの表面処理が必要である。サンドブラスト処理の後、セラミックス・レジン接着用のセラレジンボンドを通法に従って使用し、セラマージュプレオペークを塗布し光重合する。

　ところで、金属と比較して非常に軽く、ハイブリッド型レジンよりも高い曲げ強度をもつ新素材トリニアであるが、折れるとしたらどのように折れるのか、術者としては確認をしておきたいところである。

　フレームが細いため不採用になった、以前製作した加工物を用いて、実際にはありえない加重方向にあえて負荷をかけてみた。

　筆者の体重90kgをかけてようやく折れたが、ポキンとはいかなくメリッという感覚であった。破折した面は繊維が引きちぎられ、むしり取られて切断された様相を呈していた（**図86**）。

　トリニアを適用したインプラントスクリューリテインブリッジの臨床例を130ページに掲載した。参考にしていただきたい。

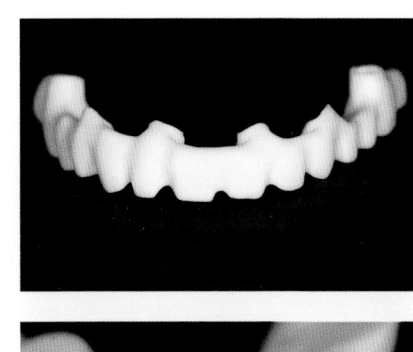
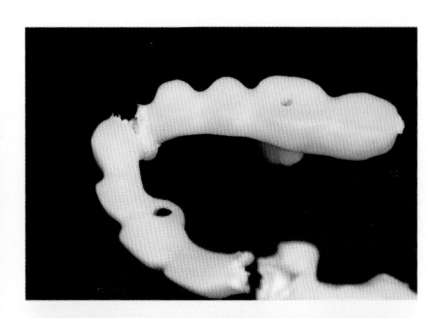
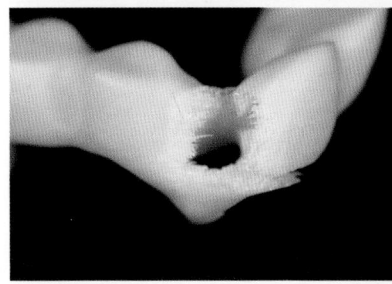
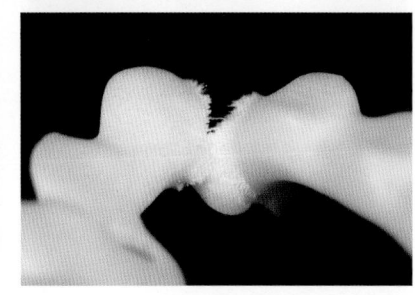

図86a〜d　トリニアの破折様相。

おわりに

　松風S-WAVEシステムは、当初ジルコニア、ワックス、ハイブリッド型レジンブロックがインハウスで加工可能というところから取り扱いが開始された。現在では、それらに加えて、加工センターのサポートも始まり、センター加工メニューもインハウスと同様の種類と併せて、チタンアバットメントなどメタルミリングが加わり、ラインナップも拡充してきた。

　材料としては、本項でも取り上げた「トリニア」が最終補綴装置に対応して追加され、取り扱いに気をつければ時間短縮やコスト削減となる可能性があり、システムとしての厚みが加速している。

　それ以上に、この新素材がどのくらい最終補綴装置としての役割を発揮してくれるのか、または発揮させることができるのか楽しみである。

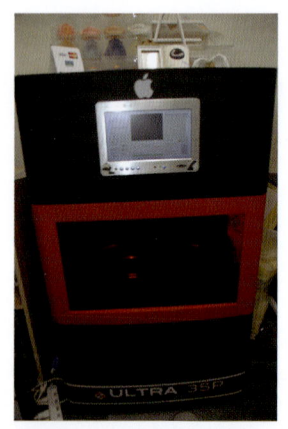

図87a　3Dプリンター機械。

　今後はインプラントブリッジやデンチャーなどにも使用する可能性もあると思う。

　チェアサイドもデジタル化が進み、ラボサイドとの症例のやり取りは、印象と模型から口腔内カメラなどのデータによる手法に代わり始めるだろう。

　今では、CAD/CAMを始めとするデジタル製作機械が、違和感のないわれわれの道具になったと言っても過言ではない。筆者も、ますます発展していくデジタルシステムを使いこなすため、歯科学や歯科技工学の知識を学び腕を磨いていこうと思う。

展望

　歯科技工所がCAD/CAMをもつ歴史は始まったばかりではあるが、補綴装置に直接関係してくるデジタル化は歯科医院にもシフトしてくる。今後注目されるであろう口腔内スキャナーの使用が始まり、その普及とともにさらに歯科技工所との連携が必須となるであろう。次の課題は口腔内スキャナーと同時に3Dプリンター（または3Dプリンター＋ミリングマシン）などでの模型の製作が考えられる。デジタル製作の補綴装置と模型のセットでの納品がルールになるかもしれない。そうすると一段とデジタル機器の知識も必要になる。現実には設備投資にもまた頭を悩ませることだろう。

　また、これらに付随する細かい仕事ができ始める。世界中に存在する理論で作られた歯牙形態のデータなどの知的財産が、SNSのスタンプのように売買されるように

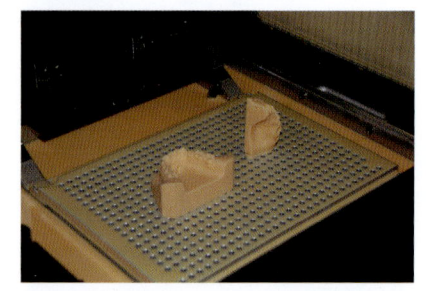

図87b　機械内部。製作される場所。

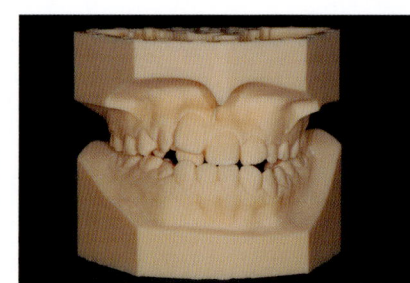

図87c　できあがった模型。

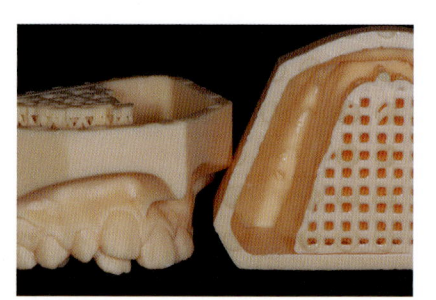

図87d　必要最低限の素材量でできあがる。

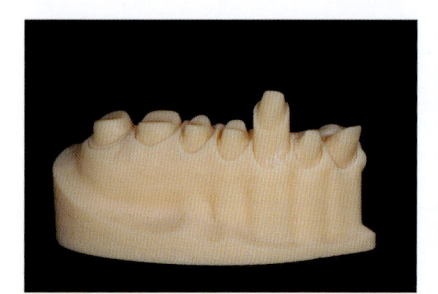

図87e　支台歯を分割して作ることもできる。

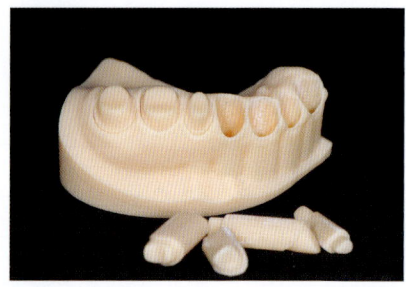

図87f　複数歯の着脱も可能。

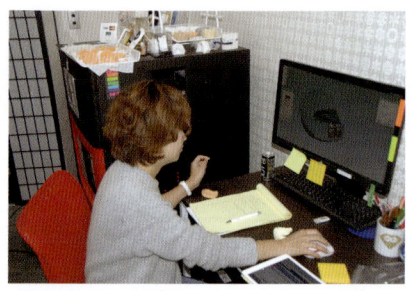

図87g　作業風景。

なるかもしれない。

　先進機器が高価なことから歯科技工所の形態も、外注ジルコニア製作のみ、外注模型製作のみ、保険CAD/CAM冠のみと、もっと細かくなるかもしれない。デザイン会社や部品製作工場の要素は強くなり、当社のような小規模技工所も、工房感覚から他業種一般企業のような感覚意識と取り組みが必要なる。CAD/CAM導入をしないと決め、外注をメインとしフィニッシュのみの歯科技工所や、高い独自性のアイデアを生み出す歯科技工所も現れるであろう。

　こういった流れのなか、当社も取り引きのある会社では、デジタル模型に特化した業態を進めている。「3D」という社名の会社は、矯正歯科技工のシミュレーション模型などを光造形3Dプリンターにて製作し、矯正用のスプリントを主に製作、デジタルデータという特性を生かし口腔内や模型のデータをクラウドを使いサーバー保管し管理もしていて、携帯アプリを使いインターネット環境にあればいつでもどこでもデータの閲覧が可能である。

　また、現在は補綴用のデジタル模型のテストをし臨床での使用を目指しているという（**図87a〜g**）。

　歯科技工士個人規模では、患者個人の口腔内データを使い画像や動画での補綴シミュレート・コンサルテーションをし、コミュニケーションが取れるかもしれない。歯科技工所で手作業中心だった歯科技工士が、歯科医院にて対話による仕事が選べるような職域の拡大も期待できる。

　進歩していく先進機器を使用するのだから歯科技工士も、さらなる高い教育をみずから進め進歩したい。

　このようなハイブリッド歯科技工士は、歯科界のさらなる発展の「Key」の一つのような気がする。

　＊本稿は、「デンタルエコー」No.178〜180に掲載された文献を再編集した。

参考文献
1）日本デジタル歯科学会 監修. QDT別冊 CAD/CAM YEAR BOOK 2013. 東京：クインテッセンス出版，2013.
2）関錦二郎. セラマージュとライトアートを用いたボーンアンカード　ブリッジの技工操作. デンタルエコー 2011；163：20-27.
3）末瀬一彦. 歯科CAD/CAMシステムによって歯科技工が変わる！. 大阪歯科大学同窓会報 2011；183：1-10.

第Ⅰ部　保険診療の「CAD/CAM冠」の今

第Ⅱ部　自費診療の「CAD/CAM」の今

第Ⅲ部　CAD/CAMシステムによる臨床応用・技工術式（S-WAVEを中心に）

② 隣接する、保険診療の CAD/CAM 冠と 鋳造クラウンの同時製作

長谷川彰人
東海歯科医療専門学校／EARTH DENTAL LABORATORY

製作の流れ

　上顎右側第二小臼歯にCAD/CAM冠の支台歯形成と、上顎右側第一大臼歯に全部金属冠の支台歯形成を示す（図1、2）。

　印象採得後、CAD/CAMのスキャニング操作が行いや

すい分割復位式模型を製作した（図3、4）。

　CAD/CAM冠は、支台歯を読み込んだ後にCADでクラウンを設計できるが、本症例では第一大臼歯は鋳造冠であり、第二小臼歯に捻転も見られることから、咬合を確

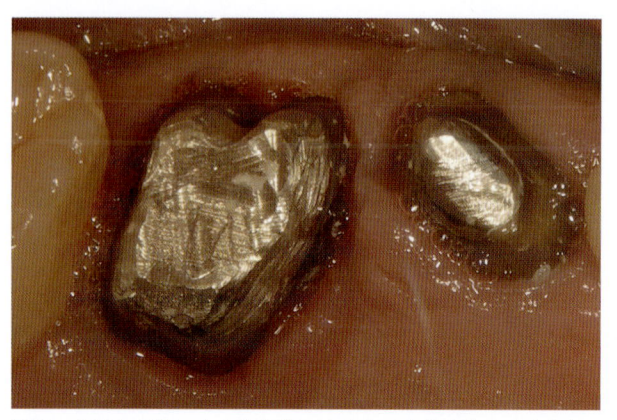

図1　上顎右側第二小臼歯と第一大臼歯の支台歯を示す（咬合面観）。

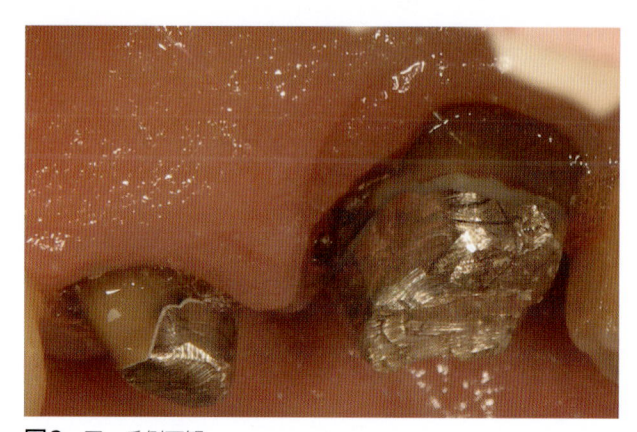

図2　同、舌側面観。

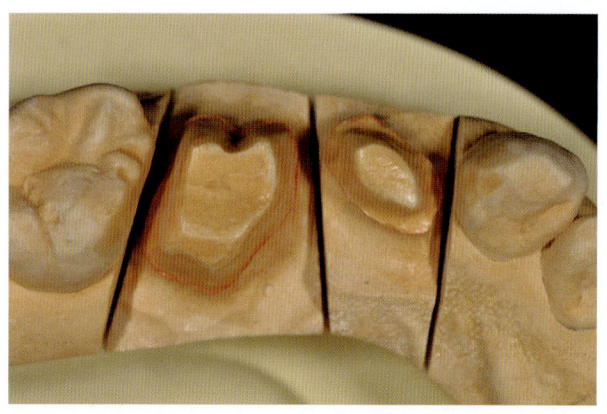

図3　スキャニング操作が行いやすい分割復位式模型とする。

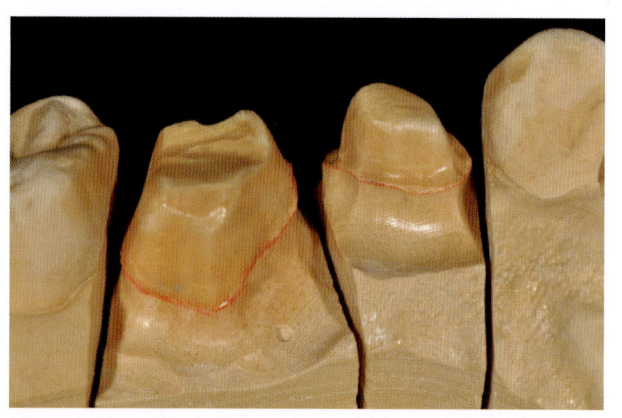

図4　上顎右側第二小臼歯はCAD/CAM冠の支台歯形成とし、第一大臼歯は全部金属冠の形成とした。

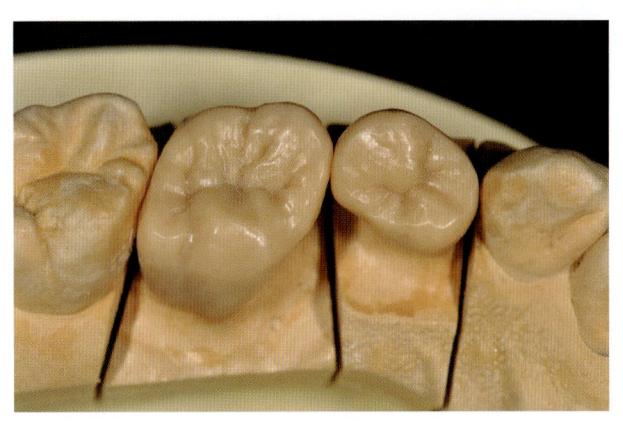

図5 ワックスアップを行なう（咬合面観）。

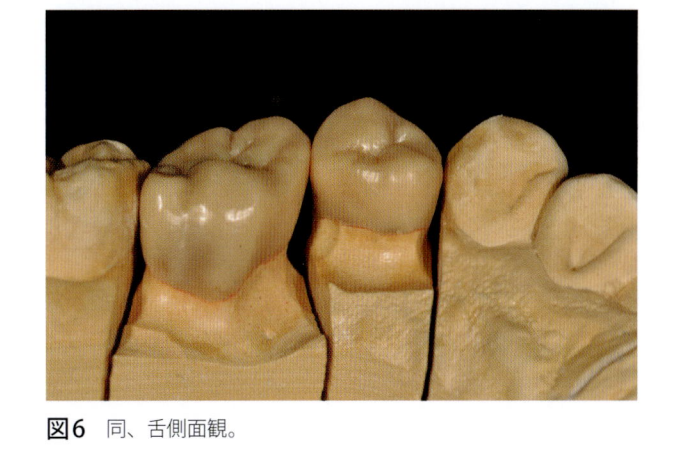

図6 同、舌側面観。

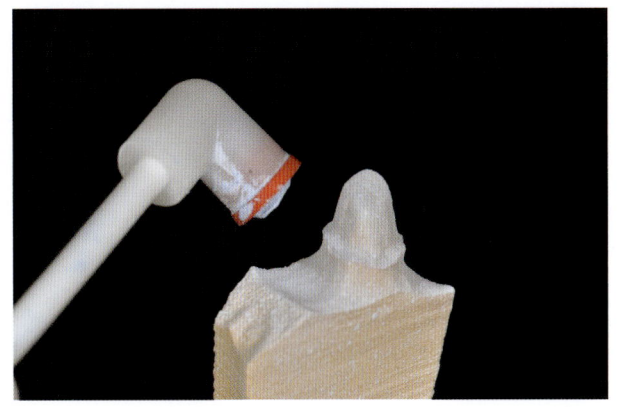

図7 スキャン用のスプレーを支台歯に塗布する。

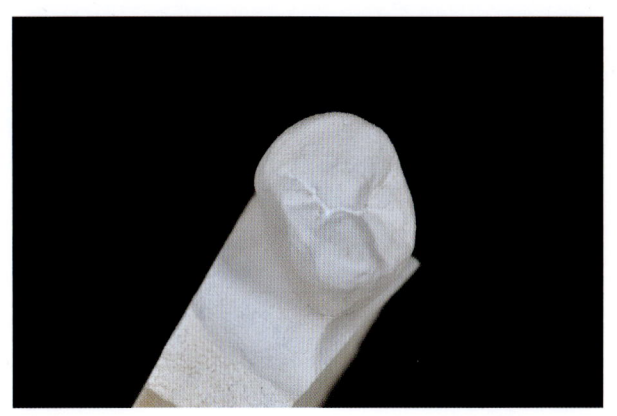

図8 ワックスクラウンにもスキャン用スプレーを塗布する。

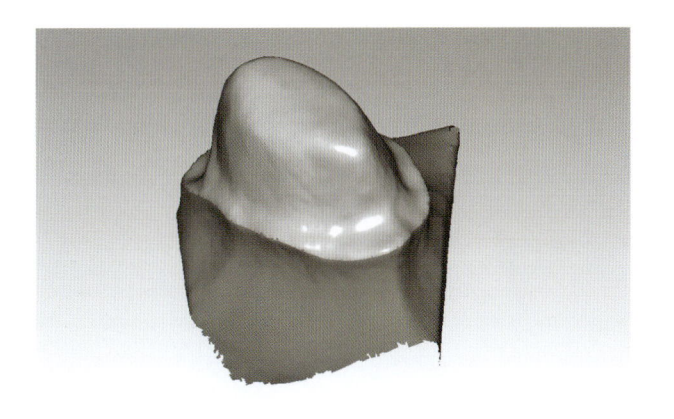

図9 読み取った支台歯のCADデータ。

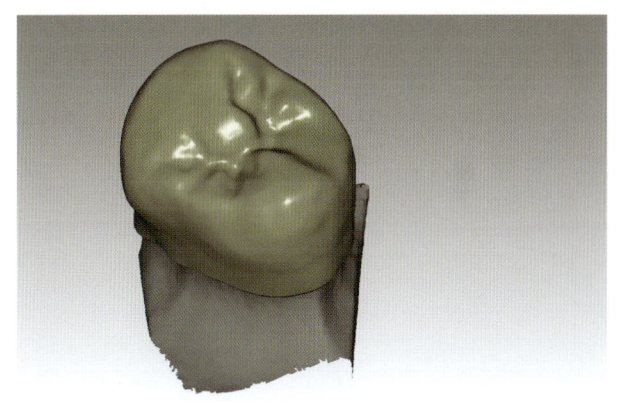

図10 読み取ったクラウンのCADデータ。

認しながら製作できるワックスアップを行った（図5、6）。

CAD/CAM冠を製作するため支台歯に、スキャナーの光の乱反射を防ぐためのスプレーを塗布し、スキャナーで読み取る（図7）。続いて、ワックスアップしたクラウン表面にも同様にスプレーを塗布しスキャナーで読み取る（図8）。

図9に、読み取った支台歯を示す。マージンを設定し、クラウンのセメントスペースなどを設定していく。図10に、読み取ったクラウンを支台歯と重ね合わせた画

像を示す。

CAD/CAM冠の内面は支台歯表面であり、CAD/CAM冠の外面は、ワックスアップしたクラウン表面となる。その2種類のデータを結びつける箇所が、支台歯のマージン部となる。

仕上がったクラウンのデータはSTL形式でパソコン内に保存される。本ケースは技工所内で切削加工せず、外注のCAMセンターに製作を依頼した。センターへの依頼は、設計したSTLデータと、色調などの基本情報をeメールに添付・送信するだけで完了する。

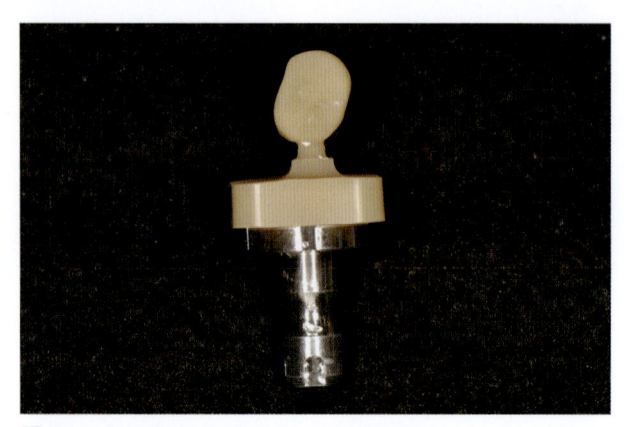

図11　データを基に加工されたCAD/CAM冠。

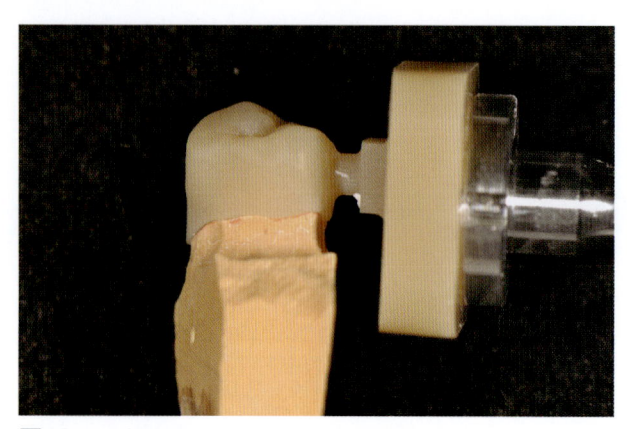

図12　ほぼ調整なしに支台歯に装着できる

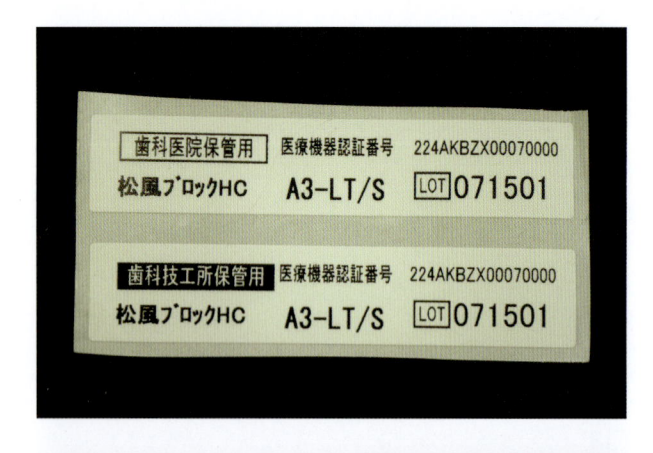

図13　ブロックには管理用のLOT番号が付与され、歯科医院用と歯科技工所用のシールが添付されている。

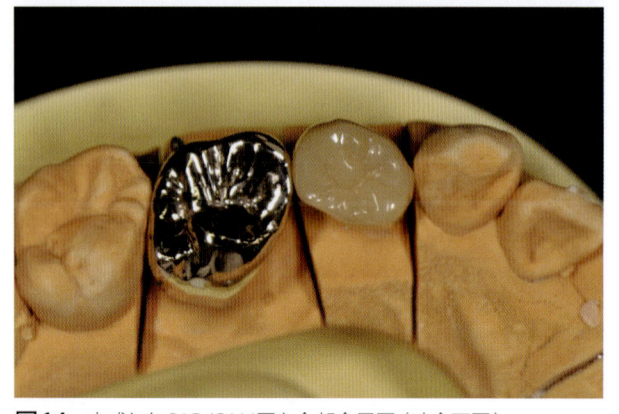

図14　完成したCAD/CAM冠と全部金属冠（咬合面冠）。

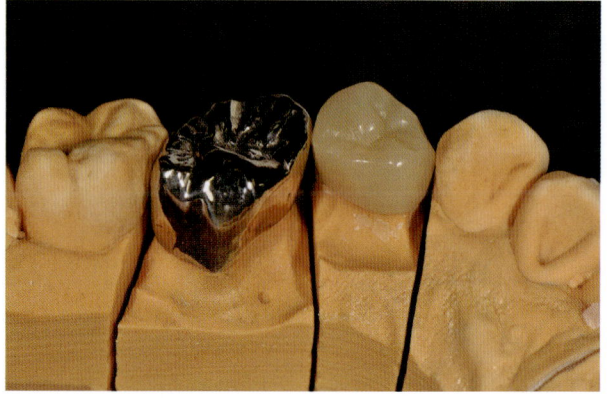

図15　同、舌側面観。

数日後、加工されたCAD/CAM冠が届く（**図11**）。届いたクラウンはほぼ調整なしで支台歯に装着できる（**図12**）。ブロックにはLOT番号があり、番号は控えておいたほうがよい。また、歯科医院と歯科技工所の双方で把握できるようにシールが添付されている（**図13**）。

ワックスアップと同型同大の精度で仕上がるため、少しの調整と研磨をして完成する。第一大臼歯の全部金属冠は、ワックスアップを埋没し金銀パラジウム合金にて鋳造、研磨を行い完成させた（**図14、15**）。

口腔内に装着した直後を示す（**図16、17**）。

図18 ～ 20に5カ月後の口腔内を示すが、破折や脱落もなく経過は良好である。

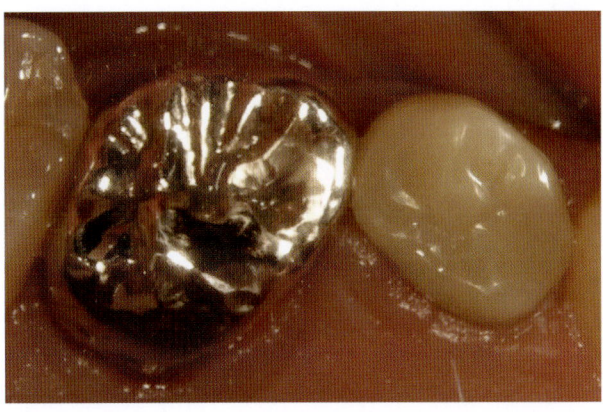

図16　口腔内に装着したCAD/CAM冠と全部金属冠（咬合面冠）。

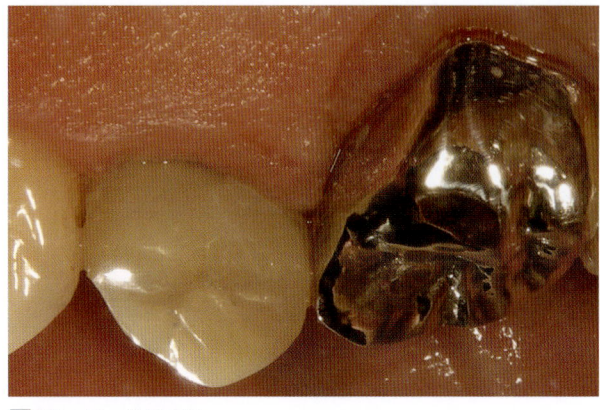

図17　同、舌側面観。

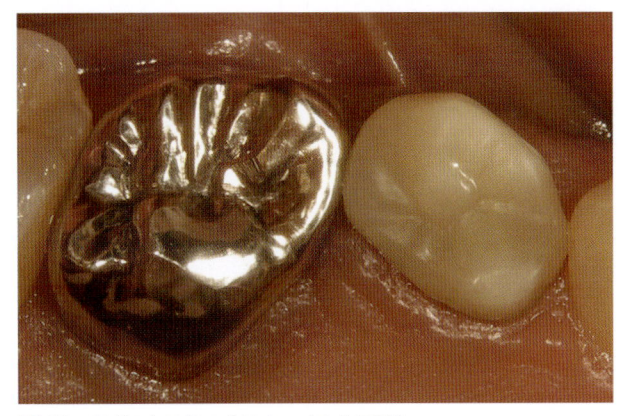

図18　装着5カ月後のクラウン（咬合面間）。

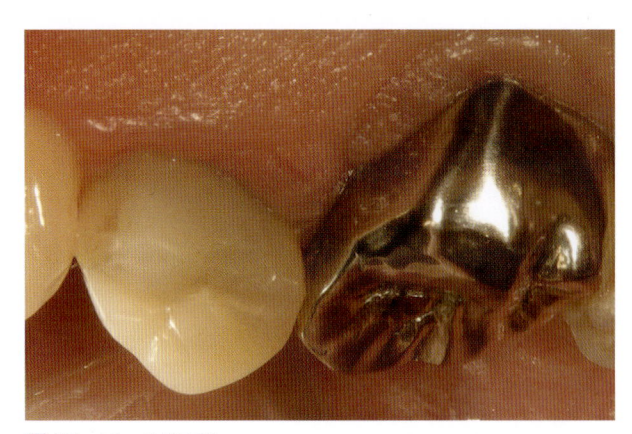

図19　同、舌側面観。

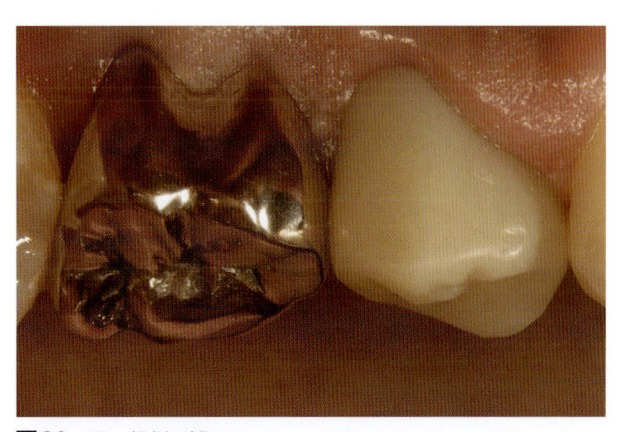

図20　同、頬側面観。

おわりに

　症例に応じて、CAD/CAM冠の適用部位と全部金属冠の適用部位と使い分けることも多いと思う。CAD/CAMシステムの再現性は高く、ワックスアップとほぼ同型に仕上がるため、全部金属冠とCAD/CAM冠のように材料が異なってもストレスなく製作できるところも、CAD/CAMシステムの魅力の一つである。

　本症例と症例写真をご提供くださいました ぱんだ歯科 院長 須崎明先生に、深く感謝申し上げます。

参考文献
1）日本デジタル歯科学会 監修. QDT別冊 DIGITAL DENTISTRY YEAR BOOK 2014. 東京：クインテッセンス出版，2014.
2）日本歯科CAD/CAM学会・全国歯科技工士教育協議会 監修，末瀬一彦 宮崎　隆 編集. CAD/CAMテクノロジー. 東京：医歯薬出版，2012.
3）長谷川彰人. 歯をあまり削らないで修復を目指すジルコニアオールセラミッククラウン〜 MIと審美の調和を目指して〜. 日本歯技 2014；548：1-7.

3 CAD/CAM システムを用いた ジルコニアオールセラミッククラウン審美修復

長谷川彰人
東海歯科医療専門学校／EARTH DENTAL LABORATORY

▌チェアサイドでの治療計画と治療
（担当歯科医師：須崎 明）

患者の主訴と治療計画

患者は20歳代女性。転倒による中切歯の破折を主訴に来院した（図1）。

破折線が一部骨縁下まで達していたため、抜歯後、インプラント処置を提示したが、できるだけ歯を保存したいとの希望であった。

そこで、LOT（限局矯正）と歯周外科を併用して歯の保存を試みることにした。

上顎中切歯を挺出後、歯周外科処置を行った（図2、3）。その後、ファイバーポストレジンコアにて支台築造を行った（図4）。

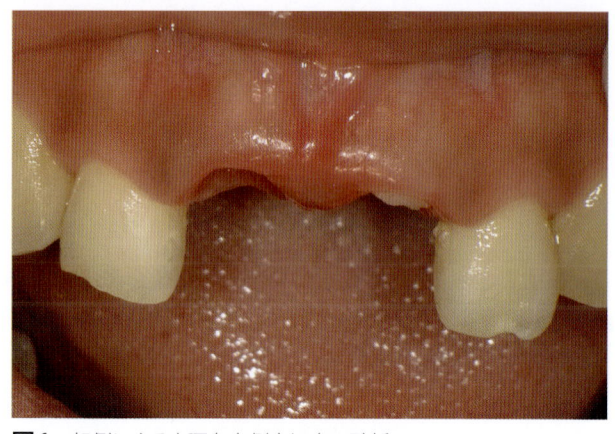

図1 転倒による上顎左右側中切歯の破折。

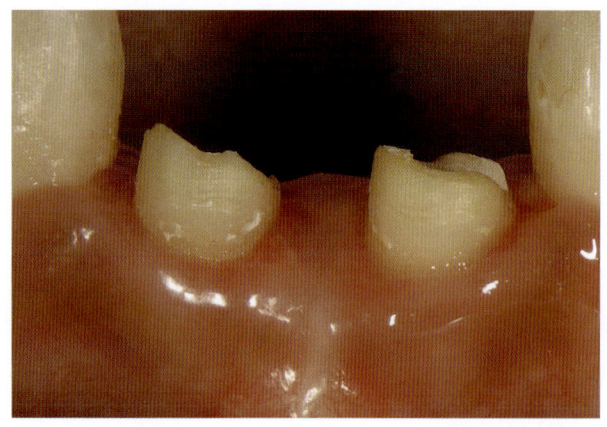

図2 LOT（限局矯正）で上顎中切歯を挺出し、歯周外科を併用した（唇側面観）。

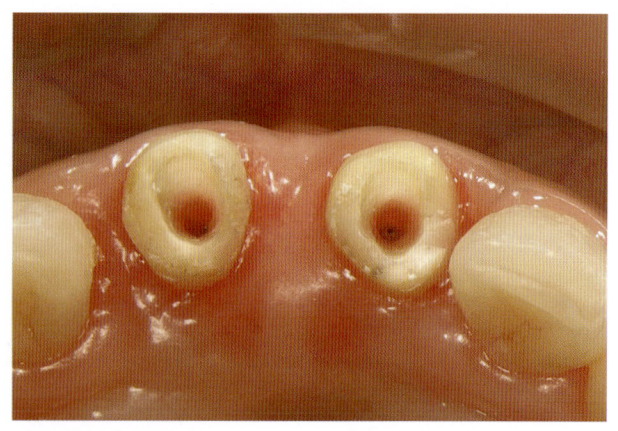

図3 同、切縁観。

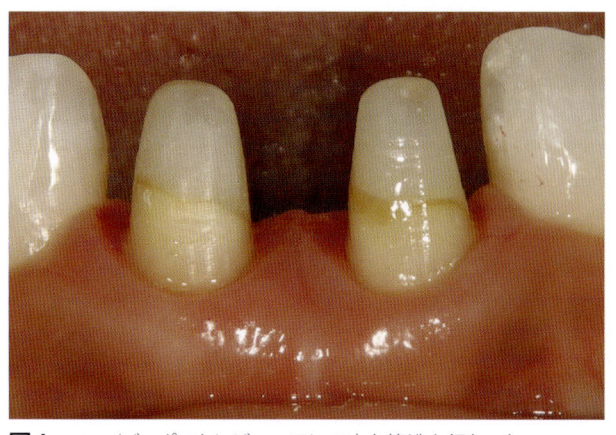

図4 ファイバーポストレジンコアにて支台築造を行なった。

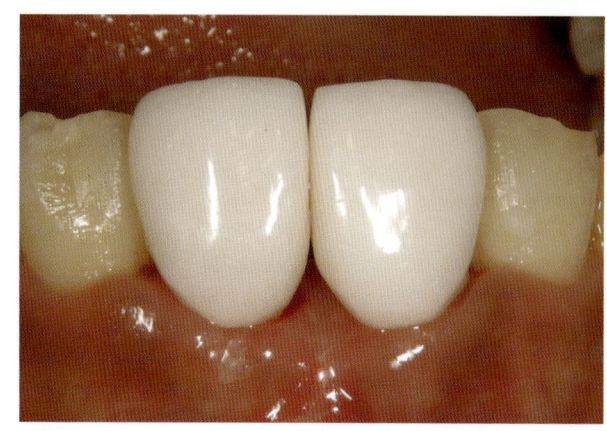

図5 テンポラリークラウンを装着、正中の歯間乳頭の再現を期待し、チェアサイドで調整しながら模索した。

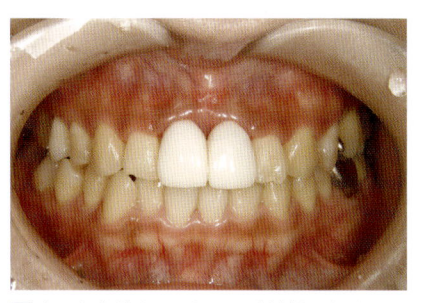

図6 患者がホワイトニング希望のため、テンポラリークラウンは明るい色で製作した。左側側切歯はホワイトニング後、コンポジットレジンで修復を行う。

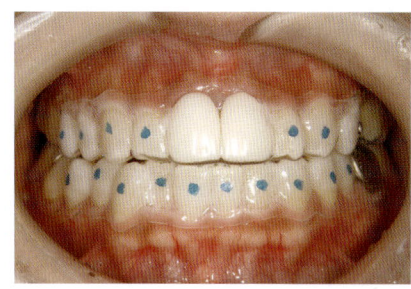

図7 ホームホワイトニングを開始した。

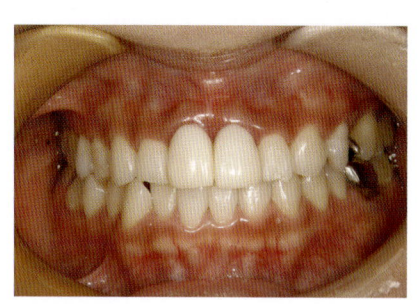

図8 目標の色調に達したため、1週間に1度のタッチアップに移行した。

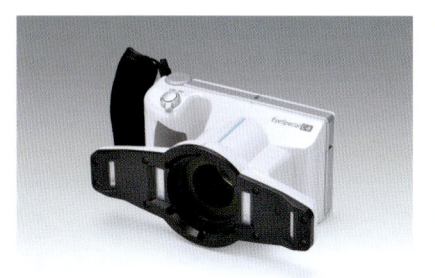

図9 アイスペシャルC-II（松風社）を使用し口腔内の撮影を行なった。

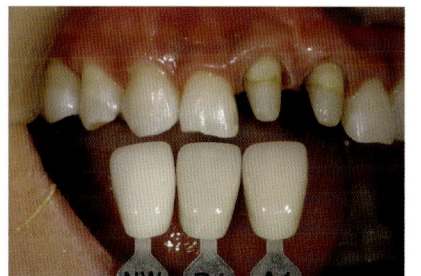

図10 シェードガイドを入れて撮影。色調がわかりやすいよう「テカリ」を少なくして撮影できる。

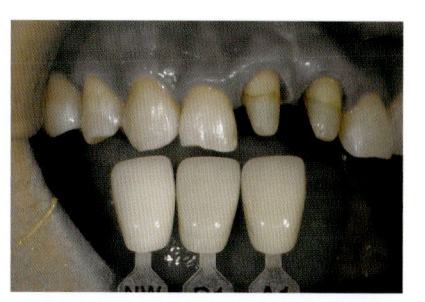

図11 シェード抽出モードで撮影。歯冠以外を無彩色に処理した画像は、歯の色を評価しやすい。

ラボサイドでの技工操作

本症例は、CAD/CAMを使用したジルコニアオールセラミッククラウンによる審美修復である。

図3からもわかるように、支台歯の残存歯質量は少ない。したがって、フェルールの確保のために天然歯の削除量はできるだけ少なくすることが求められ、CAD/CAMクラウンに望ましいとされるショルダー形態は困難であることからナイフエッジ形態とし、マージンの位置は歯肉等縁に設定した（図4）。

マージン部を設計した後にテンポラリークラウンを装着し、正中の歯間乳頭の再現を期待した。マージンの位置がほぼ歯肉等縁上にあるため、クラウンのカントゥアの形態はチェアサイドで調整しながら模索した（図5）。

患者はホワイトニングを希望しており、最終補綴装置はホワイトニング後の色調とした。テンポラリークラウンはホワイトニング後を想定し、明るい色調で製作した（図6）。ホームホワイトニングを開始し（図7）、目標の色調に達した後、1週間に1度のタッチアップに移行、補綴処置を行うこととした（図8）。

図8はテンポラリークラウン装着7週間後を示すが、正中の歯間乳頭部の歯肉がクリーピングしていることが見受けられる。最終補綴装置の隣接面のカントゥア形態は、歯間乳頭を参考とした。

最終補綴装置製作のためにシェードテイキングを行

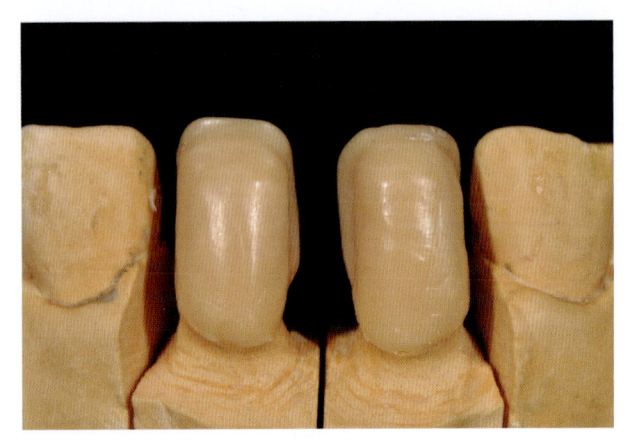

図12　コーピングのワックスアップ（唇側面観）。

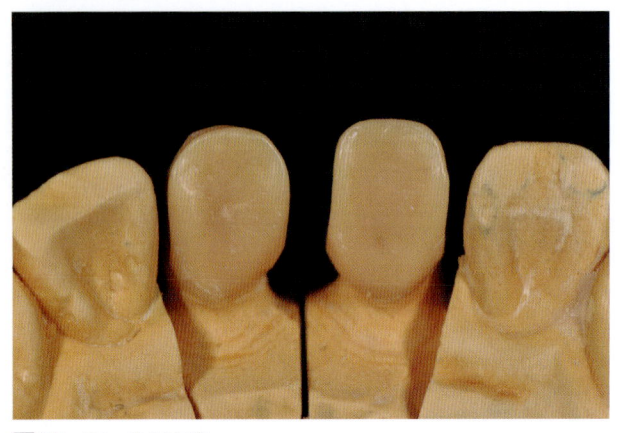

図13　同、舌側面観。

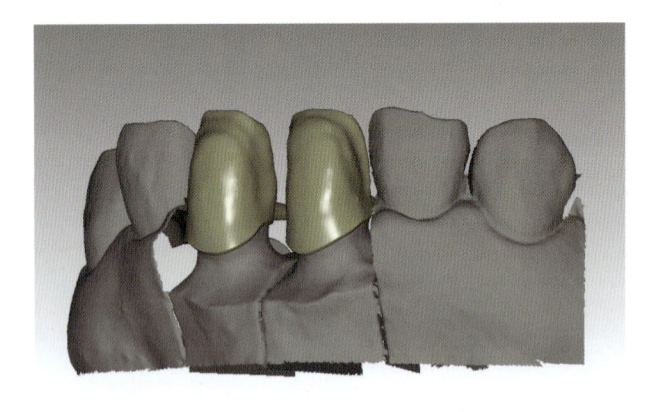

図14　コーピングのワックスアップをスキャナーで読み込んだCADデータ（唇側面観）。

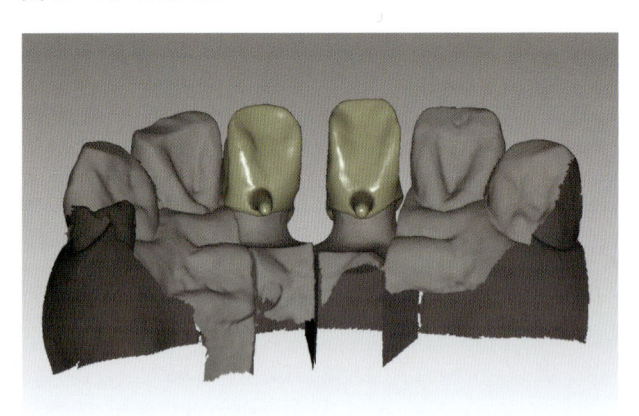

図15　同、舌側面観。

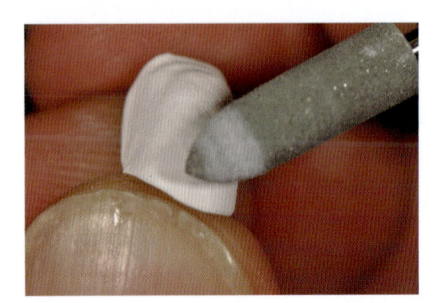

図16　ジルコニア用のシリコーンポイント（松風社）を使用して、ブロックからカットした面などをきれいに調整できる。

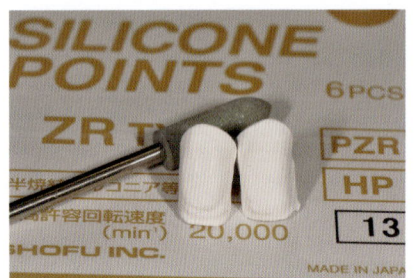

図17　使用したシリコーンポイントと、調整後に研磨し焼成直前のジルコニアコーピング（左）、および研磨前のジルコニアコーピング（右）。

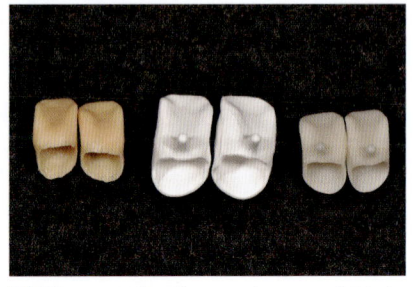

図18　コーピングのワックスアップ（左）、焼成前（中）と焼成後（右）のジルコニアコーピング。焼成後のジルコニアコーピングはワックスアップと同型同大である。

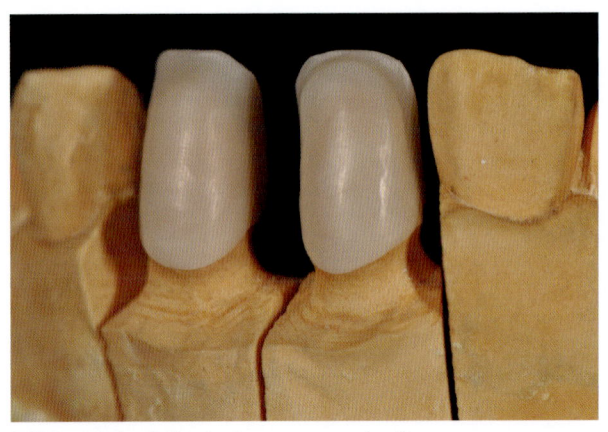

図19　模型に装着したジルコニアコーピング

い、側切歯の色調を参考にするためアイスペシャルC-Ⅱを使用し写真撮影した（図9）。このカメラでは、シェードテイキングに適したシェード抽出モードがある。「テカリ」を少なくする低反射モードで撮影した画像と、歯冠色以外を無彩色に処理した画像を1回の撮影で同時に2枚の画像を保存する。歯冠色以外を無彩色にすることで、目視評価するときに色の錯覚が起こりにくくすることができる（図10、11）。

　コーピングの製作は、CADだけで設計する方法もあるが、本症例では石膏模型上でコーピングのワックスアップを行い（図12、13）、スキャナーで読み込んで製作

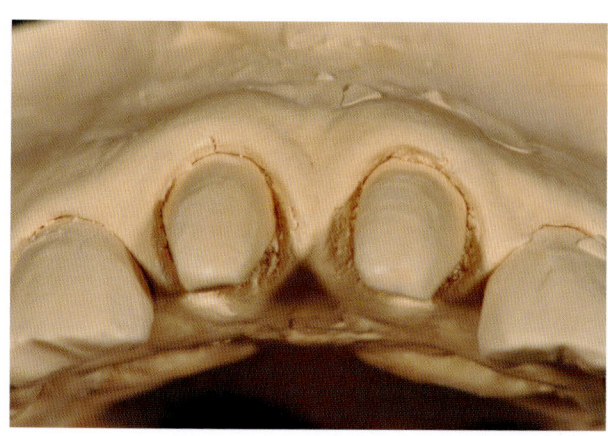

図20a 支台歯の辺縁形態は、歯質を保存するためにナイフエッジとした。

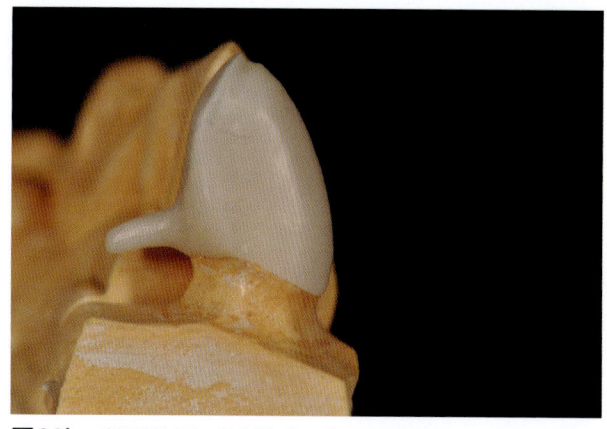

図20b 歯頚部付近の陶材築盛スペースは少ない。

図21 内部ステインを使用してマージン付近の色調を補正。

図22 オペーシャスボディーを1層築盛し、コーピングの色調補正を終える。

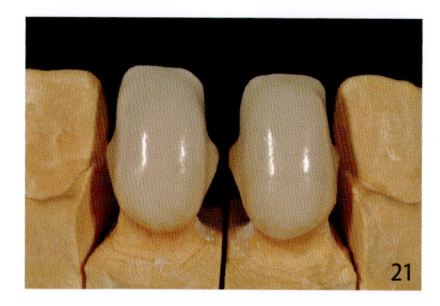

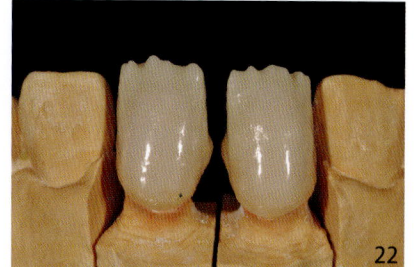

図23 完成したジルコニアオールセラミッククラウン（唇側面観）。

図24 同、舌側面観。

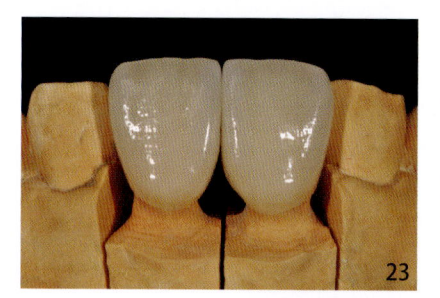

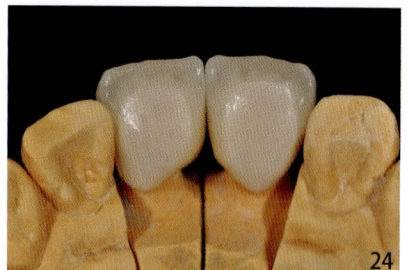

した（図14、15）。

　CAMで削り出されたジルコニアフレームをブロックからカットした後に、仕上げにジルコニア用のシリコーンポイントを使用する。切削力もありながらきれいな面に仕上がるため、焼成後のジルコニア面の調整が楽になる（図16、17）。

　焼成前のジルコニアコーピングとワックスアップを比較すると、明らかに焼成前は大きい（図18）。焼成後のジルコニアコーピングは収縮し、ワックスアップと同型同大となっている。

　マージン部の微妙な調整を行うが、内面調整は行わなかった。CAD/CAMの高い精度と適切な支台歯形状の結果と言える（図19）。

　支台歯の辺縁形態はナイフエッジのため、歯頚部付近の陶材築盛スペースは少ない（図20a、b）。そのため、ジルコニアコーピングの色調が大切と考え、マージン付近の色調補正は内部ステインを用い焼成し（図21）、その後、オペーシャスボディーを1層築盛し、コーピング

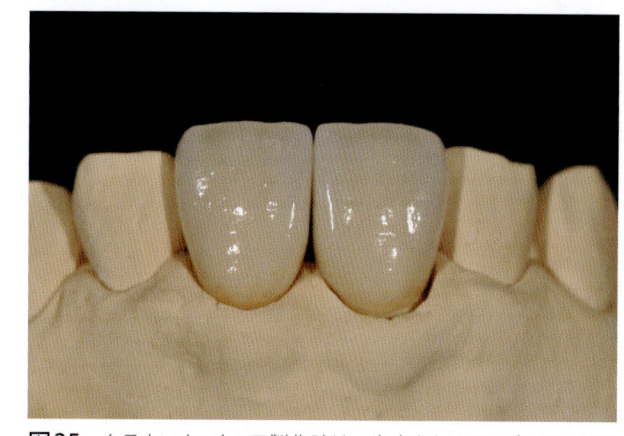

図25 クラウンカントゥア製作時は、歯肉をトリミングしていない模型を使用した。

の色調補正を終える（図22）。

　今回は歯頚部1/3は築盛スペースが少ないことから、コーピングの段階で目標の象牙質部の色調を目指した。その後は、通法の術式に従い、ボディー、エナメル、トランスルーセントを築盛して完成させた（図23〜25）。

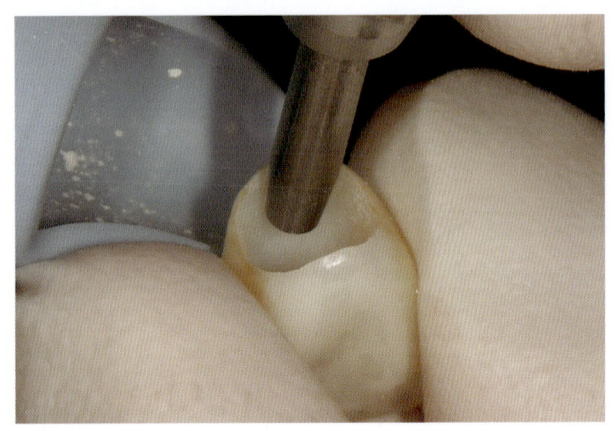

図26　チェアサイドで内面にサンドブラスト処理を行う。

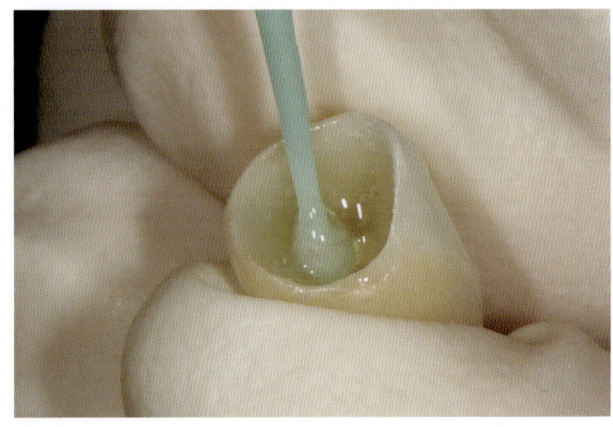

図27　エッチング剤を塗布した後に、内面をしっかり水洗する。

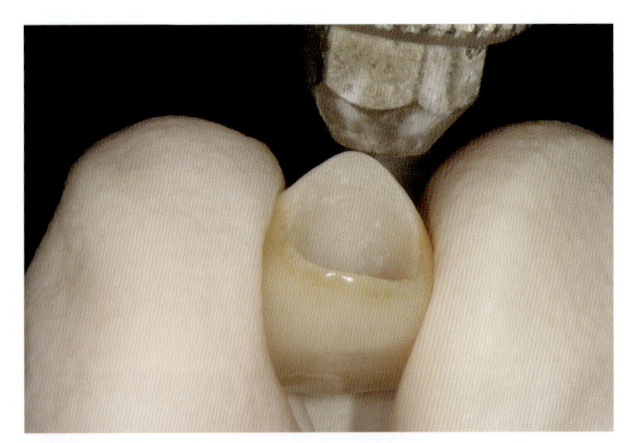

図28　しっかりとエア乾燥させる。

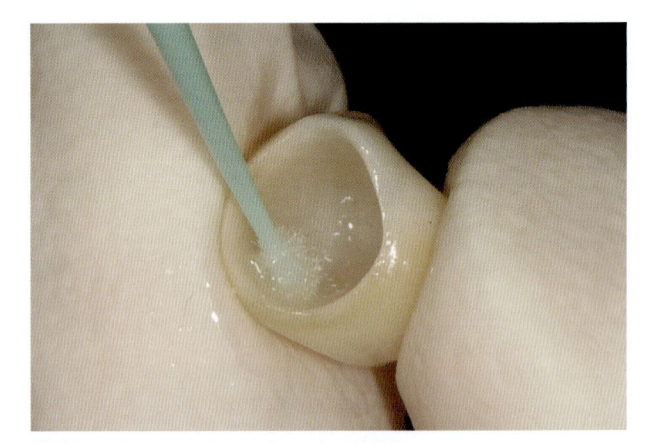

図29　ジルコニア専用のプライマーを塗布。

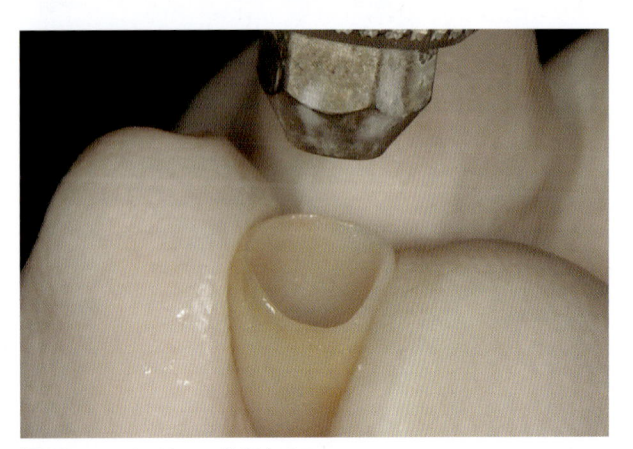

図30　しっかりとエア乾燥させる。

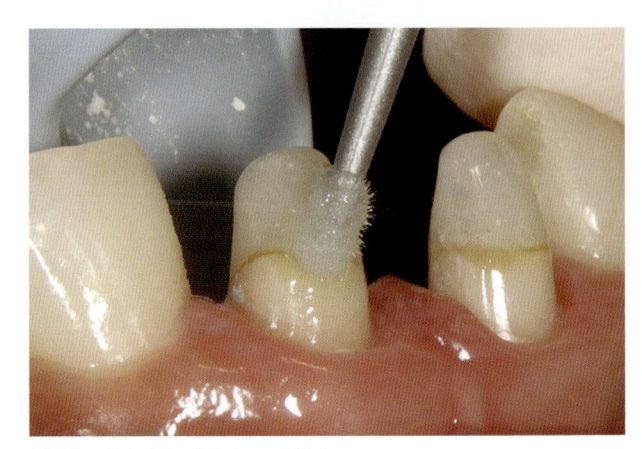

図31　支台歯にプライマーを塗布。

完成したクラウンを試適し患者に確認した後に、装着の準備となる。チェアサイドでクラウン内面にサンドブラスト処理を行う（**図26**）。エッチング剤を塗布した後に内面をしっかり水洗する（**図27**）。しっかりとエア乾燥させ（**図28**）、ジルコニア専用プライマーを塗布し（**図29**）、再びエア乾燥を行う（**図30**）。プライマー塗布後はクラウン内面を汚染させないように注意する。支台歯にプライマーを塗布し、接着の準備を行う（**図31**）。その後、レジンセメント（パナビアV5クリア色）にて装着した。

図32に、装着直後を示す。装着後の写真もアイスペシャルC-Ⅱのシェード抽出モードで撮影することで、ク

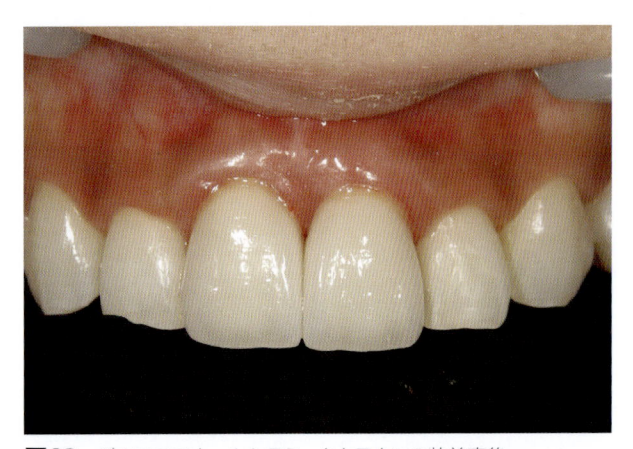

図32　ジルコニアオールセラミッククラウンの装着直後。

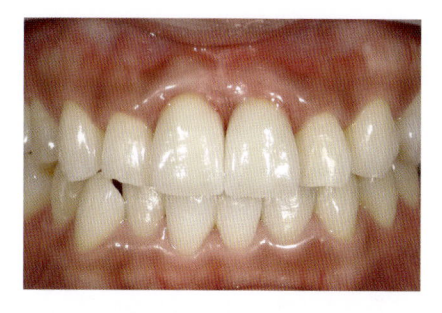 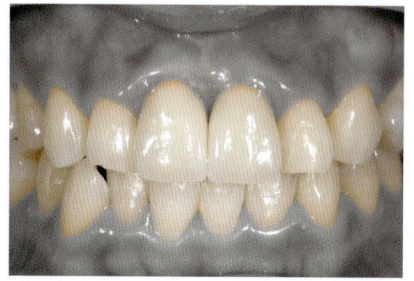

図33、34 装着直後。アイスペシャルC-Ⅱのシェード抽出モードで撮影し、歯冠色以外を無彩色にすることで、装着後の色調も確認できる。

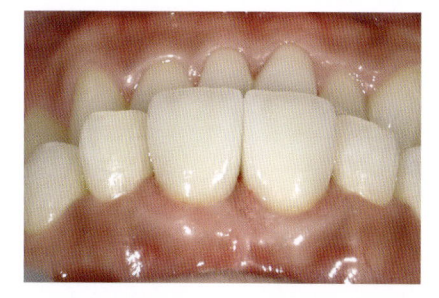 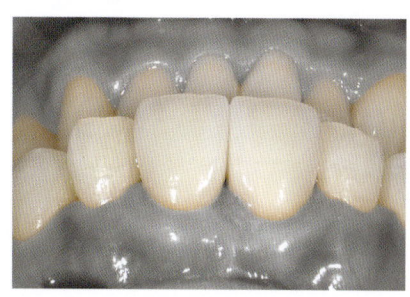

図35、36 装着直後。撮影角度を変えて切縁部色調を確認し、技工の技術研鑽に活用できる。

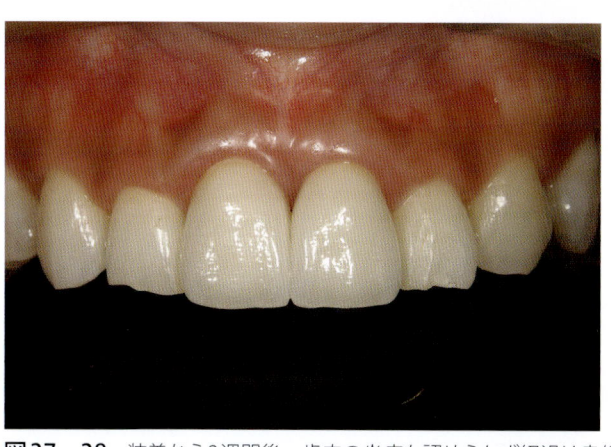 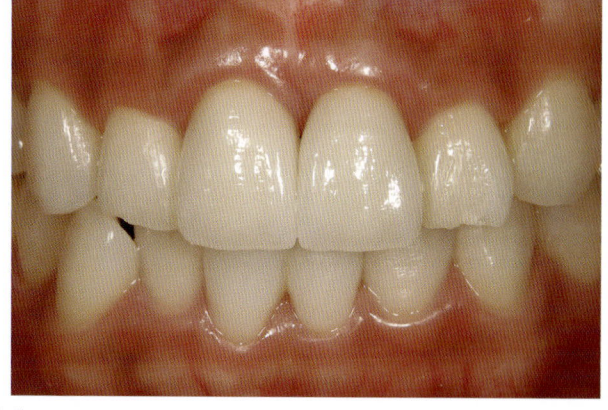

図37、38 装着から2週間後。歯肉の炎症も認められず経過は良好である。

ラウンと天然歯の色調評価にも使用できる（**図33～36**）。

　図37、38に口腔内装着2週間後の状態を示す。患者の満足が得られた。

　歯科医師の丁寧な処置と、CAD/CAMシステムで製作したジルコニアコーピングによって、患者の満足を得られるクラウンの製作・装着が行なえた。

チェアサイドでの経過観察

（担当歯科医師：須崎 明）

　同部位の歯肉の炎症も認められず、経過は良好である。ホワイトニングのタッチアップは上顎中切歯の色調を基本とし、患者自身の判断で行うこととした。

　本症例は、歯質の切削を最小限にとどめつつ、患者の審美的要求も高かったため難症例と思われる。しかしながら、材料の特性を活かした歯科技工士の技術によって、患者の満足を得ることができた。

おわりに

　できるだけ歯を保存したいという患者の希望を叶えるために、歯科医師と歯科技工士が心を一つにして連携することが大切と感じる。しかしCAD/CAMシステムがなければ、ジルコニアという強度と審美性を兼ねた材料を取り扱うことはできない。

　本症例と症例写真をご提供くださいました ぱんだ歯科 院長 須崎明先生に、深く感謝申し上げます。

参考文献
1）日本デジタル歯科学会 監修. QDT別冊 DIGITAL DENTISTRY YEAR BOOK 2014. 東京：クインテッセンス出版, 2014.
2）日本歯科CAD/CAM学会・全国歯科技工士教育協議会 監修, 末瀬 一彦 宮﨑 隆 編集. CAD/CAMテクノロジー. 東京：医歯薬出版, 2012.
3）長谷川彰人. 歯をあまり削らないで修復を目指すジルコニアオールセラミッククラウン～MIと審美の調和を目指して～. 日本歯技 2014；548：1-7.

4 トリニアを適用した インプラントスクリューリテインブリッジの臨床例

坂上大吾
ディタ

はじめに

　本項では、筆者が初めてトリニアを適用したインプラント上部構造を製作したステップを紹介する。

　本症例ではトリニアをインプラントスクリューリテインブリッジの二次プロビジョナルレストレーション（以下、プロビジョナル）に適用した。

　筆者は、トリニアでの最終補綴装置の製作経験がまだ少ないことから、歯科医師と患者に相談のうえで長期観察用プロビジョナルとして製作することとした。

　一次プロビジョナルからの移行としては最適な選択と感じトライしてみた。材料選択としては、フレーム部分にトリニア、クラウンにジルコニアを使用した。

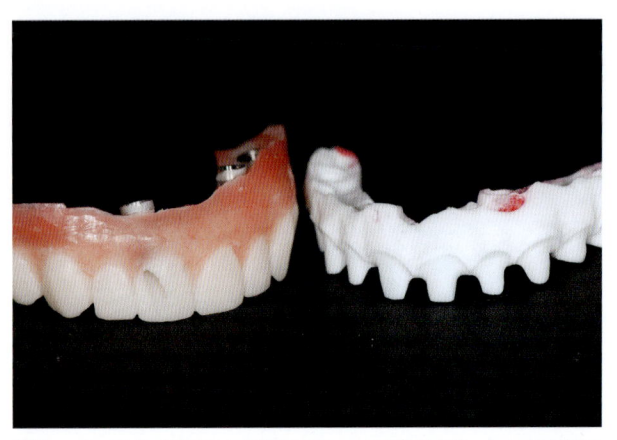 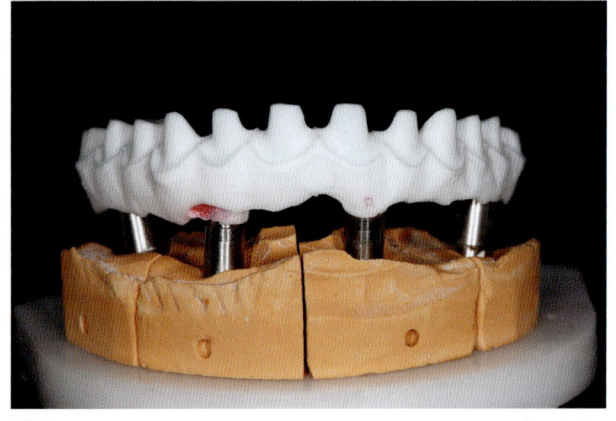

図1　チェアサイドでは口腔内にて、一次プロビジョナルの複製を用いて、患者の希望などを含めた調整を行なった。左：プロビジョナル、右：レジンフレーム。

図2　レジンフレーム。チェアサイドから受け取った一次プロビジョナルを基に、トリニアフレームのダブルスキャン用のレジンフレームを手作業にて製作した。アバットメントは、松風S-WAVEシステムで製作できる加工プロセスにないため、インプラントメーカーの既製のものを使用した。今回は歯肉形態部分も含まれる症例であり、歯冠部分との境となるマージン形態をモデリング作業で設計することもできる。しかし、筆者はまだ慣れていないため大事をとりダブルスキャンを選択した。

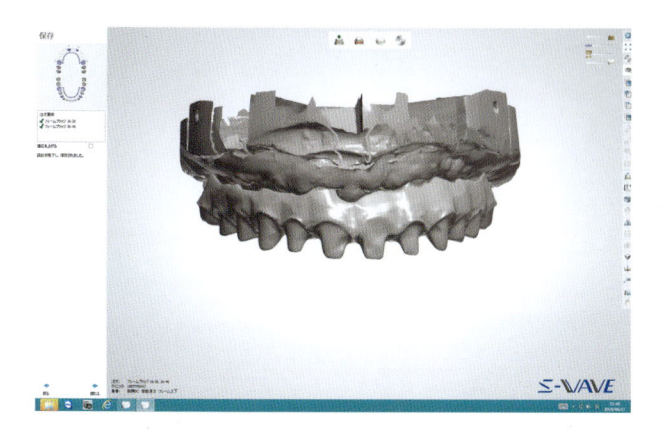

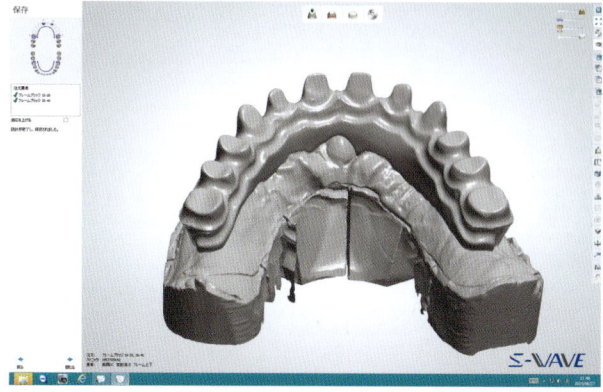

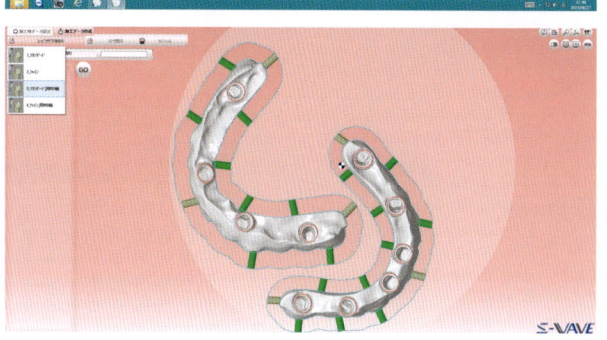

図3a 〜 c CAD/CAMの操作自体はダブルスキャンであるためそれほど難しくない。なお、トリニアの削り出し加工時間は大臼歯のコーピング1つ約20分ほどであるが、今回削り出したフレームは12本ブリッジに歯肉部分も含まれるため、ほぼ最長の加工時間に位置づけられるだろう。

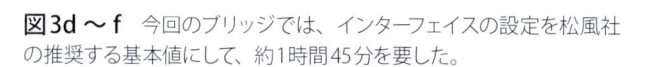

図3d 〜 f 今回のブリッジでは、インターフェイスの設定を松風社の推奨する基本値にして、約1時間45分を要した。

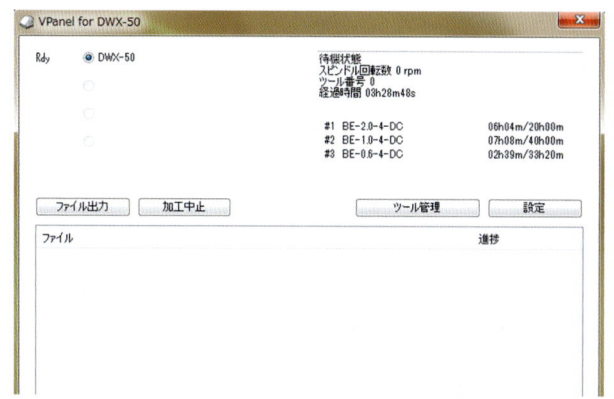

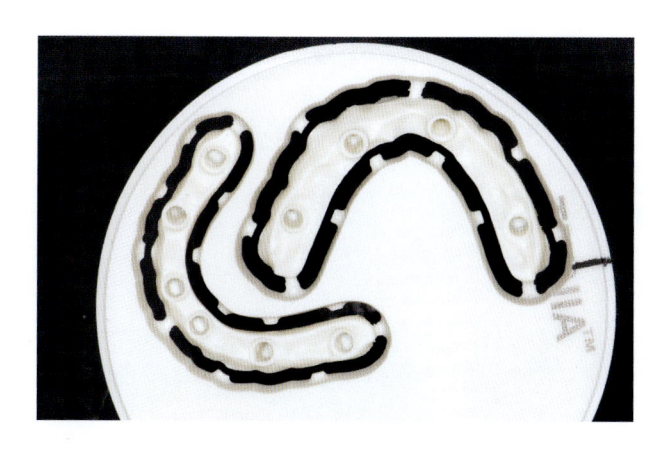

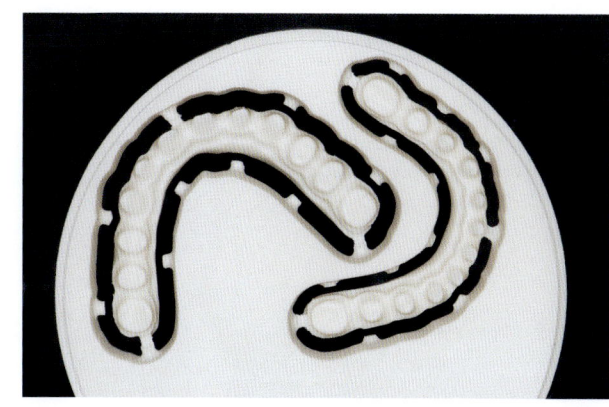

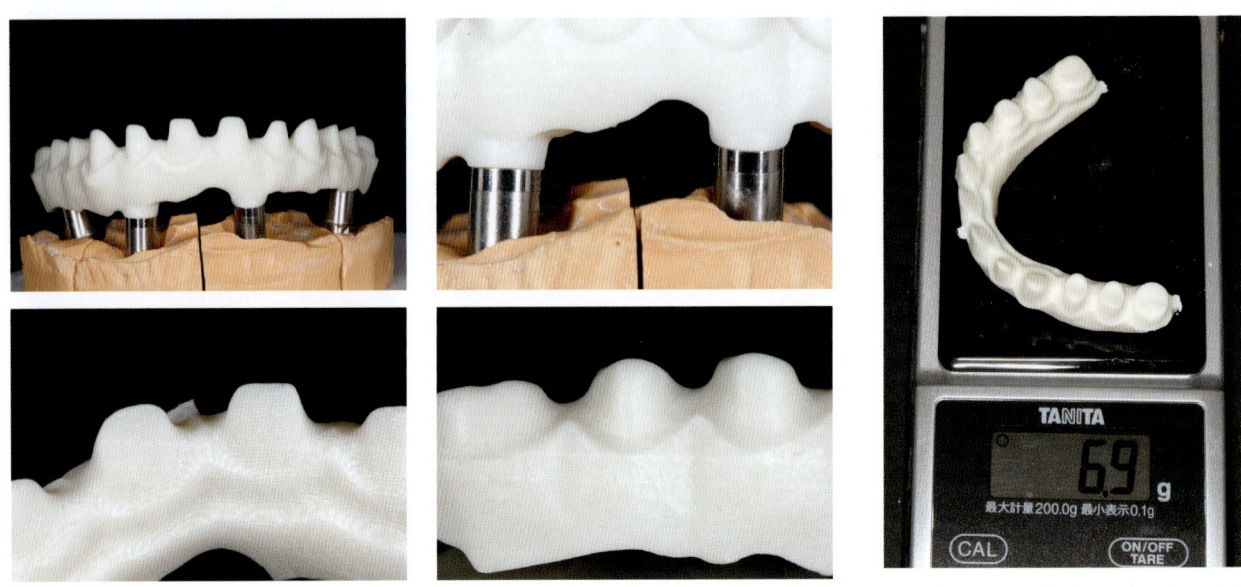

図4a〜e　削り出されたトリニアフレームを観察した評価を示す。適合性は良くかたつきもないので、加工熱による影響はなさそうである。また、加工表面については滑らかな仕上がりであった。特筆すべきは重量である。12本ブリッジで重さは7g弱と、金属に比べてはるかに軽い。

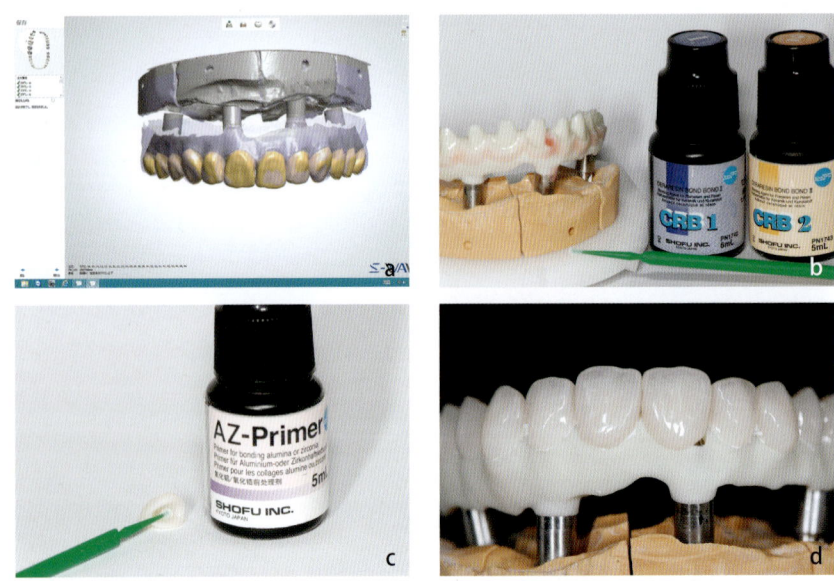

図5a〜d　できあがったトリニアフレームをスキャンし、CAD設計したワックスパターンを削り出して、プレスセラミックスクラウンを製作する（**a**）。そして、プレスセラミックスクラウンとトリニアフレームを接着するのだが、接着方法は、トリニア側にアルミナサンドブラスト処理とスチームクリーナーによる洗浄を行い、乾燥させた後にセラレジンボンドⅠとⅡを塗布する（**b**）。クラウン側には、ジルコニア接着性プライマーであるAZプライマーを通法に従い塗布する（**c**）。作業は簡便で、フレームにファンデーションとしてオペークを塗らなくともきれいな色のまま接着できた（**d**）。

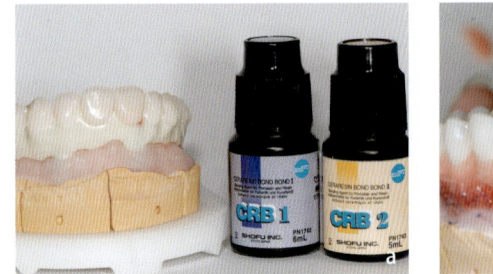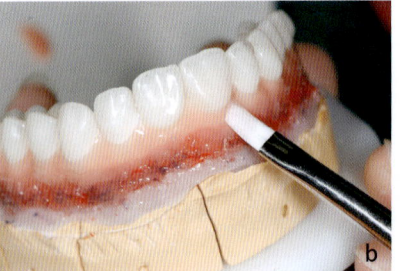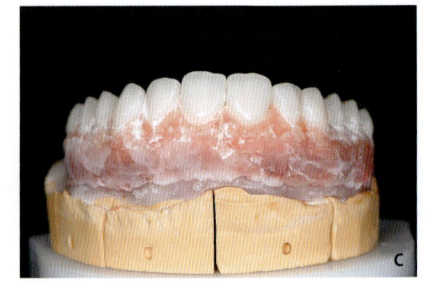

図6a〜c　トリニアには加熱重合タイプのハイブリッドレジンが使えないため、歯肉部分にはセラマージュを使用した。レジンを築盛するトリニアフレーム表面には、クラウン部分と同様にセラレジンボンドを用いる。**a**：セラレジンボンド塗布、**b**：築盛途中、**c**：築盛完成。

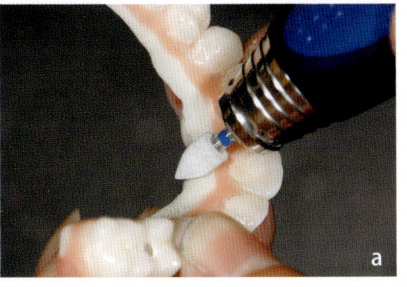
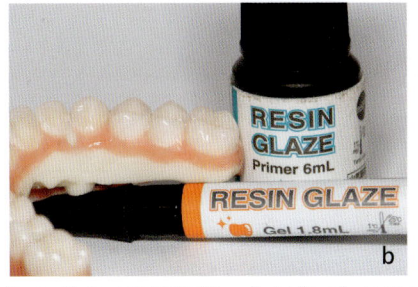
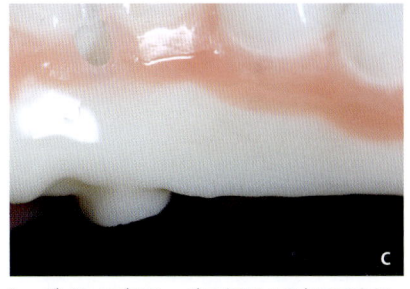

図7a〜c　トリニアが露出している部分は、シリコンポイントPBで研磨し、仕上げにデュラポリッシュダイヤ+ブラシ、バフを用いて完了である。今回筆者は、セラマージュとの境も完全に埋めたいため、松風社のレジン系表面滑沢硬化材「レジングレーズジェルタイプ」を併用した。シリコンポイントPBで研磨し（a）、レジングレーズプライマーで処理した後、レジングレーズジェルを2度（少し弾くため）塗布し（b）、光重合+研磨で歯肉部分の完成とした（c）。

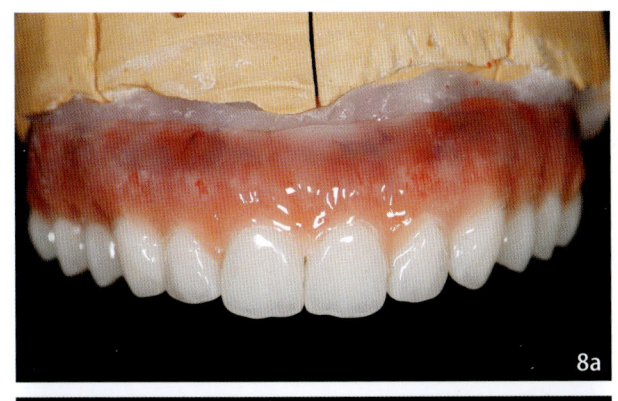

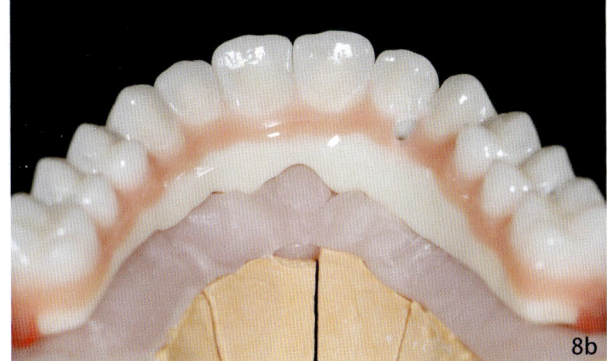

図8a、b　アバットメントとの接着作業を行い、ブリッジの完成（模型上）。

おわりに

　トリニアを使うケースとしては初めてだったが、良い感触を得た。口腔内装着時に患者も、ジルコニアクラウンの「あたる」感覚には多少の戸惑いはあったようだが、一次プロビジョナルから口腔内情報が移行されたこともあり、良好な結果が得られたと思われた。長期経過が楽しみである。

　補綴装置を製作するサイドとして新規材料のトリニアは、材料が安価、作業工程が比較的単純、自社加工が可能などの特長をもっているため、作業日数などのコントロールもしやすく、今後に非常に期待がもてる材料だと思われる。

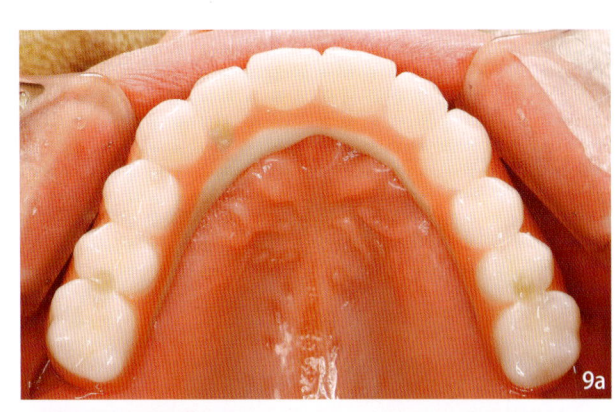

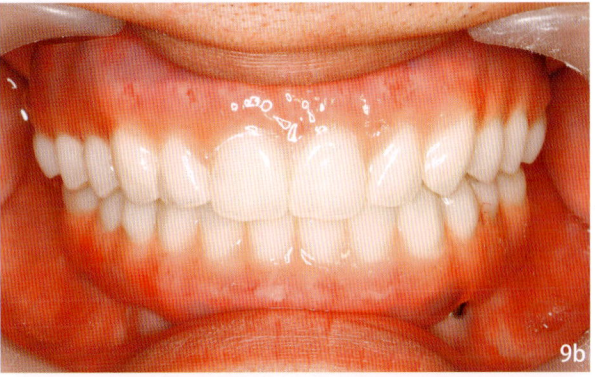

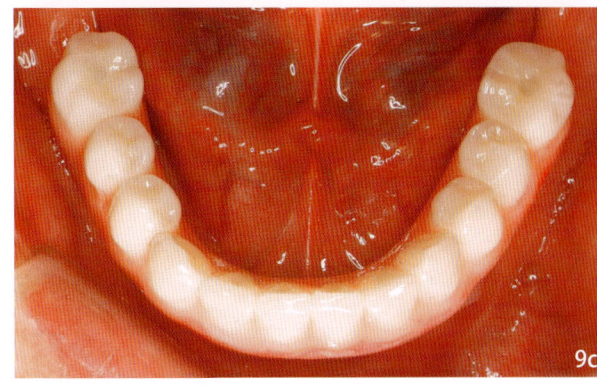

図9a〜c　同、口腔内。
（症例提供：高橋デンタルオフィス 高橋仁一先生）

5 トリニアとハイブリッドレジンを用いた インプラント上部構造の製作

関錦二郎
関錦二郎商店

はじめに

CAD/CAMが身近になるようになり、早15年余りが過ぎた。CAD/CAMの進歩の早さは目まぐるしく、その動向についていくのは「やっとだ」、もしくは「ついていけない」などと感じる人も少なくはないだろう。また、歯科技工士がCAD/CAMに取って代わられるのではないかと不安を覚える人もいるはずである。

保険診療へのCAD/CAM冠導入など、保険技工などの割と簡単な仕事は機械化されていく傾向はあるものの、CAD/CAMが出てくるまでは手作業で製作され特に難しいとされたインプラント技工もまた、CAD/CAMの出現により、より簡便で確かなフレームワークが可能となった。一昔前までは特殊技術とされ難しい技術習得などが要されていたインプラント技工も、最近では大規模な補綴でさえ誰にでも手の届く時代になり、インプラント技工はCAD/CAMの恩恵をより大きく受けたものの一つとなった。

本項では、大規模なインプラント上部構造をサンプル模型上で製作したので、その製作過程を紹介したい。

このサンプル模型は、無歯顎の患者模型を理想的に歯槽堤削合を行い4本のインプラントを平行埋入し印象を採取して製作された。製作用に全体にガムマスクを施したエポキシのインプラントモデル、完成時に装着するフィットレジンのC1色で製作されたレジンのインプラ

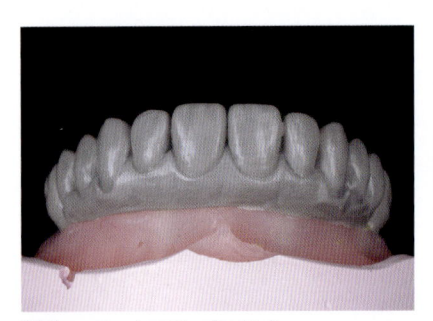

図1a　ワックスアップの完成。

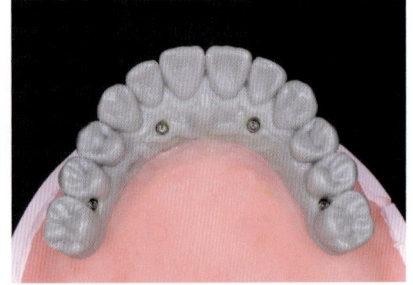

図1b　同、咬合面観。

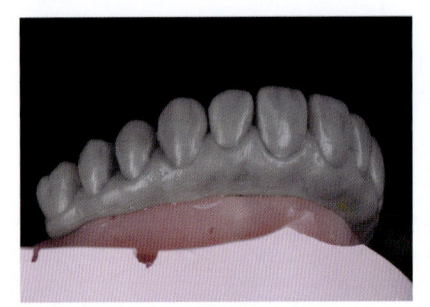

図1c　同、左側方面観。

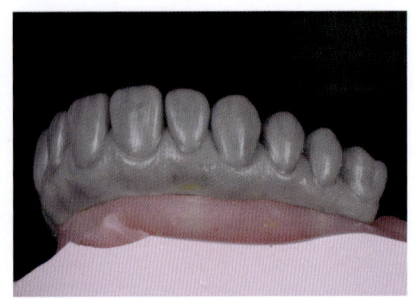

図1d　同、右側方面観。

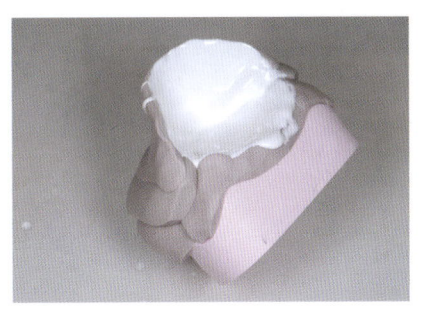

図2a エポキシ材の填入。

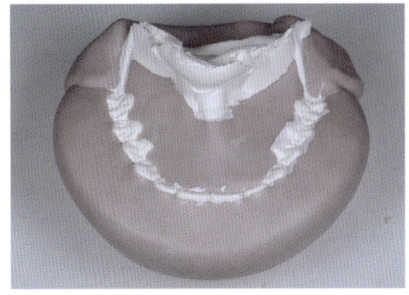

図2b 正中口蓋付近より填入し、最後臼歯遠心より輩出している。

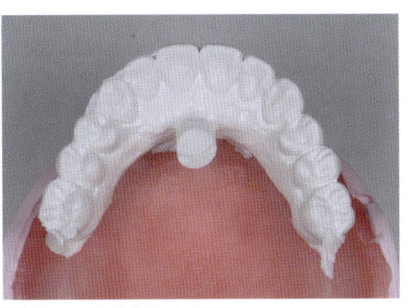

図2c パテを外した状態。

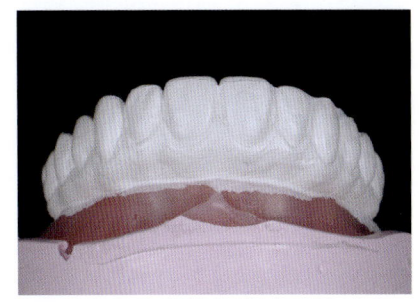

図2d 正面観。バリはごく薄く、ワックスアップの再現ができている。

ントモデルである。

　フレームの使用材料は、新しい材料として発売された強化樹脂フレーム「トリニア」をチタン製のテンポラリーシリンダーに接着して使用し、レイヤー材はハイブリッドレジン「セラマージュ」と、海外先行発売され近日国内で発売予定の新しいハイブリッドレジン「セラマージュアップ」を併用し製作した。

ワックスパターンの処理

ワックスアップの完成

　通法により作業用模型を製作し、プロビジョナルレストレーションや顔貌、口腔内情報などを参考にして、歯冠と歯肉の最終完成外形をワックスアップにて製作する（図1）。このワックスアップのなかには、折れない程度のフレームをレジンなどで製作しておくことで、口腔内への試適が可能になる。

　補綴装置が完成した後に形態修整などの後戻りがないように、口腔内にワックスアップを試適し完成形を確認する。

　プロビジョナルレストレーションにて機能や歯周組織への形態などは決定されているので、ここではインサイザルエッジポジションや正中、咬合平面、歯や歯肉の長さや出具合および排列の状態、歯の大きさや形態など、できるだけ最終的な形態を決定しておくことで、より審美性や構造を意識した補綴装置の製作が可能になる。

　ワックスアップ外形の決定後、ワックスアップ自体、または精密にデュプリケートされた模型などを、補綴装置の設計図として補綴装置完成までの参考や確認をするためにとっておく必要がある。

　通常筆者はワックスアップを、補綴物完成までの参考にするため、カットバックを行いやすい材料へ置き換える。

　他の方法としては、ワックスアップを直接カットバックする方法がある。その場合には、カットバック前に印象を採りデュープモデルを製作し、ワックスアップを製作した模型とのクロスマウントを行う必要がある。

　今回は、筆者の通常行なうカットバック用パターンの製作法を紹介する。

ワックスアップの印象と
エポキシやレジン材への変換

　今回のような比較的大きなケースの場合、筆者はエポキシの模型材をパターンとして使用する。レジンに置き換える場合は3〜4本までとしている。これは、レジンのほうが収縮が大きいためで、大規模補綴の場合はエポキシを使用する。エポキシがない場合には、レジンの大きな収縮を考えた作業が必要になる。

　エポキシ材は流動性が高いものが多いため、パテタイプの印象材でもしっかりと密な印象を採る必要がある。パテは硬めのものを使用し、頬側と舌側から、または頬側と舌側と咬合面に分かれるように2〜3ピースに分けて印象する。これは、より細かい箇所に配慮できるという利点をもっていることと、アンダーカットなどにより

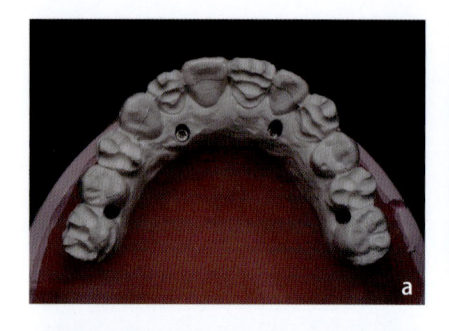
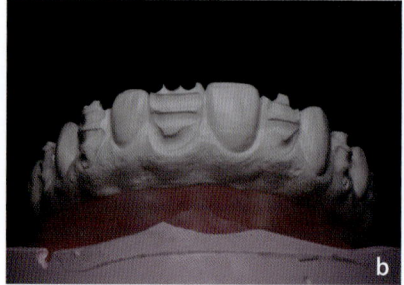

図3a　均一なカットバックを行うために歯を1本ずつ飛ばしたスキップ形成をしていくためのガイドグルーブ。
図3b　ガイドグルーブを形成部位に付与し、均一な削除量の決定をすることにより、外形の縮小形態で均一な形成をしていくことが可能になる。

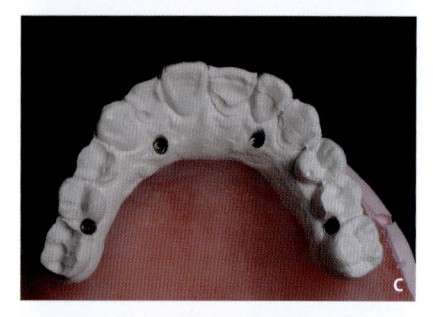
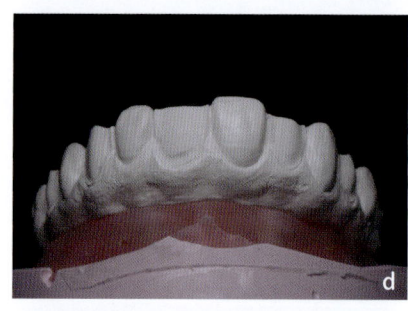

図3c　ガイドグルーブを基にスキップ形成した状態。
図3d　同、正面観。

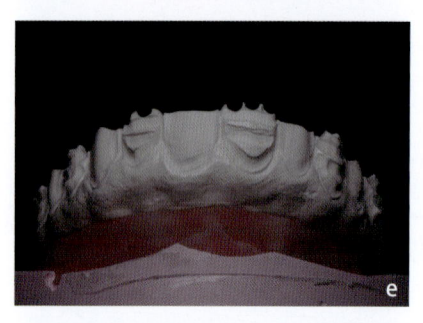
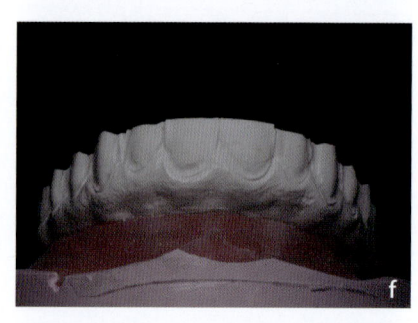

図3e　スキップ形成をある程度ほどこし最低形成量が決定したら、反対側も同じようにガイドグルーブを付与し、形成が終わった反対側同名歯と同形態に形成をする
図3f　スキップ形成をし、外形からの縮小形態を確認し、その形態にスキップされていた歯を同形態にすることにより、形態の確認が随所で容易になるため、正確な削除量と適切な形態を与えることが可能になる。

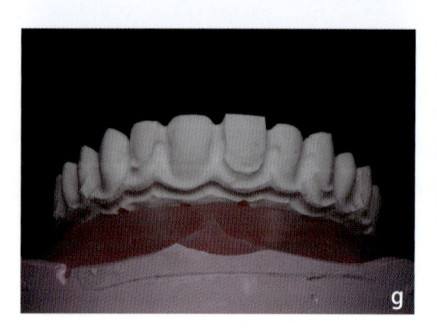
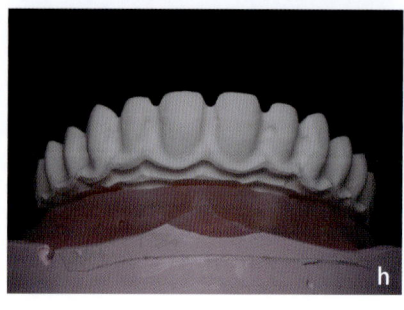

図3g　歯間乳頭部や隣接部もまた同様に十分なクリアランスが必要なため、必要なガイドグルーブを付与し形成を行っていく。
図3h　歯肉も同様にガイドグルーブを付与する。

パテでワックスアップを破壊しないために行う。

　パテタイプの印象材の圧接は細かい所を再現するのが難しいとされているが、硬化前にプレッシャーポットへ投入することで均等に圧をかけることができるため、比較的簡単に精密な印象を採得することができる。

エポキシ材の填入

　エポキシ材は流動性が高いので、流し込む角度を考えないと大きな気泡が残ってしまう。そのため印象後に印象に穴を開けるよりも、印象を採る前に注入口と排出口を先に付与しておく。注入口は舌側の正中の歯肉部に直径8mmほどの太めのスプルーを立て、排出口は最後臼歯遠心咬頭の遠心付近に約直径2.5mmのスプルーを、注入口と同じ角度（咬合平面に対し約45°）で植立した。

　また、注入するエポキシ材がたまっていられる所を作っておくと、気泡の混入が少なくてすむ（図2a、b）。

　印象採得後パテの印象を模型から取り除き、なかにあるワックスアップを外し、新しくテンポラリーシリンダーを規定トルクにて装着し、パテなどに合わせ長さをカットした後、アクセスホールをパラフィンワックスなどで埋めておく。その後、分割して印象したパテを模型に正確に戻し接着剤などで固定する。

　エポキシ材を硬化剤と混ぜ合わせ手早く流し込む。エポキシ材の硬化時間を守り十分に硬化した後にパテを外していく。

　印象がしっかり採れている場合、バリなどが出ていないか非常に薄い状態のバリになっている（図2c、d）。これはワックスパターンの再現性が高い状態であると言

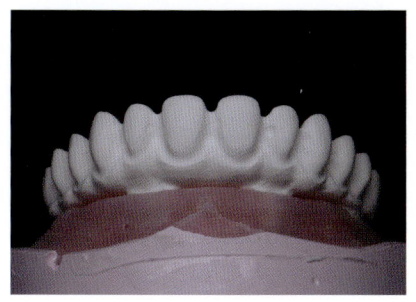

図4a 完成したカットバック。

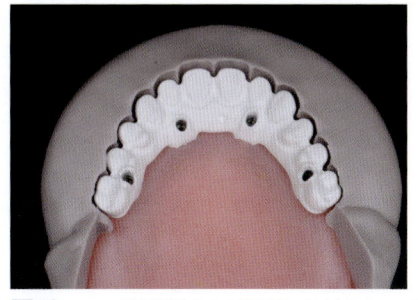
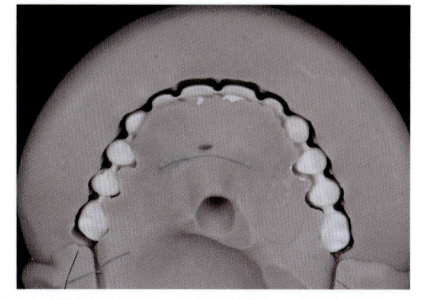

図4b、c 築盛層のクリアランスは0.6mm以上に確保できているか確認し、切縁で1.5～2mm、唇側に関しては1～1.5mmほどに設定できているか確認する。

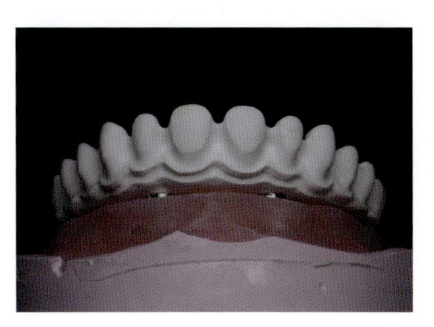
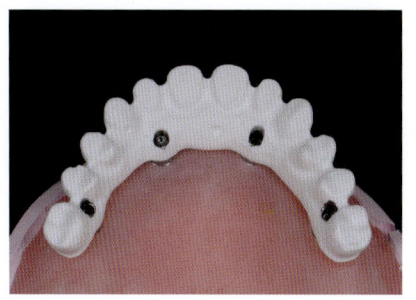

図4d、e フレーム形態が完成した後、フレームの素材に応じて鋳造法、または歯科用コンピュータ支援設計・製造ユニット（CAD/CAMなど）での加工法などで、フレームを製作していく。

える。

スプルーをカットしバリを取り除いたら、ワックスアップとエポキシパターンが同形であることを注意深く確認する。

アクセスホールの位置を確認し、スクリューが取れるように穴を開ける。

カットバック

パターンのカットバック

ワックスアップをコピーしたエポキシ材をカットバックしていくにあたり注意しなくてはいけないことは、できるだけ均一なカットバックを行うということである。これは、レジンであっても陶材であってもフレームを製作するにあたり構造力学的に重要なことである。

均一なカットバックを行うために歯を1本ずつ飛ばしたスキップ形成をしていく（**図3a**）。隣在歯が残っていることにより、最終外形を反対側同名歯と比べることができることから、このような方法を採る。

ガイドグルーブを形成部位に付与し、均一な削除量の決定をすることにより、外形の縮小形態で均一な形成をしていくことが可能になる（**図3b**）。この際、レジン築盛層のクリアランスはサポート形態の付与部分以外の所では0.6mm以上に確保できるように設計する。切縁で1.5～2mm、唇側に関しては1～1.5mmほどに設定すると、色を再現しやすくなる（**図3c、d**）。

またカットバックを行う前に、あらかじめシリコーンなどでワックスアップのコアを製作し築盛スペースの確認やレジン築盛時のガイドとして活用する。

スキップ形成をある程度ほどこし最低形成量が決定したら、反対側も同じようにガイドグルーブを付与し、形成が終わった反対側同名歯と同形態に形成をする（**図3e**）。

スキップ形成をし、外形からの縮小形態を確認し、その形態にスキップされていた歯を同形態にすることにより、形態の確認が随所で容易になるため、正確な削除量と適切な形態を与えることが可能になる（**図3f**）。

歯頚部・歯間乳頭部の形成も、色を再現するためには考慮が必要な部位になる。歯冠と歯肉部にマージンを作る（残す）ことは、そこにメタルフレームを残すことになるため、歯冠再現部よりも歯根側にマージン設定をしなくてはならない。どこに最終的なマージンが設定されるかは歯冠の形成時に残っているため、それをまたスキップ形成で残しつつ歯根側の形成を行う。歯間乳頭部や隣接部もまた同様に十分なクリアランスが必要なため、必要なガイドグルーブを付与し形成を行っていく。歯頚部、歯間乳頭や隣接においても、1～1.5mmのガイドグルーブを付与した後に形成を施している（**図3g**）。

歯肉部分にも同様にガイドグルーブを付与することにより、均一な削除量が得られる。一度にガイドグルーブを与えることもよいが、最終外形の確認をするためにはガイドグルーブ、形成を左右に分け、反体側の形態の縮小形態になっているか確認することも慣れるまでは必要なことである（**図3h**）。

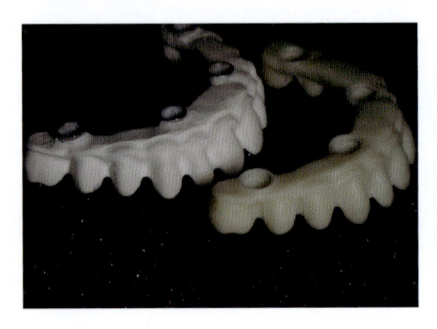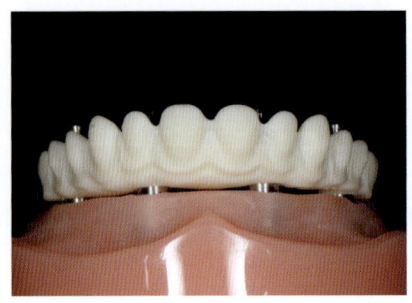

図5a、b　本ケースでは、歯科用コンピュータ支援設計・製造ユニット(CAD/CAM)を用い、強化樹脂フレーム「トリニア」にてフレーム製作を行った。

カットバックの確認

　均一なカットバックができているかは、先にワックスアップから採取したシリコーンコアで行う。

　レジン築盛層のクリアランスが多く必要な所は、その都度、必要なカットバック量を確保するためにガイドグルーブを付与しながら形成していく。

　築盛層のクリアランスは0.6mm以上に確保できているか確認し、切縁で1.5〜2mm、唇側に関しては1〜1.5mmほどに設定できているか確認する（**図4b、c**）。

　歯間乳頭部や隣接部に十分なクリアランスを付与し、フィニッシングラインとサポート形態を、より鮮明に付与している。

　十分なクリアランスと均一なカットバックができていることを確認し、フレーム形態の完成とした。

　フレーム形態が完成した後、フレームの素材に応じて鋳造法、または歯科用コンピュータ支援設計・製造ユニット（CAD/CAMなど）での加工法などで、フレームを製作していく（**図4d、e**）。

フレームの製作

　本ケースでは、歯科用コンピュータ支援設計・製造ユニット（CAD/CAM）を用い、強化樹脂フレーム「トリニア」にてフレーム製作を行った。

　完成したフレームとエポキシパターンが同形態であることを確認し、スキャンで読み取れきれず再現できなかった箇所の修正を行う（**図5**）。

　インプラントやアバットメントとのジョイント部分は既製形態のチタンなどのメタルマテリアルにて製作するため、各種インプラントに適合するテンポラリーアバットメントなどのメタルシリンダーを準備し、サンドブラスト処理後、接着処理を行い、模型に規定のトルクにて固定し、フレーム材との接着を接着用レジンセメント「レジセム」のオペーク色にて行う。

フレームの前処理

　形態修整されたフレームについて、その素材に適した方法にて前処理を行う。

例①：金属フレーム

　前装部をアルミナにてサンドブラスト処理する。その後、スチームクリーナーまたは超音波洗浄器で水洗し、乾燥させる。次に、歯科金属用接着材料（メタルリンク）を塗布し乾燥させる。

　その後、オペーク（セラマージュ プラスオペーク）を小筆で塗布し、光重合を3分間行う。必要に応じてこの操作を繰り返す。

例②：トリニアなどの強化樹脂フレーム

　前装部をアルミナにてサンドブラスト処理する。その後、スチームクリーナーまたは超音波洗浄器で水洗し、乾燥させる。次にセラミックス・レジン接着用ボンディング材（セラレジンボンド）のボンドⅠを塗布し乾燥させる。

　その後、セラレジンボンドのボンドⅡを塗布し、10秒間自然乾燥を行い、歯科技工用光重合器ソリディライトⅤにて3分間照射する。

例③：ジルコニアフレーム

　前装部をアルミナにてサンドブラスト処理する。その後、スチームクリーナーまたは超音波洗浄器で水洗し、乾燥させる。次に歯科アルミナジルコニア用接着材料（AZプライマー）を塗布し乾燥させる。

　その後、オペーク（セラマージュ プラスオペーク）を塗布し光重合を3分間行うか、直接ハイブリッドレジンを築盛する。

図6a 歯頚部の築盛（正面観）。
図6b 歯頚部の築盛（舌側面観）。

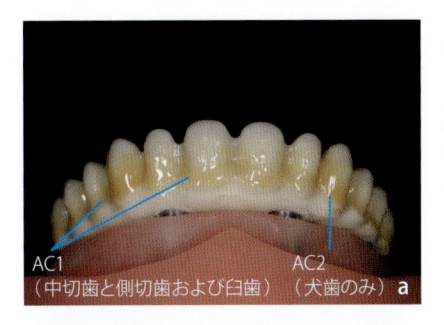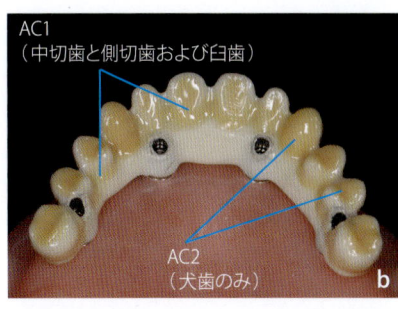

図7a ボディーの築盛（正面観）。
図7b ボディーの築盛（舌側面観）。

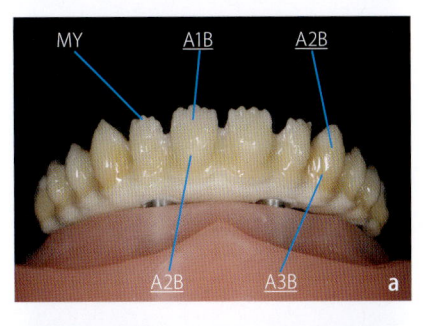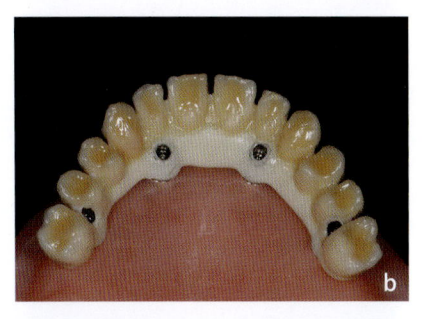

図8a 切縁の築盛（正面観）。
図8b 切縁の築盛（舌側面観）。

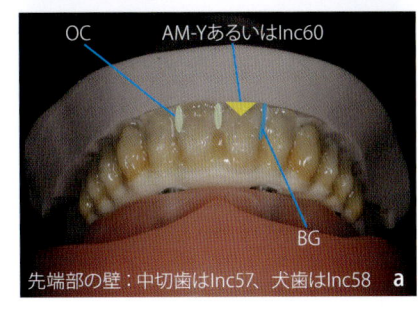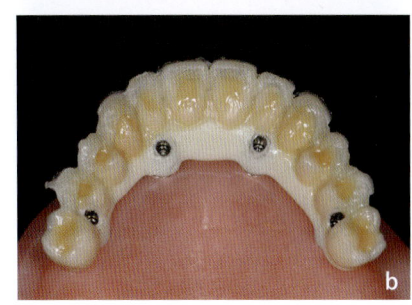

トリニア上への ハイブリッドレジンの築盛

歯頚部の築盛

通法に従いオペークデンティンまたはサービカルを歯頚部から歯冠中央部に向かって、移行的に薄くなるように築盛し、光重合（予備重合）を1分間行う（**図6a**）。

舌側にも同等に築盛し、光重合を行う（**図6b**）。

築盛色調例
（歯頚部や咬合面の調整）

各歯の特徴づけとして、中切歯や側切歯と比較して犬歯の明度を落とす場合、犬歯には1ランク色調の濃いシェードを選択している。

図6aでは、中切歯と側切歯および臼歯の歯頚部にはAC1、犬歯、臼歯咬合面にも深い色みを再現するためにAC2を築盛している。

ボディーの築盛

通法に従いボディー形態を築盛し、光重合（予備重合）を1分間行う（**図7**）。

使用色調例
（ボディー）

中切歯や側切歯、犬歯の各歯による色調変化や、歯冠部位での色調調整を行う。

歯頚部は濃いシェード、ボディーの中央から先端部は1ランク明るいシェードなどを選択する。

図7aでは、中切歯と側切歯の歯頚部はA2B、ボディーの中央から先端部にはA1B、犬歯の歯頚部はA3B、ボディー中央から先端部にはA2Bを築盛している。またボディー先端の指状構造には、必要に応じてマメロンイエロー（MY）などを築盛し、不透明層を再現している。

切縁の確認・築盛

あらかじめワックスアップ時に製作したシリコーンコアを舌側からあてがい、シリコーンコアが模型に正確に戻ることを確認する。シリコーンモールドにより切縁の位置を確認する。

シリコーンモールドの外形に合わせて切縁にインサイザルを薄く築盛し、切縁の位置を決定する（**図8**）。

外形確認後、光重合（予備重合）を1分間行う。その後、内部のエナメルのキャラクタライズや、足りなかったマメロンやボディー形態の修正などを行う。

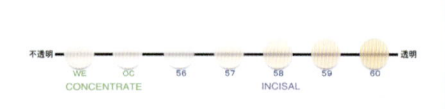
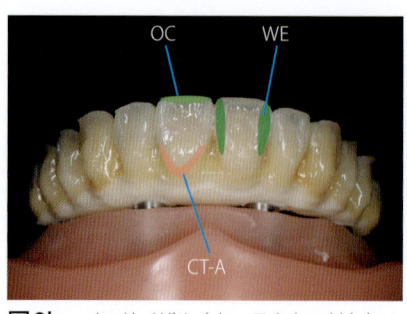
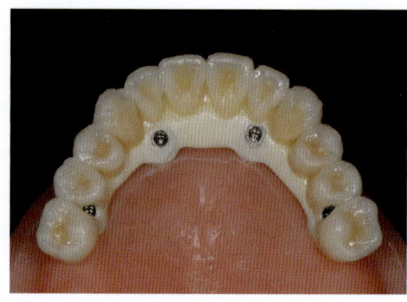

図9a　インサイザル（キャラクター付与）の築盛に使用されるレジンタブ。

図9b　インサイザル（キャラクター付与）の築盛（正面観）。

図9c　インサイザル（キャラクター付与）の築盛（舌側面観）。

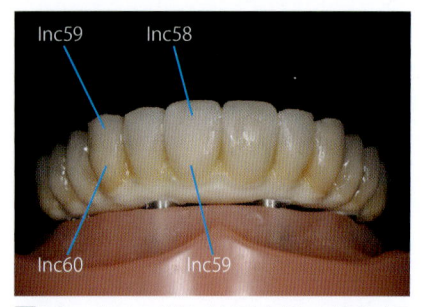
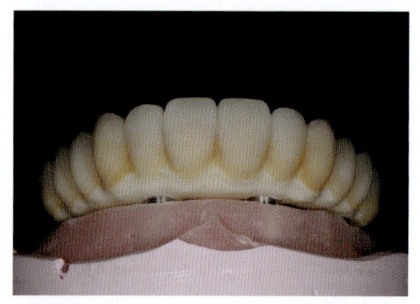
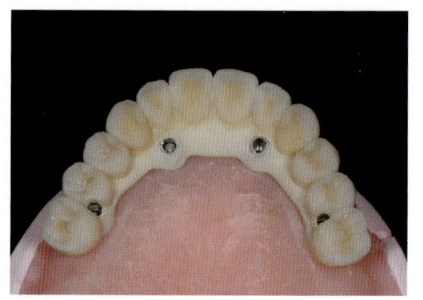

図10　インサイザル（外形内部）の築盛（正面観）。

図11a　歯冠部の形態修整（正面観）。

図11b　歯冠部の形態修整（舌側面観）。

使用色調例

（切縁の築盛）

切縁の位置決めに使用するインサイザルは、各歯の色調特徴に合わせて使用する。中切歯および側切歯は明るい色調のインサイザル57を使用し、犬歯はインサイザル58などを用いる。また、切縁の透明感を強調したい部分にはBGなどを築盛する。

（隣接部の築盛）

その後、内部のエナメルのキャラクターとして、隣接にはインサイザルよりもわずかに不透明なOCを築盛する。

インサイザルの築盛①〜キャラクター〜

歯冠外形の骨格を作るように築盛する。

このとき、隣接部や切縁はわずかに不透明なシェード、また歯頚部にはやや彩度の高い歯頚部用トランスなどを築盛する（**図9**）。

外形確認後、光重合（予備重合）を1分間行う。

使用色調例

（切縁の築盛）

切縁の骨格にはOCを築盛し、インサイザルヘイローの補正を行う。

（隣接部の築盛）

隣接の骨格にはOCよりもわずかに不透明で白めのWEを築盛する。

（歯頚部の築盛）

歯頚部の骨格にはCT-Aを薄く築盛する。これにより歯頚部の透明感と彩度を強調する。

注意：レジンの築盛量が多くなる場合は、1歯ごとに予備重合しながら築盛して、重合収縮による応力の集中を防ぐ。

インサイザルの築盛②〜外形内部〜

歯冠部の外形となる骨格を製作後、これらで形成された面を埋めていくように築盛し歯冠の外形を整える（**図10**）。

先端部はやや明るいシェード、また歯頚部はやや暗めのシェードのインサイザルを築盛する。

また、各歯の特徴づけとして、犬歯は中切歯よりも1ランク暗めのシェードのインサイザルなどを築盛する。

外形完成後、光重合（予備重合）を1分間行う。

使用色調例

（切縁・歯冠中央部の築盛）

中切歯にはインサイザル58を築盛。

犬歯にはインサイザル59築盛。

（歯頚部の築盛）

中切歯にはインサイザル59を築盛。

犬歯にはインサイザル60を築盛。

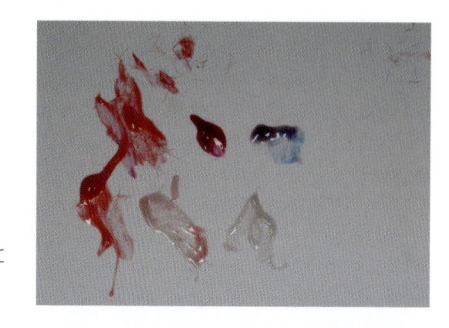

図12a　歯肉部（血管色の再現）の築盛に使用されるハイブリッドレジンを示す。

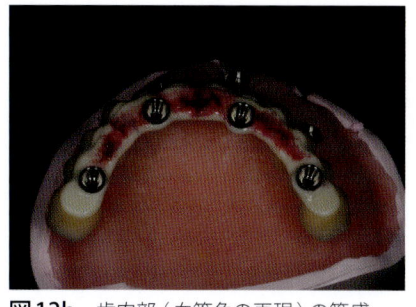

図12b　歯肉部（血管色の再現）の築盛。

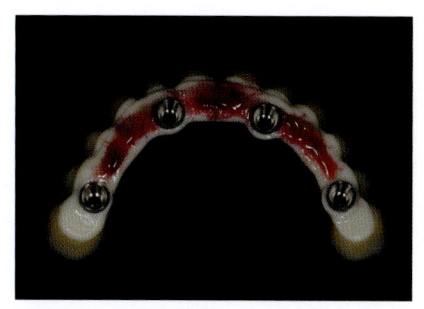

図12c　歯肉部（血管色の再現）の築盛。

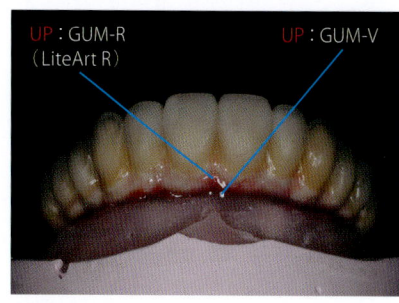

図12d　歯肉部（血管色の再現）の築盛。

UP：GUM-R（LiteArt R）　UP：GUM-V

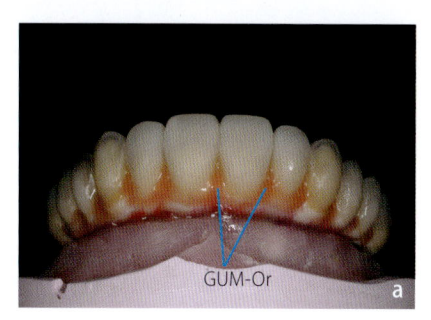

図13a　歯肉部（辺縁歯肉の下地）の築盛（正面観）。

図13b　歯肉部（辺縁歯肉の下地）の築盛（舌側面観）。

GUM-Or

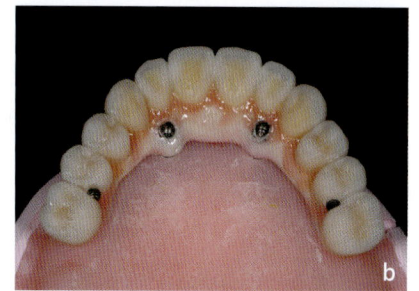

歯冠部の形態修整

　通法により研削材を用いて形態修整を行う（図11）。なお、この後の工程で歯肉部の製作を行うため、この段階では歯冠部の細かな表面性状は付与せず、また研磨作業も行わないが、歯冠外形の決定とCEJ（セメントエナメルジャンクション）の位置決めや、歯間乳頭部付近の彫り込んだ形態はほぼ完成させておく必要がある。

　形態修整後、スチームクリーナーまたは超音波洗浄器で水洗、乾燥させ、再度、歯肉築盛部分に接着処理を行う。
（トリニアなどの強化樹脂フレームの場合）

　セラミックス・レジン接着用ボンディング材（セラレジンボンド）のボンドⅠを塗布し乾燥させる。その後、セラレジンボンドのボンドⅡを塗布し、10秒間自然乾燥を行い、歯科技工用光重合器ソリディライトⅤにて3分間照射する。

歯肉部の築盛①～血管色の再現～

　歯肉部の可動粘膜に見られる血管色を再現する（図12）。築盛後、光重合（予備重合）を1分間行う。

築盛色調例

（血管の赤色 [動脈] 再現）

　GUM-Rを築盛する。また、より濃い赤色を再現する場合、ライトアートのレッドやマゼンタで微調整を行う。

（血管の紫色 [静脈] の再現）

　GUM-Vやライトアートのシアンなどを混ぜて築盛する。

　毛細血管を再現するためにアクリリックレジンのなかに混入されている赤い繊維素材などを利用することも、よりリアルな再現法の一つである。

歯肉部の築盛②～辺縁歯肉の下地築盛～

　歯間乳頭や辺縁歯肉の内部に見られる健康的で明るい色調を再現する（図13）。

　築盛後、光重合（予備重合）を1分間行う。

築盛色調例

（歯間乳頭部の下地再現）

　GUM-Orを各歯間乳頭の下地に築盛する。

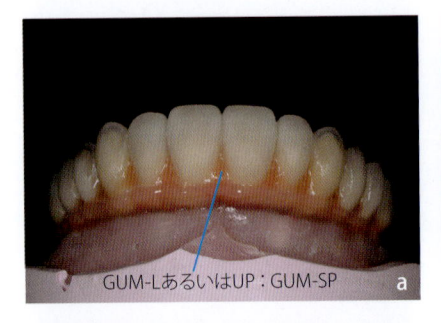
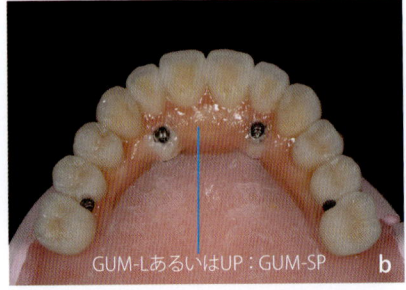

図14a　歯肉部（付着歯肉の下地）の築盛（正面観）。
図14b　歯肉部（付着歯肉の下地）の築盛（舌側面観）。

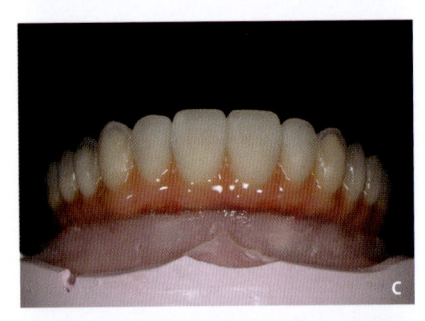
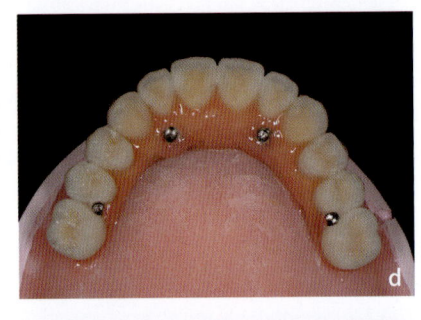

図14c、d　厚みの確認をしながら築盛した状態。

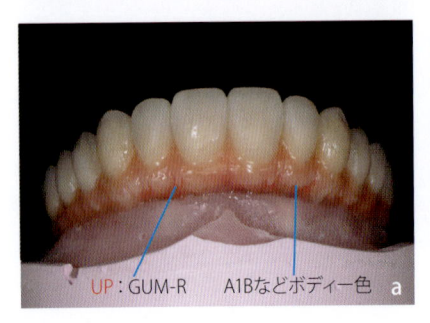
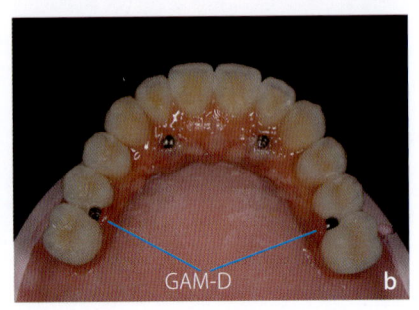

図15a　歯肉部（キャラクター付与）の築盛（正面観）。
図15b　歯肉部（キャラクター付与）の築盛（舌側面観）。

歯肉部の築盛③〜付着歯肉の下地築盛〜

　付着歯肉の下地の色調を再現する（**図14**）。

　明るく発色性のある色調を選択する。また、必要に応じて複数の色調を選択して色調表現を行う。

　薄い層で築盛後、光重合（予備重合）を1分間行う。

　厚みを確認しながらこれを繰り返し築盛していく。

使用色調例
（付着歯肉の下地再現）

　UP：GUM-LやGUM-SPを各部の下地に築盛する。また、複雑な色調再現が必要とされる場合、各色調を混ぜ合わせて使用する。

　注意：ペーストを混ぜて使用する場合、気泡の混入に気をつけながら築盛する。

歯肉部の築盛④〜キャラクターの再現〜
骨隆起や口蓋ひだ、小帯の再現

　骨隆起や口蓋ひだや小帯は、歯冠色（ボディー、オペークデンチン）などを用いて築盛する（**図15a**）。

　また、骨隆起の築盛後、必要に応じてその表層を調整し、光重合（予備重合）を1分間行う。

　付着歯肉の下地で使用した色調をキャラクターの上に薄く被せキャラクターの出具合を調整し、築盛後、光重合（予備重合）を1分間行う。

炎症の再現

　本来補綴装置は、健康な状態を再現し製作するものではあるのだが、アクセスホールなどが歯間乳頭部などの部位に出現する場合、その箇所のマテリアルが非常に薄くなる場合があるために、歯肉の厚みを確保するために付与することがある（**図15b**）。

使用色調例
（骨隆起の再現）

　骨隆起の再現にA1Bを使用している。また、より顕著な骨隆起を再現する場合はODA1の築盛も効果的である。

　また、骨隆起表層の血管の再現には、GUM-Rやライ

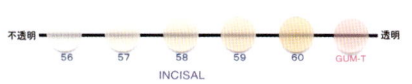

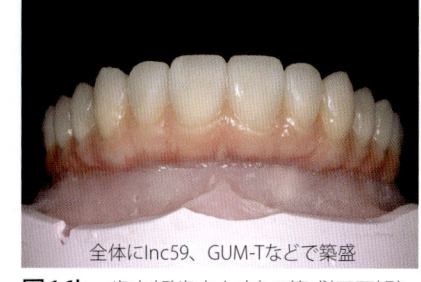

全体にInc59、GUM-Tなどで築盛

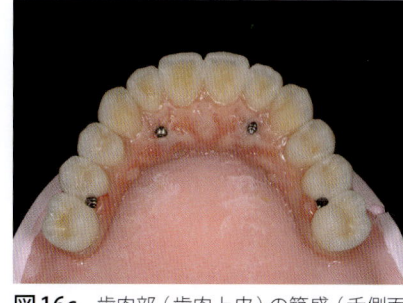

図16a 歯肉部（歯肉上皮）の築盛に使用されるレジンタブ。

図16b 歯肉部（歯肉上皮）の築盛（正面観）。

図16c 歯肉部（歯肉上皮）の築盛（舌側面観）。

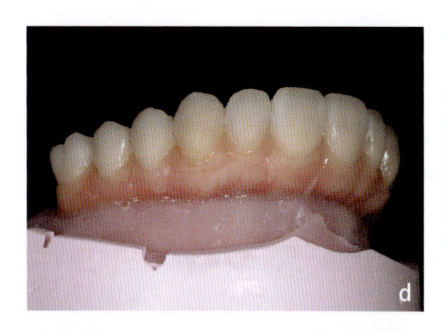

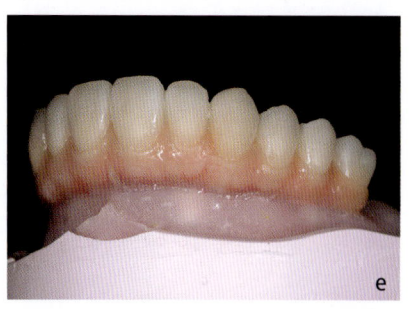

図16d 歯肉部（歯肉上皮）の築盛（左側方面観）。
図16e 歯肉部（歯肉上皮）の築盛（右側方面観）。

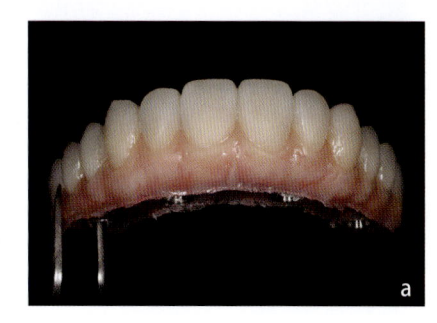

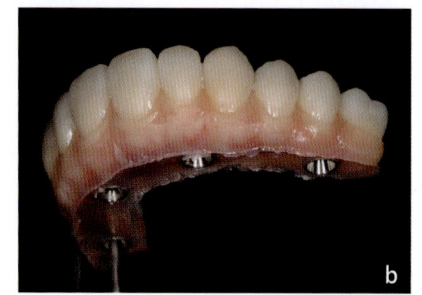

図17a 歯肉部（基底面）の築盛（正面観）。
図17b 歯肉部（基底面）の築盛（右側方面観）。

トアートのRを用いる。

（炎症の再現）

　歯肉の炎症の再現にはGAM-Dを使用する。

歯肉部の築盛⑤〜歯肉上皮の築盛〜

　歯肉部全体の上皮を製作する（**図16**）。

　上皮はガム用トランスまたはインサイザルで回復する。またこの際、下地色と表面キャラクターの発色が減少するので、その色調頃合を調整しながら築盛する。

　ここでは歯肉の最終形態と表面性状をイメージしながら、筆などを用いて形態を付与していく。

使用色調例

（歯肉上皮の再現）

　歯肉全体にGUM-Tやインサイザル59でカバーリングし、全体の形態を整えるように築盛する。

　このとき透明度の強い色調を使用すると、下地色と表面キャラクターの発色をわずかに減少させながら明度が下がる。これは歯槽粘膜付近などの明度の低い部位など

の色調調整に有効である。

　また、付着歯肉や遊離歯肉など明るく仕上げたい部位にはインサイザル59などを用いることで、下地色とキャラクターの強い発色を抑え自然な色合いを得ることができる。

歯肉部の築盛⑥〜基底面の築盛〜

　模型から補綴装置を外し、ガム模型との圧力や清掃域を考慮をしながら、歯肉と接する基底面形態を築盛する（**図17**）。

　補綴装置の歯肉部分が付着歯肉内に収まっている場合は、付着歯肉に使用した色を使い、また補綴装置のガムが可動粘膜部を再現している場合は可動粘膜部に使用した色を築盛する。

使用色調例

（基底面が付着歯肉の場合の再現）

　GUM-LやGUM-SPを各部の下地に築盛する。

　表層に高い彩度が出るのが気になる場合は、GUM-T

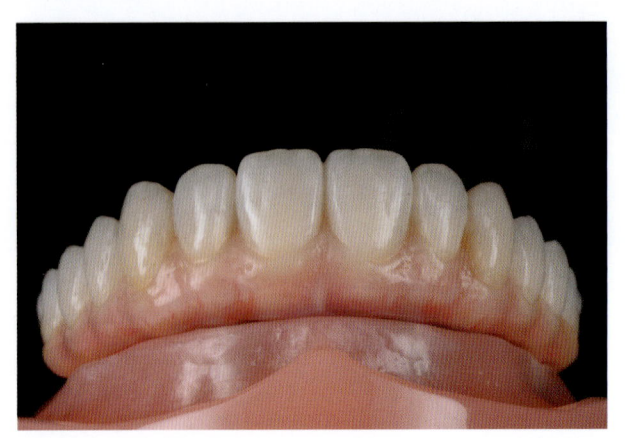

図18a　形態修整・研磨・完成（正面観）。

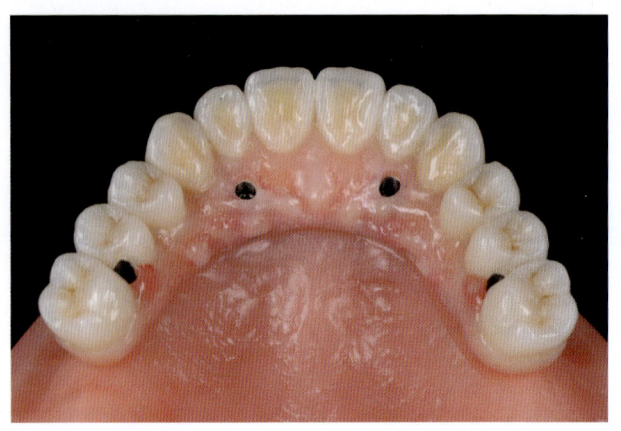

図18b　形態修整・研磨・完成（舌側面観）。

やインサイザル59でカバーリングし全体の色を整え、なるべく平ら、もしくはわずかにでも凸面になるよう築盛する。

（基底面が可動粘膜の場合の再現）

　GUM-Rを築盛する。また、より濃い赤色を再現する場合、ライトアートのレッドやマゼンタで微調整を行う。
　GUM-Vやライトアートのシアンなどを混ぜて築盛する。
　表層に高い彩度が出るのが気になる場合は、GUM-Tやインサイザル59でカバーリングし全体の色を整え、なるべく平ら、もしくはわずかにでも凸面になるよう築盛する。

形態修整・研磨・完成

　築盛終了時に歯冠部に歯肉部ともに大まかな形態はでき上がっているため、細かいディティールを付与していく。
　通法によりセラマージュ用の研磨キットで艶出し研磨を行い完成させる（**図18**）。

おわりに

　インプラント上部構造においてCAD/CAMだからこそ製作が可能となった新しいマテリアルの研究や、基本技術向上のためのガム色の新しいシステムの構築など、まだまだその発展はとどまることを知らない。
　筆者自身も常に新しい技術やマテリアルへのアンテナを立て、これからもその習得や研究に努め、師の言葉であり筆者自身のスローガンである「何故の追究」をしていきたい。

＊本稿の詳細は、「デンタルエコー」2016年に掲載予定。

参考文献
1）　関錦二郎. セラマージュとライトアートを用いたボーンアンカードブリッジの技工操作. デンタルエコー 2011；163：20-27.
2）　遠藤淳吾, O'Brien G著, 岡部弘昭 監修. UCLAにおける無歯顎患者へのインプラント治療. QDT 2007；32（2）：39.
3）　遠藤淳吾. Functional Structure of an Esthetic Implant Reconstruction. QDT 2008；33（1）：43.
4）　古賀壮一. 歯肉色ハイブリッドレジンの特性を生かした自然感のある義歯製作―セラマージュガム色を活用して（前・後）. QDT 2008；27（5）：125，（6）：103.
5）　遠藤淳吾. Functional Structure of an Esthetic Implant Reconstruction Part 2. QDT 2009；34（8）：31.

⑥ CAD/CAM スキャンデータを用いた コミュニケーション

枝川智之
パシャデンタルラボラトリー

はじめに

CAD/CAMの発展は目覚ましく、現在の歯科技工作業においてCAD/CAMを応用した製作方法はもはや主流となっている。筆者の歯科技工所でもインハウス製作に伴い、松風S-WAVEシステムを導入し臨床に活用している。CAD/CAMの活用方法として通常は、模型をスキャンニング後、STLデータを基にジルコニアやワックス、またPMMAなど加工することを目的としている。これにより、煩雑な技工作業の一部を機械化にすることで品質の安定を図るとともに、技工作業の効率を良くすることにもつながる。

従来の作業と比べると、模型やフレーム情報をデータ化することにより、過去の製作物の管理や、問題が生じたときのリペア、またはデータからの再考察などにも活用方法として考えられる。

通常の加工機としての使用方法に限らず、機器の性能を違う形で日常の臨床で活用できないかと考え、スキャンニングしたデータを歯科医師と情報共有し、コミュニケーションツールとして活用しているので、本項では臨床ケースを提示しながらご紹介したい。

スキャンデータを用いた情報伝達、共通認識の獲得 （下顎への対応）

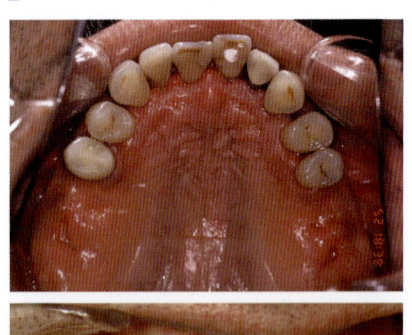
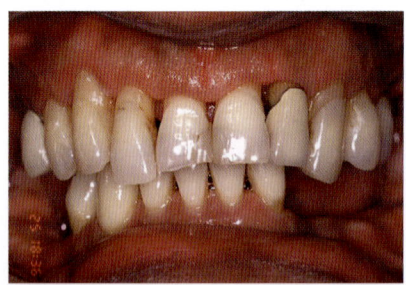
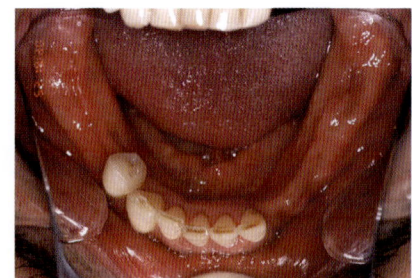
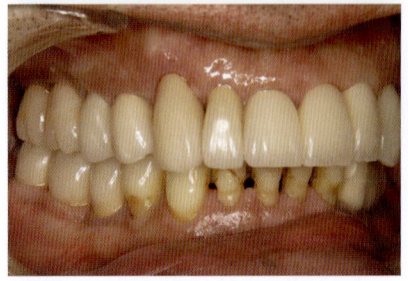
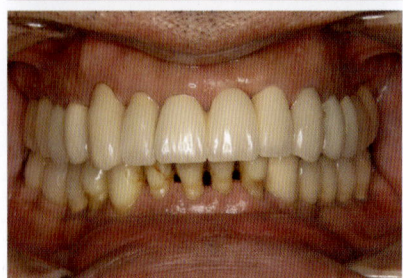
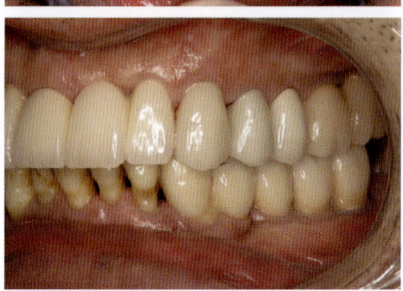

図1a～f 2001年、初診。臼歯部にインプラント治療を施し、咬合の安定を含めた全顎的咬合再構成のケースである。3年後に治療が完了し10年経過後、歯槽骨、歯肉の退縮に伴い歯牙動揺やセラミックスの破折など問題が起こり治療再開となる。筆者は10年後の状態からかかわったケースである。上段：術前、下段：術後10年。（担当歯科医師：西山 敦院長；三好西山歯科クリニック）

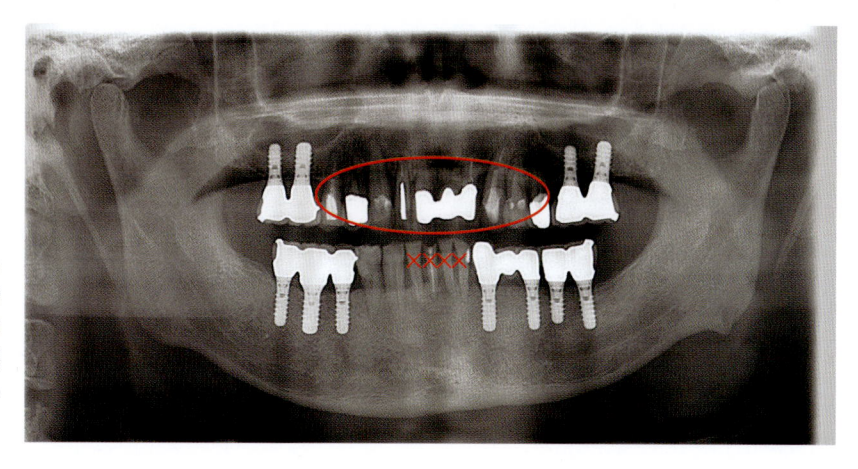

図2 パノラマエックス線写真から判断すると、上下顎前歯部の骨吸収が確認できる。特に下顎の骨吸収が顕著に見られ、2+2 は抜歯と同時にインプラント埋入とした。上顎は動揺が大きく 5+5 を連結固定の補綴治療とすることになった。

インプラント体埋入位置のための画像共有

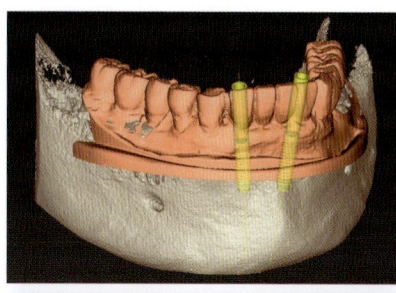
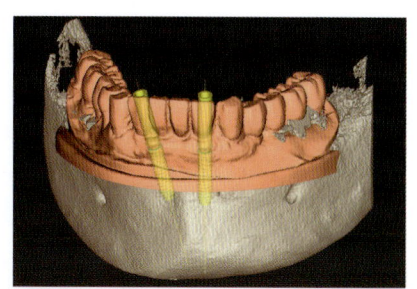
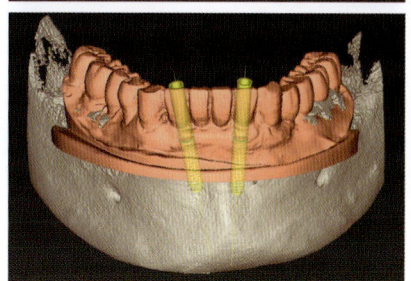
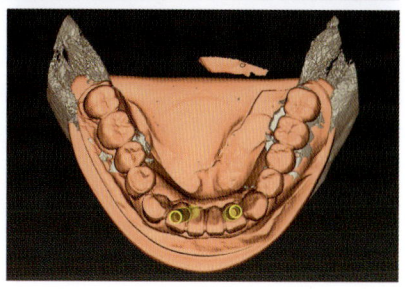

図3a～d 歯科医師によりストローマンガイドソフトを用いて、インプラント体埋入前のプランニングが行われた。この画像を技工所に送ってもらい、歯科医師と同じ画像を基に、骨幅と埋入位置を考慮して補綴製作に問題がないかを検討する。頬舌的な骨幅の関係から、アクセスホールの位置が 2|1 の切縁ギリギリにきてしまうことがわかる。

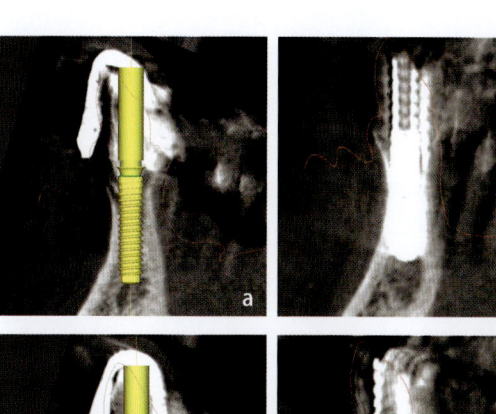
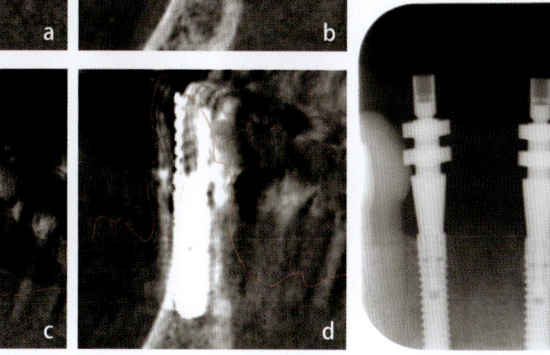

図4a～e a、c（左）：プランニング画像、b、d、e（画像中央と右）：インプラント埋入後のCT画像とエックス線写真。プランニングで設計した位置に、ピンポイントで埋入されていることが確認できる。

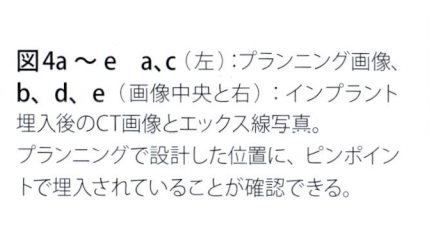

CAD上で設定した最終外形を画像共有

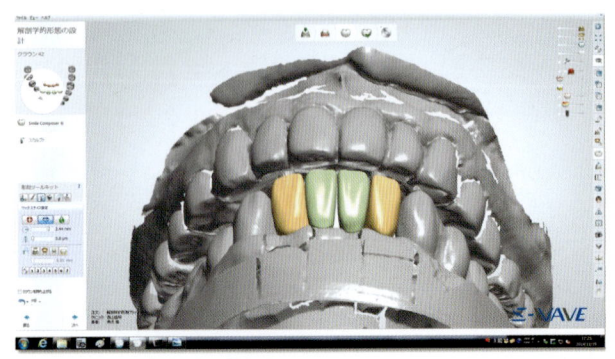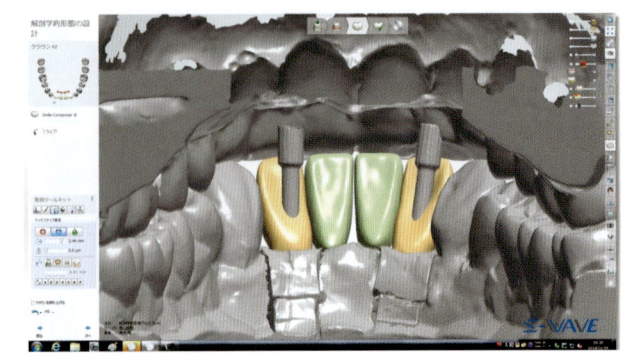

図5a、b　プランニングの段階からスクリューリテインによる上部構造の設計をしていたが、骨幅の関係から埋入位置が限定されたことで、アクセスホールの位置が上部構造切縁部に影響する微妙な位置に設定するしかなかった。そのため、最終補綴製作前に歯科医師から、スクリューリテイン方式で製作できるかを再度確認してほしいと要望があった。

この場合、通常はワックスアップにて確認を行うが、今回はS-WAVEを用いてスキャンし、これを基にデジタル画像にて最終外形を設定しアクセスホールの位置の確認を行った。このデータを歯科医師に送信し、同じ画像で確認した後に、最終補綴装置を製作することとした。

また2|の埋入ポジションの関係から、近心歯頚部の幅が大きくなってしまうことが製作前に確認できる。

上部構造の製作

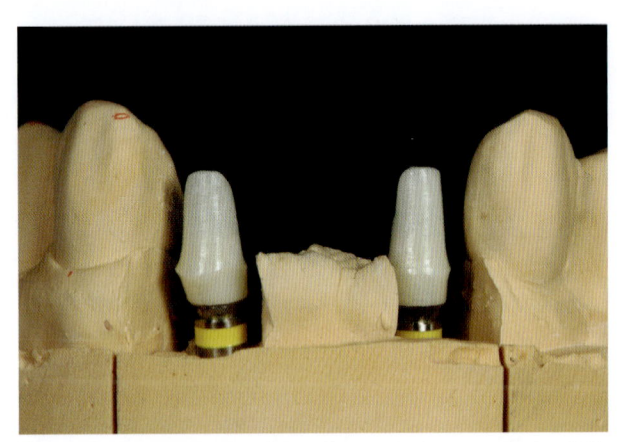

図6　デジタル画像の最終外形を基に、ジルコニアアバットの製作を行う。インプラント嵌合部はメーカー純正のチタンアバットを使用し、その上にS-WAVEにてジルコニアアバットメントを製作してレジセムにて合着した。

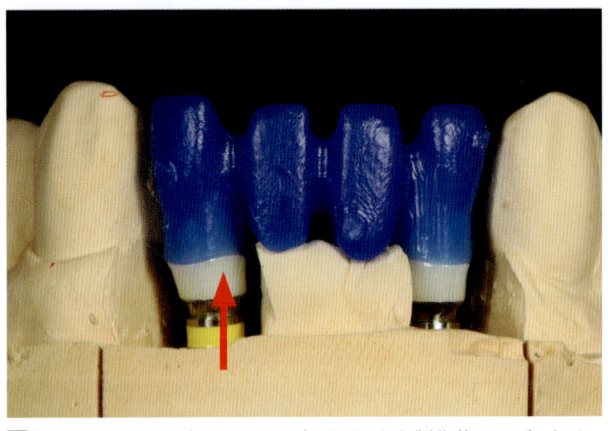

図7　S-WAVEにてジルコニアアバットメントを製作後、アバットメントをスキャンしフレームの製作のためのワックスを削り出し、調整後にフレーム用ワックスをダブルスキャンしてジルコニアフレーム製作を行った。この段階でも、2|の近心歯頚部の幅が大きくなってしまうことが確認できる。

※本ケース製作時期の段階ではアバットメント選択に限りがあり、また平行性の問題からチタンアバットの上に自社製作のジルコニアアバットメントを作り、この後レイヤリング用ジルコニアフレームを製作した。

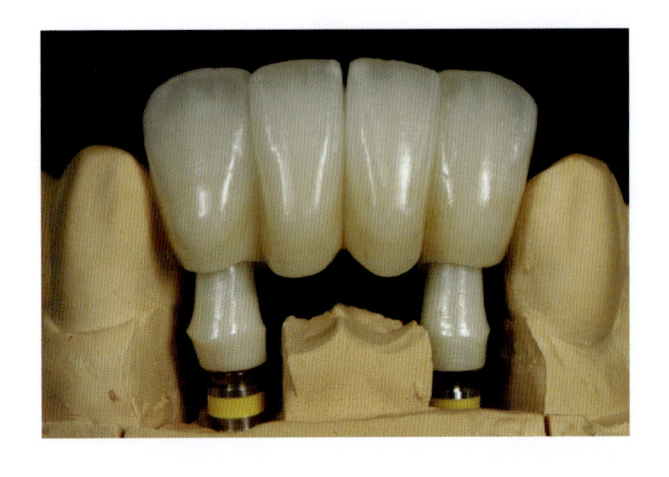

図8　完成したジルコニアフレームに松風ヴィンテージZRをレイヤリング後、グレージングを行い完成。チタンアバットメントと完成したフレームをラボサイドにて合着を行う。

合着時の注意点

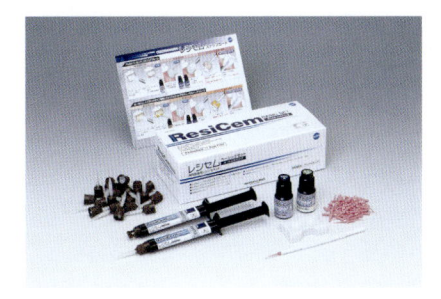
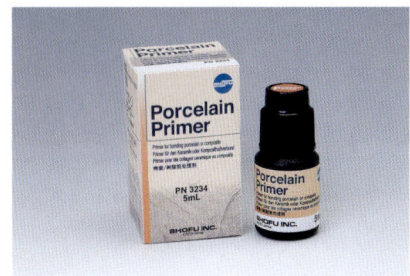
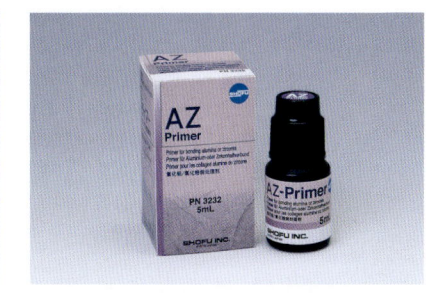
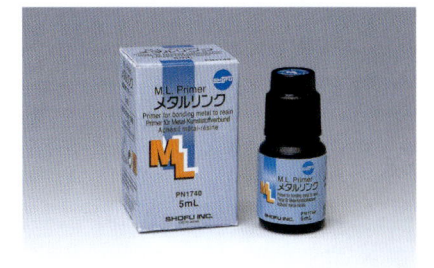

図9a〜d 合着に際しての注意点は、表面にサンドブラスト処理後、チタンとジルコニアの合着の場合はチタン面の処理としてメタルリンク（金属接着性プライマー）を塗布し、ジルコニア面にはAZプライマー（アルミナ・ジルコニア接着性プライマー）を塗布し、レジセムにて合着することである。

下顎上部構造の完成、口腔内装着

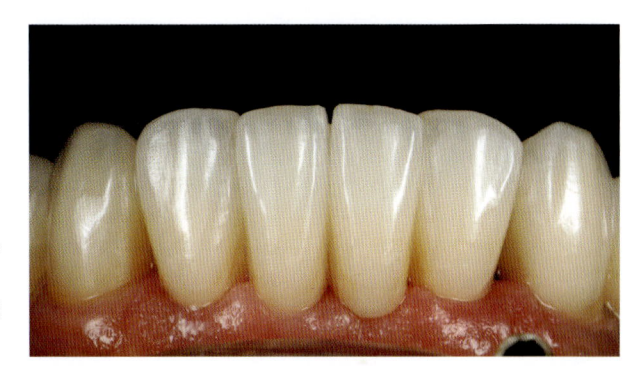

図10 当初から懸念されていた、アクセスホールの位置や ２｜歯頚部の幅も問題なく、完成・口腔内装着ができた。
歯科医師による術前の天然歯とインプラント間の距離、最終補綴を総合的に考慮した三次元的なインプラントポジションが重要である。

ジルコニアコーピングの適合に際する注意点

研削バー直径の現状

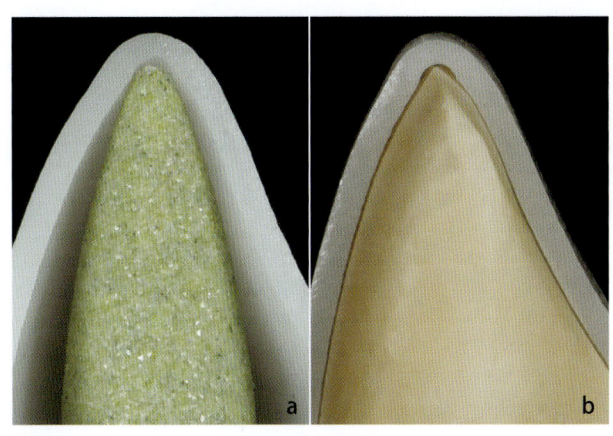

図11a、b 通常、支台歯の先頭など鋭利な箇所をそのままスキャンし製作すると、支台歯先端の当たりが出ている箇所を調整する際、ジルコニアコーピングの先端までバーが届かず不適合の要因となる。
a：ビトリファイドダイヤの一番細い番手（HP28）。

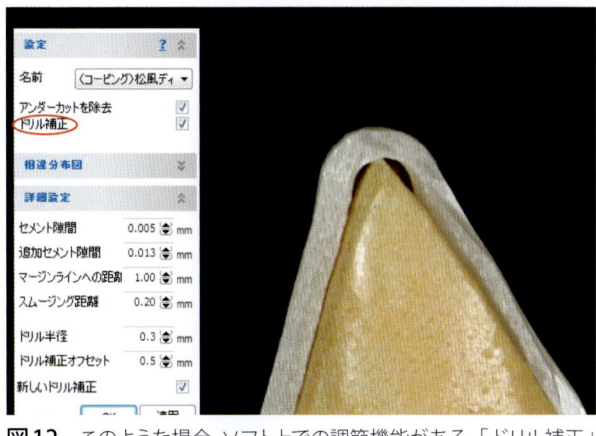

図12 このような場合、ソフト上での調節機能がある。「ドリル補正」の数値を大きくすることで、前項のような問題に対処できるのだが…。

第Ⅰ部　保険診療の「CAD/CAM冠」の今

第Ⅱ部　自費診療の「CAD/CAM」の今

第Ⅲ部　CAD/CAMシステムによる臨床応用・技工術式（S-WAVEを中心に）

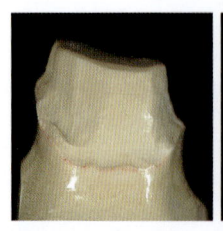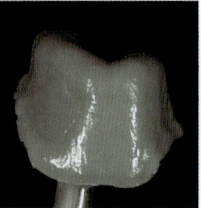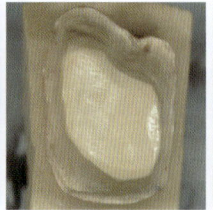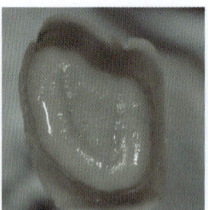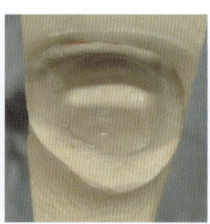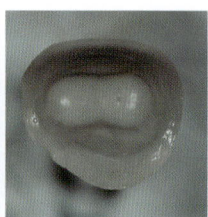

図13a〜f　画像は、「ドリル補正」の数値を大きくしてコーピングを製作した後に内面にワックスを流し込んだものである。「ドリル補正」の数値を大きくすることで、先端を中心に円形に補正が行われるため、臨床において前歯部などクリアランスが少ないケースにおいては、あまり多用できない。また、周りが大きく補正されているが、肝心の先端部は支台歯の当たりが結構出やすい。

CAM ソフト設定上の工夫

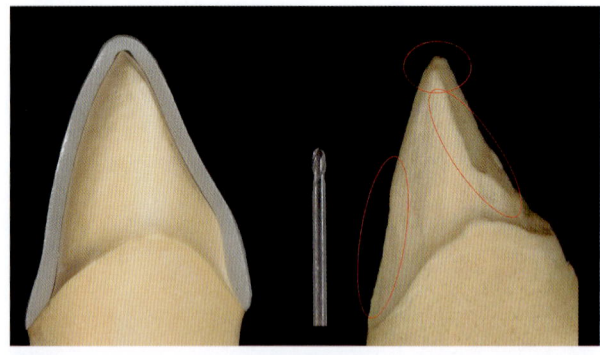

図14　S-WAVEシステムの加工機「DWX-50」の最も小さい切削バーの径は0.6mmであることから、支台歯の鋭利な箇所は、スキャンに対応しているワックスであらかじめリリーフを行った後に支台歯をスキャンするようにしている。

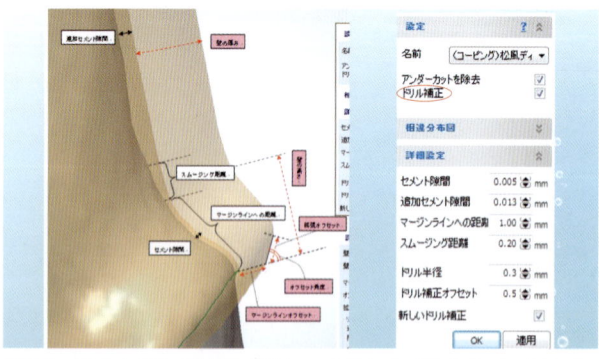

図15　適合に関しては基本的に、全体にわずかなセメントスペーサー間隙をもたせ、マージンの先端のみを接触させる。支台歯の長さやテーパーの度合いによって「マージンラインの距離」と「スムージング距離」の調整で適合感を出していく。

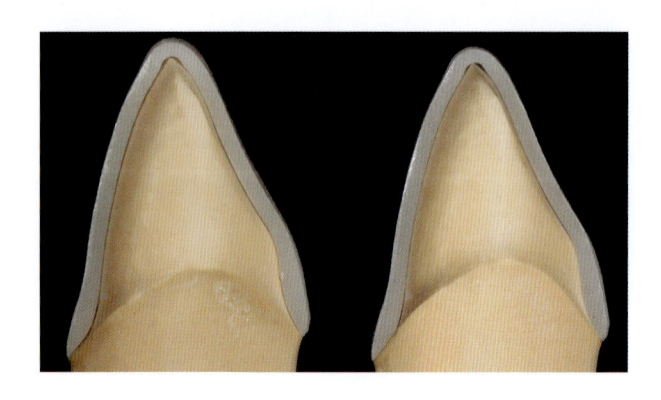

図16　左：適合調整前、右：適合調整後。調整前はマージン部以外に間隙が1層見られる状態から、マージン調整後には「マージンラインの距離」と「スムージング距離」の付近が緊密になることが確認できる。

マージン部のチッピング回避の工夫

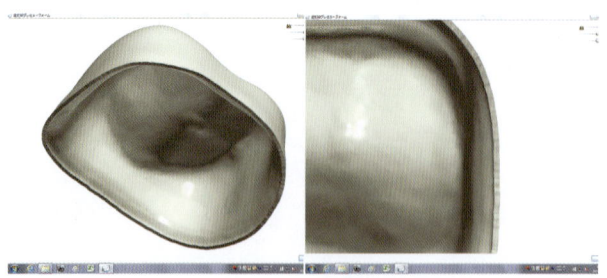

図17a、b　加工機でジルコニアを研削する際にマージン部のチッピングを回避するため、マージン部に厚みをもたせている。

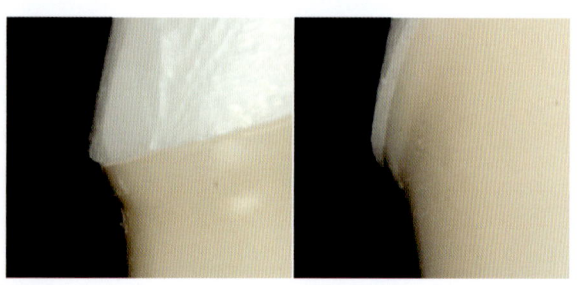

図18a、b　このまま焼結すると適合に影響が出るだけでなく、焼結後にマージン部の厚み調整も大変である。

図19、20　これを回避するため筆者は、半焼結体の段階で松風シリコンポイントPZRを用い、ある程度マージンの厚みを落としておく。このことにより、焼結終了した段階からある程度の適合が得られ、またマージンの厚み調整時間の短縮にもつながる。

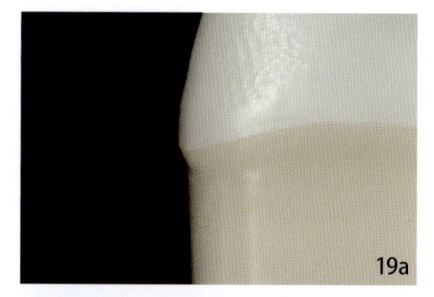

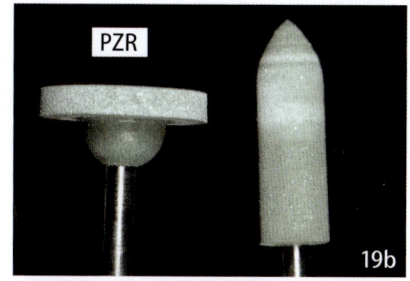

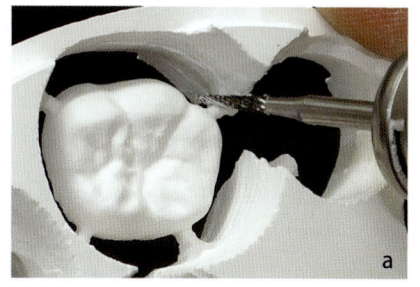

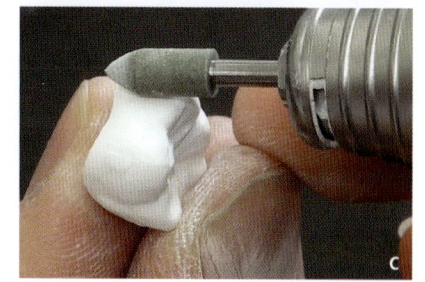

図20a　コネクターの処理。
（メタル調整用クロスカットカーバイドバー）

図20b、c　コネクター部および側面の調整。
（b：松風シリコンポイントPZR #11、c：松風シリコンポイントPZR #13）

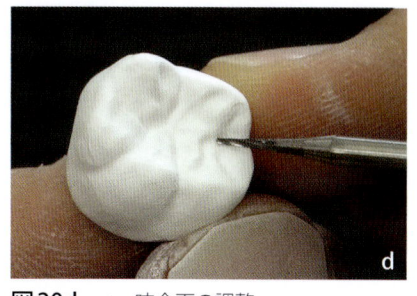

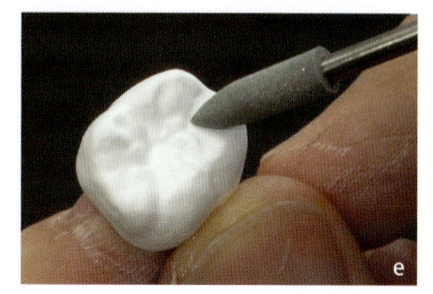

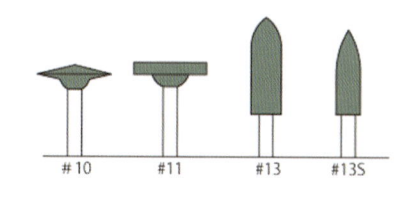

図20d、e　咬合面の調整。
（d：アストロカーバHP AS03、e：松風シリコンポイントPZR #13S

図20f　使用する研削材。

支台歯形成のためのコミュニケーション（上顎への対応）

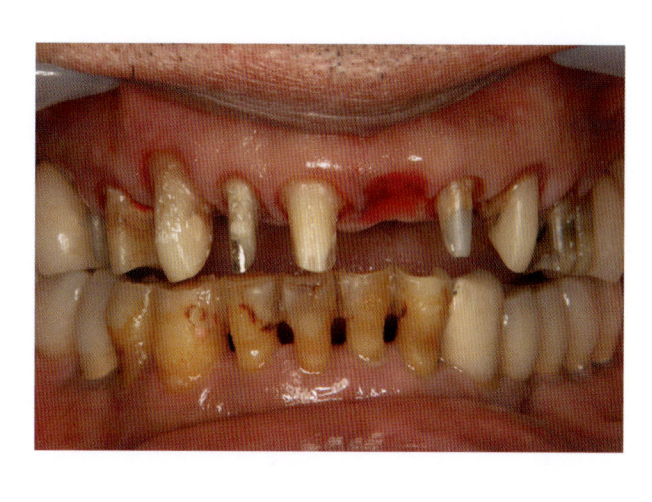

図21　図1と同じケース。装着されていた上顎補綴装置の撤去後、再度、支台歯形成した状態。支台歯形成のチェックのため印象を技工所に送付してもらい、5┼5の連結の可否を事前に相談を受けたときの画像である。

再度の支台歯形成のための画像共有と、形成用キャップ

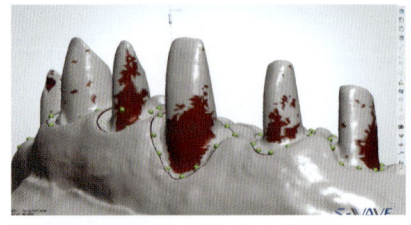
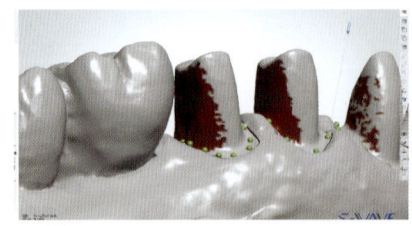
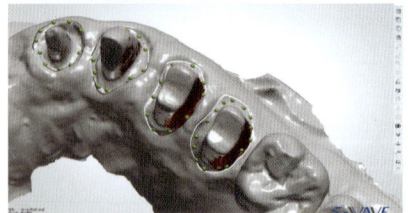
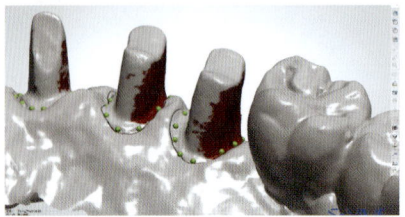

図22a ～ d　模型製作後スキャンし、支台歯のアンダーカット量（茶色い箇所）と支台歯の平行性の確認を行った。アンダーカット量が大きい支台歯は有髄歯で、歯科医師からの情報によると、これ以上の支台歯形成は難しいとのことであった。しかし連結するためには今の状態では難しいため、図のようなスキャン画像を数十枚送るとともに、支台歯形成が多くなる部位は形成用キャップを製作し、全体的に少しずつ支台歯形成してもらうことで連結が可能となった。

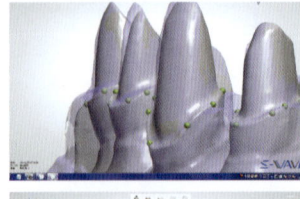
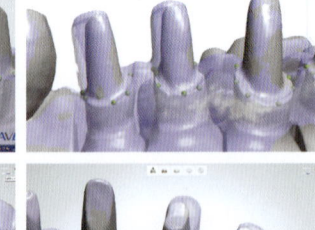
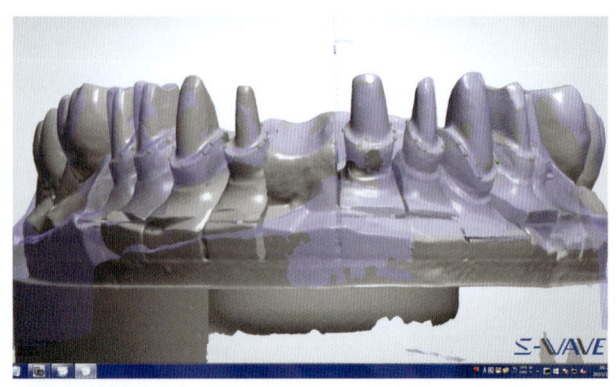
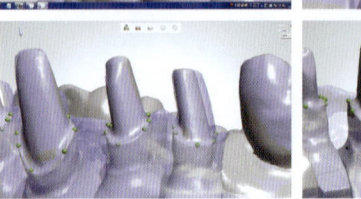
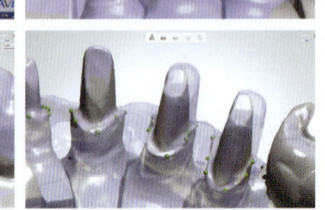

図23a ～ e　支台歯形成調整前と調整後の画像をソフト上で重ね合せた状態（青色が調整前）。このような有髄支台歯が絡む調整が可能になった理由として、スキャンした支台歯のアンダーカット画像を歯科医師が視覚的に確認することで、全体的に均等な支台歯形成が可能となったことが挙げられる。以前であれば、支台歯にマーキングや注意書きをしていたが、それと比較すると格段に情報量が多く、共通認識をもつことができる情報伝達を基にコミュニケーションが図れた結果ではないかと思う。

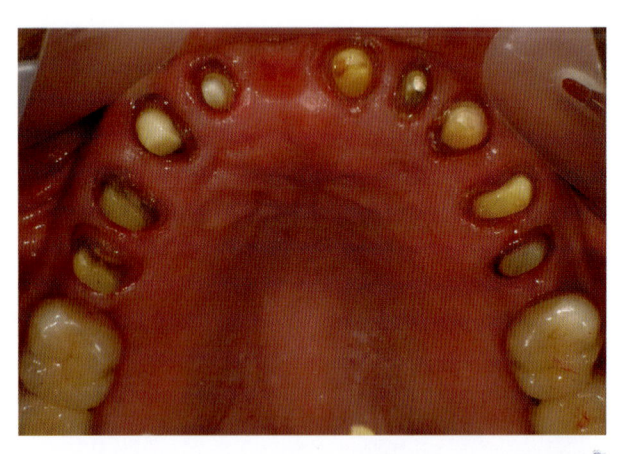
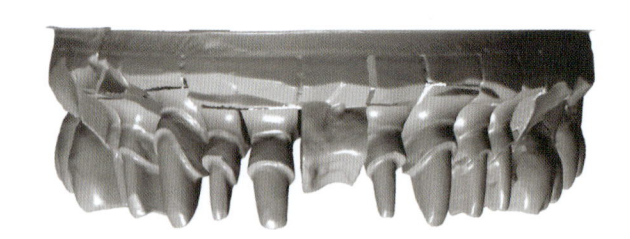
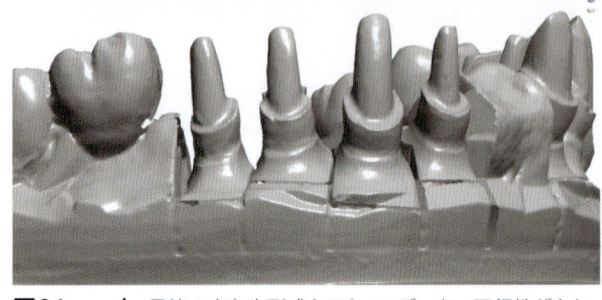
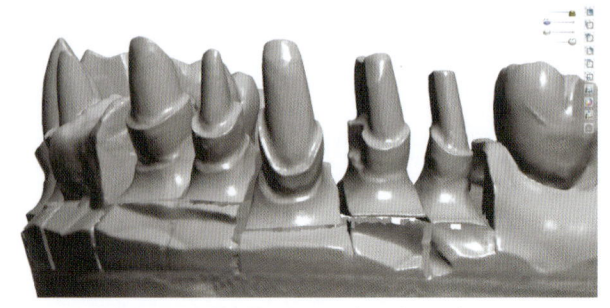

図24a ～ d　最終の支台歯形成とスキャンデータ。平行性がとれ、非常にきれいな支台歯で、歯科医師の技術の高さがうかがえる。

上部構造の製作

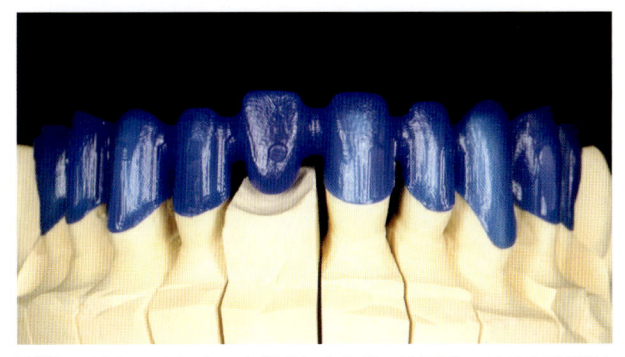

図25 ジルコニアフレーム製作にあたり、松風ディスクWAXを削り出し、平行性の確認とフレームのワックス調整を行う。10本の連結であるにもかかわらず、変形もなくマージンの適合性は非常に良いことが確認できる。このように多数歯などのケースにおいてCAD/CAMでワックスを用いることは、時間の短縮と品質の安定を考えると非常に有用である。

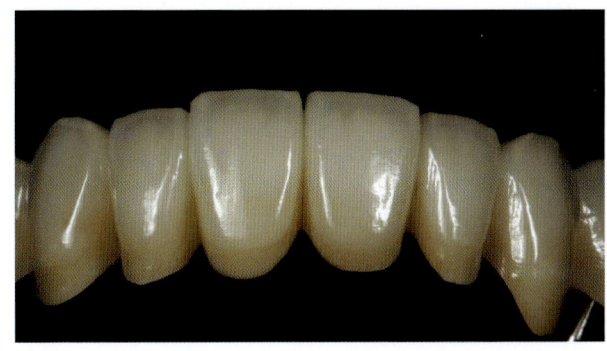

図26 ジルコニアフレーム完成後、松風ヴィンテージZRを用いてレイヤリング、形態修整を行い完成。形態修整は適合調整時に使用した松風ビトリファイドダイヤの使用が非常に有用である。

上下顎上部構造の完成、装着後1年

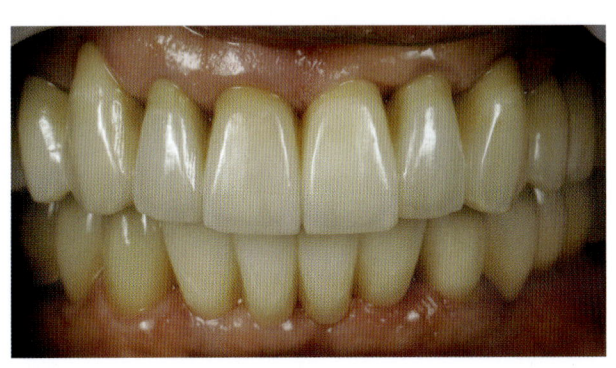

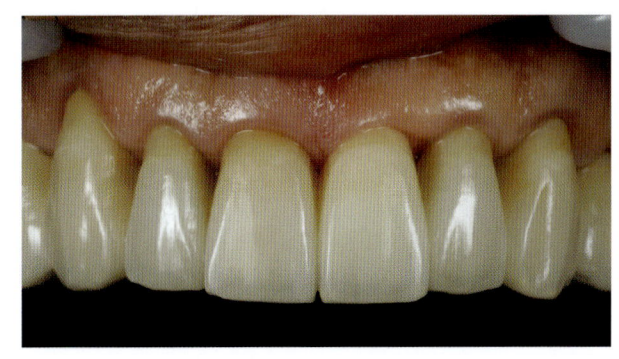

図27、28 上下顎上部構造装着後、1年経過の状態。難易度の高いケースにもかかわらず、歯科医師と多くの情報を基にコミュニケーションをとることで、良い結果が得られたのではないかと思う。

おわりに

　ソフト上のデータを歯科医師と共有することにより、特に難しいケースなど多くの説明が必要なケースにおいても、画像を通じて瞬時に認識でき、話す段階では高い領域でのコミュニケーションができることを実感している。本来CAD/CAMの使用法としては、主に「もの」の加工に重点をおいているが、患者の高い要求と難症例に対してはCAD/CAMの進化とともに、本来の使用方法からコミュニケーションツールとしての一面もより発展していくのではないかと感じている。

　しかし、CAD/CAMの進化が目覚ましく歯科技工士としての役割を危惧する声も聞こえてくるが、「ジルコニアコーピングの適合に際する注意点」の箇所で触れたように、多機能なだけに使用側によって品質の差はさまざまになるのではないだろうか。またCAD/CAMが進化しても、今回のケースのように歯科技工士の経験値や技術力はより必要となるのではないかと感じている。

　CAD/CAMの進化に柔軟に対応できる歯科技工士でありたいと思う。

　稿を終えるにあたり、今回の症例や画像の提供、また日頃よりさまざまなアドバイスをいただいている西山敦先生に感謝の意を表します。

参考文献
1）日本デジタル歯科学会 監修，末瀬一彦，宮﨑 隆 編. 補綴臨床別冊 最新CAD/CAM歯冠修復治療. 東京：医歯薬出版，2014.
2）中込敏夫，伴 清治 編. 歯科技工別冊 マテリアル選択・操作のハテナに答える 臨床技工材料学の本. 東京：医歯薬出版，2012.
3）浅野正司. The CAD/CAMジルコニアセラミックス. 東京：医歯薬出版，2015.

今、知りたい 成功するCAD/CAM —保険診療から自費診療まで—　　　　ISBN 978-4-8160-1302-7

© 2016. 3. 20　第1版　第1刷

著 者 代 表　　末瀬一彦

発 行 者　　永末英樹

印 刷 所　　株式会社サンエムカラー

製 本 所　　藤原製本株式会社

発行所　株式会社　永末書店

〒602-8446　京都市上京区五辻通大宮西入五辻町 69-2

（本社）電話 075-415-7280　FAX 075-415-7290　　（東京店）電話 03-3812-7180　FAX 03-3812-7181

永末書店 ホームページ　http://www.nagasueshoten.co.jp